新・図解食品学実験

編集代表

新美康隆

編集

山澤和子

中村一郎

岸本　満

㈱みらい

執筆者・執筆分担（50音順）

市川	和昭	元名古屋文理大学	Ⅱ－1、3、4、6、Ⅲ－1
菅野	友美	愛知淑徳大学	Ⅲ－1、3
稲荷	妙子	元岐阜女子大学	Ⅱ－8、Ⅲ－1、3
宇野	和明	愛知江南短期大学	Ⅲ－1〜3
岸本	満	名古屋学芸大学	Ⅰ－5、8、Ⅲ－1、3
佐藤	生一	名古屋文理大学短期大学部	Ⅱ－2、5、6、Ⅲ－1、3
島	昭二	元大阪女子短期大学	Ⅲ－1、2
申	七郎	南山大学	Ⅰ－1〜5、Ⅲ－2、3
中村	一郎	元京都聖母女学院短期大学	Ⅰ－6、Ⅲ－1、3
新美	康隆	元名古屋市立大学	Ⅱ－6、Ⅲ－3
仁王	隆子	名古屋経済大学	Ⅱ－7、Ⅲ－1、3
平野	順子	元名古屋学芸大学	Ⅰ－5、Ⅲ－3
福田	泰樹	中京短期大学	Ⅰ－7、Ⅲ－1、3
山澤	和子	名古屋女子大学	Ⅲ－1〜3

は じ め に

　近年、より新しく精密な分析機器の導入によって、食品科学関連の実験にもより高度で正確な分析技法などが求められてきている。

　その反面で、食品学実験に関係する比較的簡単な実験装置類、実験器具類、試薬類および試料などについての、原理的かつ基本的な取り扱い操作などを習得する機会が重視されない傾向もみられる。

　特に、高校までの教育課程で、自然科学に関する実験が不十分であった学生にあっては、実験をはじめて行うに等しく、したがって実験を行うに際しては、基礎の部分がわかりやすく、かつ要領よくまとめられた実験書がぜひとも必要となってくる。

　このような状況をもとにして、日ごろより食品関連の実験をとおして学生の指導にたずさわる立場から、本書は、

①初心者にも理解できるような基礎的事項等を十分に盛り込む。
②基礎および応用を兼ね備えた実験書とする。
③図表等を多く取り入れて簡潔にわかりやすく記述したものとする。

などの事項を基本的編集方針として企画したものであり、より広く大学・短期大学をはじめ、専門学校等の栄養士養成の場などにおいても、学生が食品学実験を学ぶ時、自学自習の視点からも役立ちうる実験書として編集したつもりである。この実験書をとおして行われた実験が、さらにより大きな効果を生み専門的分野への展開の一助となれば幸甚である。

　なお、本書の編集に当たり、多くの著書、文献および資料などを参考活用させていただいたが、ここにお許しを願い感謝の意を表する。

　また、本書の刊行に当たり、株式会社みらい酒向省二氏、宮﨑潤氏に多大のご支援をいただいたことを深く感謝する次第である。

　2003年3月

編集代表　新美康隆

目　次

はじめに……………………………………………………………………………3

I　実験の基礎

1　実験の心構え……………………………………………………………9
2　実験の全般的注意………………………………………………………10
3　実験の目的………………………………………………………………11
4　実験の観察と記録………………………………………………………11
5　基本操作…………………………………………………………………13
　1　天秤について…………………………………………………………13
　2　実験器具の種類とその取り扱い方…………………………………14
　3　試薬の調製……………………………………………………………19
　4　試料の調製……………………………………………………………22
　5　加　熱…………………………………………………………………24
　6　乾　燥…………………………………………………………………24
　7　ろ　過…………………………………………………………………25
　8　冷　却…………………………………………………………………27
　9　温度測定………………………………………………………………27
　10　蒸留・濃縮……………………………………………………………27
　11　抽　出…………………………………………………………………28
　12　再結晶…………………………………………………………………29
　13　真　空…………………………………………………………………29
　14　攪　拌…………………………………………………………………29
6　pHの測定………………………………………………………………30
　1　水素イオン濃度とpH………………………………………………30
　2　pHメーターの使用法………………………………………………30
　3　指示薬によるpHの測定……………………………………………31
　4　中和滴定で用いるpH指示薬………………………………………31
　5　pHと緩衝液…………………………………………………………32
7　容量分析…………………………………………………………………33
　1　標準溶液の調製と標定………………………………………………33
　2　中和滴定………………………………………………………………34
　3　沈殿滴定………………………………………………………………35
　4　酸化還元滴定…………………………………………………………36
　5　キレート滴定…………………………………………………………37
8　機器分析…………………………………………………………………37
　1　吸光光度分析…………………………………………………………37

  ② クロマトグラフィー …………………………………39
  ③ 原子吸光分析 ……………………………………44

II 食品成分の定量分析

1 エネルギーの計算 ……………………………………45
2 水分の定量 ……………………………………………47
 ① 常圧加熱乾燥法 ……………………………………47
 ② 赤外線水分計による乾燥法 ………………………48
3 粗灰分の定量 …………………………………………48
4 粗脂肪の定量 …………………………………………50
 ① ソックスレー抽出法 ………………………………50
 ② 酸分解法 ……………………………………………52
5 粗タンパク質の定量 …………………………………54
 ① ケルダール法 ………………………………………54
6 炭水化物の定量 ………………………………………58
 ① 炭水化物の成分区分 ………………………………58
 ② 還元糖の定量 ………………………………………58
 ③ 食物繊維の定量 ……………………………………64
7 ミネラルの定量 ………………………………………67
 ① 試料溶液調製法 ……………………………………67
 ② カルシウムの定量 …………………………………69
 ③ ナトリウムの定量 …………………………………73
 ④ リンの定量 …………………………………………74
 ⑤ 鉄の定量 ……………………………………………77
 ⑥ カリウムの定量 ……………………………………80
8 ビタミンの定量 ………………………………………81
 ① ビタミンAの定量 …………………………………81
 ② ビタミンB_1の定量 ………………………………84
 ③ ビタミンB_2の定量 ………………………………88
 ④ ビタミンCの定量 …………………………………93

III 食品成分の分離と性質および成分変化

1 食品成分の検出と分離 ……………………………100
 ① 小麦粉・牛乳・卵白中のタンパク質の検出と分離 ……100
 ② いも類・小麦粉中のデンプンの検出と分離 ……104
 ③ 牛乳中の脂肪の検出と分離 ………………………105
 ④ 肉・卵・シイタケ中の核酸の検出と分離 ………108
 ⑤ かつお節中のイノシン酸の検出 …………………111

- ⑥ 夏みかん果皮中のペクチンの分離 …………………………………… 114
- ⑦ 海藻中のマンニットの分離 ……………………………………………… 115
- ⑧ 牛乳中の乳糖・リン・カルシウムの検出 …………………………… 115
- ⑨ 緑黄色野菜中の色素の分離 …………………………………………… 117
- ⑩ みかん果皮中のフラボノイド系色素の分離と確認 ………………… 119
- ⑪ ナス中のアントシアン系色素の分離と確認 ………………………… 120
- ⑫ β-カロテンの定量 …………………………………………………… 121
- ⑬ タンパク質・アミノ酸の定性反応 …………………………………… 124
- ⑭ 糖質の定性反応 ………………………………………………………… 126
- ⑮ 茶葉中のタンニンの定量とカフェインの単離と確認 ……………… 129

2 食品成分の性質 …………………………………………………………… 134
- ① 食品の無機成分の特性 ………………………………………………… 134
- ② 食品の糖度の測定 ……………………………………………………… 135
- ③ 油脂のヨウ素価およびケン化価の測定 ……………………………… 137
- ④ 食品の粘度測定 ………………………………………………………… 142
- ⑤ 食肉の歯ごたえの測定 ………………………………………………… 144

3 食品成分の変化 …………………………………………………………… 145
- ① タンパク質の消化 ……………………………………………………… 145
- ② デンプンの消化 ………………………………………………………… 152
- ③ 脂質の消化 ……………………………………………………………… 157
- ④ ポリフェノールオキシダーゼによる褐変化とその防止法 ………… 158
- ⑤ アミノ・カルボニル反応による褐変化 ……………………………… 161
- ⑥ 油脂の過酸化物価および酸価の測定 ………………………………… 162
- ⑦ もみじおろしのL-アスコルビン酸量の変化 ……………………… 165
- ⑧ 食品中のアレルギー物質の検出 ……………………………………… 168
- ⑨ 鶏卵の鮮度の測定 ……………………………………………………… 171
- ⑩ 魚介類の鮮度の測定 …………………………………………………… 172
- ⑪ 牛乳の鮮度の測定 ……………………………………………………… 175
- ⑫ みかん類の有機酸の測定 ……………………………………………… 177
- ⑬ みその塩化ナトリウムおよびアミノ態窒素の定量 ………………… 179
- ⑭ ホウレン草のシュウ酸の定量 ………………………………………… 181
- ⑮ 食品のアルコールの定量 ……………………………………………… 184
- ⑯ 油脂の乳化に関する観察 ……………………………………………… 186
- ⑰ 食品の味覚判定に関する実験 ………………………………………… 187
- ⑱ キレート滴定法によるカルシウムの定量 …………………………… 189
- ⑲ 水の硬度の測定 ………………………………………………………… 191

参考文献 …………………………………………………………………………… 193

付　表

付表 1　ろ紙性能一覧表 ……………………………………………195
付表 2　化学当量表 ……………………………………………………196
付表 3　緩衝液(a) ………………………………………………………196
付表 4　緩衝液(b) ………………………………………………………197
付表 5　金属指示薬 ……………………………………………………197
付表 6　市販の酸・アルカリの濃度 …………………………………198
付表 7　ベルトラン糖類定量表 ………………………………………198
付表 8　指示薬 …………………………………………………………199
付表 9　混合指示薬 ……………………………………………………199
付表10　原子量表 ………………………………………………………200
付表11　SI基準単位 ……………………………………………………201
付表12　SI接頭語 ………………………………………………………201
付表13　割合に関する接尾語 …………………………………………201
付表14　数に関する接頭語 ……………………………………………201
付表15　水質汚濁防止法および下水道法による排水基準 …………202

索　引 ……………………………………………………………………203

I 実験の基礎

1 実験の心構え

　大学・短期大学および専門学校に入学してくる学生たちの中には、高校においてほとんど化学実験をした経験のない学生がいる。したがって、大学・短期大学・専門学校に入って、学生たちが、はじめて本格的な実験を行うということになる。楽しく安全に実験を行うために、以下の点に十分留意する。

(1) **身支度を整えること**
　できるだけ身体をおおう実験専用の白衣・タオルなどを用意する。また、長髪の学生は長髪をゴムで束ねる。

(2) **実験室は集団の場であることを認識すること**
　学生実験の場合、1クラスの学生が同時に実験を行う。各グループのメンバーが、お互い迷惑をかけないよう十分注意する。実験室は整理整頓に心がける。実験が終了して実験室を出る時、ガスの元栓を閉めたこと、さらに不必要な電気のコンセントを抜いたことなどを再確認する。

(3) **実験室に不必要なものは持ち込まないこと**
　白衣・タオル・教科書・ノート・筆記道具および眼鏡などが実験に必要なものである。特に、眼鏡は実験中の目の保護に重要な役割を果たす。コンタクトと眼鏡を両方もっている学生は、実験中眼鏡をかける。

(4) **実験の内容をよく理解すること**
　これから行う実験に関するプリントや実験書などを前もってよく読み、理解しておく。実験に必要な時間を予測し、実験に必要な器具・薬品などが配布されていることを確認する。

(5) **教員の指導にしたがって実験を行うこと**
　実験中わからない点が出てきた時、たぶんこうだろうと憶測で実験を絶対に進めない。わからない点があれば実験を中止し、教員に質問して、わからない点を理解してから実験を再開する。

(6) **実験中は、実験に集中し、注意深く観察し、詳しく実験記録をとること**
　実験中に、雑談したり他のグループの所にいったりしない。また、実験時の反応経過や結果などは、実験ノートに詳しく記録しておく。

2　実験の全般的注意

　実験に慣れないうちは、危険に気づかずに実験を行ってしまうことがある。実験にはいつも危険が伴うことを終始忘れてはならない。実験をより安全に、また、確実に行うために、以下の点に十分留意する。

1───危険防止のための注意事項

①実験を行う前に、実験の目的・手順など実験の全体像を理解しておく。
②指導教員のいない場所や時間に実験を行わない。
③実験中は保護眼鏡をかける。また、実験中、手を洗う習慣をつけ、目をこすらないこと。
④一定量の試薬をホールピペットやメスピペットで採取する時、安全ピペッターを必ず使用し、できる限り口では吸い上げない。または、市販のマイクロピペッターを使用する。
⑤実験に使用する試薬・薬品の特性を理解してから実験に使用する。また、危険な実験機器（高圧ボンベ・オートクレーブなど）の取り扱いを理解し、これらの実験機器を教員の指導のもとで取り扱う。また、エーテル、アルコール類、ベンゼンなどの引火性の強い有機溶媒は、冷暗所に保存し、火気の近くで取り扱ってはいけない。
⑥実験によって生じた廃棄物（廃液や廃固体薬品など）については、人の健康や生活環境に被害をおよぼすおそれがあり、また、限りある貴重な資源を無駄にしない意味でも、実験者各自の責任において適切な処理を行う必要がある（実験に精通していない時は、指導者の指示にしたがう）。
　現在、大学などから排出される排水は、環境基本法の他、水質汚濁防止法および下水道法に定める水質・排水基準を満たすことが義務づけられている（付表15 p.202参照）。

2───事故の場合の処理

①実験中に事故が起きた時は、速やかに指導教員に連絡し、指導教員の指示にしたがう。
②体に火がついた時は、大量の水をかけ火を消す。その後、やけどの治療を行う。
③手などをやけどした時は、できるだけ早く水道水で冷やす。
④けがをした時は、出血した所を強く押さえて止血し、その後、消毒・治療する。ガラスによる外傷の場合は、必ず、ガラスの破片を取り除いた後、消毒・治療する。
⑤目に薬品・試薬が入った時は、できるだけ早くまぶたを広げ、水道水（流水）で5分以上洗い、眼科医の治療を受ける。

⑥薬品・試薬が口の中に入った時は、よく口の中をすすぐ。
⑦薬品・試薬を飲み込んだ時は、胃を空にするためにはかせる。ただし、酸・アルカリなどの薬品や石油製品などははかせてはいけない。飲み込んだ薬品・試薬などの種類と飲み込んだ量を確認し、できるだけ早く専門医にみせる。
⑧有毒ガスを吸い込んだ時は、新鮮な空気を吸わせる。
⑨皮膚に薬品・試薬がついた時は、大量の水道水で洗う。

3 実験の目的

実験を行う目的は大きく分けると次の事項があげられる。

(1) **講義で受けた内容を実験で観察しさらに確認する**
 実験をとおして講義内容をより深く理解する。
(2) **実験法および研究法を修得する**
 実験をとおして、新しい実験法を修得し、さらに、研究法を学ぶとともに新しい真理を明らかにする。

4 実験の観察と記録

1 ──実験の観察

 実験の経過を詳しく観察するよう心がける。また、実験中に生じた疑問も忘れずに実験ノートに記述し、実験後、その疑問について調べて解決しておく。実験を失敗した時、その原因を明らかにしてから再度実験を行う。実験中の疑問や実験結果をプリントや紙片などに書くと紛失する恐れがあるため、専用の実験ノートに記述するとよい。

2 ──実験結果の処理

 一般的に、実験は少なくとも3回行い、その平均値を求める。実験結果を単に記述するのではなく、表やグラフなどにまとめると、実験結果を理解しやすい。表やグラフなどを作成する時には、パソコンの作図ソフトを用いるとよい。また、実験結果を比較する時、統計処理する必要が生じた場合は、パソコンの統計処理ソフトを用いて、実験データを統計処理するとよい。

3 ──有効数字の取り扱い方

 実験の有効数字とは、測定法や精密度に応じて保証する桁数より、なお1桁多く書き込まれた数字を意味する。実験値は、ビュレット、pHメーター、分光光度計および電子天秤などで読み取られる。ビュレット以外、多くの機器で、デジタル化された数字が表示される。

ビュレットの最小目盛りが0.1mlである場合、小数点以下の2桁目は目測となる。一般的に有効数字の1桁下の数字を四捨五入する。例えば、ビュレットの滴定値が10.12ml、10.10ml、10.13mlの場合の平均は10.116mlで、測定値は10.12mlとなる。
　デジタル化された数字は、機器の精度によるが、最終桁数を保証しない場合が多い。例えば、0.5324は0.532まで保証するが、0.0004は保証できない。

4 ── レポートの書き方

　実験が終了したら実験レポートを作成して提出する。実験レポートは、主語と述語が一致するよう注意し、順序立てて、わかりやすく、短い文章で書くことが大切である。レポートは、次のようなスタイルが一般的である。

(1) 実験題目
(2) 実験の日時・天候・温度・共同実験者名
(3) 目　的
(4) 試料・試薬・器具
　試料の調製法・試薬の等級とメーカー・器具のメーカーなどを記載する。試料の調製法は、すでに実験が終わっているので、過去形で書く。
(5) 実験法
　いつも実験書の方法どおりにうまくいくとは限らない。実験法で工夫した点などを記述する。すでに実験が終わっているので過去形で書く。
(6) 実験結果
　すでに実験が終わっているので過去形で書き、図や表にまとめるとよい。
(7) 考　察
　実験結果の意味を考える。過去の同じような実験結果（参考図書・研究論文など）を引用し比較して、総合的に考察する。また、実験に対する疑問点などもまとめて記述する。疑問点を解決するため、図書館で実験に関係する書物・学会誌などを調べた時は参考にした図書名を(8)のとおり参考文献として記載する。
(8) 参考文献
　考察の所で引用した参考図書・研究論文を記載する。記載するスタイルは、一般的に次のようである。
参考図書：著者名、書名、発行社名、発行年、ページ（開始ページ～終了ページ）
研究論文：著者名、論文タイトル、雑誌名、発行年、ページ（開始ページ～終了ページ）

5 ── 参考図書・文献の利用法

　新しく研究をはじめる場合、その研究に関して過去に発表された専門書・研究論文を調べる利用法と、すでに終わった実験結果を考察する時に調べる利用法がある。いずれの場合も、まず図書館で関係する専門書や学術雑誌を調べる。最近では、インターネットを利用した文献の検索が可能である。

5　基本操作

1　天秤について

1 ── 天秤の種類

　実験において、試料や薬品などをはかりとることは、実験法の中で、最も基本的な操作である。天秤には、はかりとる重量の大きさや精度に応じて、上皿天秤・化学天秤および調剤天秤などがある。上皿天秤は、0.1gまではかりとれ、多量のものをはかりとる時に用いる。上皿天秤には、従来からあるアナログ表示式の上皿天秤とデジタル表示式の電子上皿天秤がある。化学天秤には、0.1mgまではかりとれる分析用化学天秤・直示天秤および分析用電子天秤がある。調剤天秤は、上皿天秤と化学天秤との中間的なものをはかりとる時に用いる。近年では、急速に普及してきた電子上皿天秤や分析用電子天秤がよく使用されている。

　これら天秤にはそれぞれの秤量と感量がある。秤量とは誤差なく正確にはかりとれる最大重量をいい、感量とは正確にはかりとれる最小重量をいう。天秤を使用する場合は、秤量の半分以下の重量を測定するように、天秤を選ぶようにする（表1－1参照）。

表1－1　天秤の種類と性能

		性　能	
		秤　量	感　量
上　皿　天　秤	上皿天秤	1g～100g	0.1g
	電子上皿天秤	100g～3,000g	0.1g
化　学　天　秤	化学天秤	100g～200g	0.1mg
	直示天秤	100g～200g	0.1mg
	分析用電子天秤	100g～300g	0.1mg

2 ── 天秤の原理

　上皿天秤と化学天秤は、等比式天秤と呼ばれ、さおの中央に支点があり、両端の一方に試料や薬品をのせ、他方に試料や薬品と等しい分銅（重り）をのせて、その分銅の重さから重量を測定する。直示天秤は、さおの一方にすべての分銅がのせてあり、他方には重りがとりつけられ、はじめからバランスが保たれている。この状態で、試料や薬品を皿にのせることによって、試料や薬品の重さに等しい分銅をはずして、はずされた分銅から、試料や薬品の重さを表示する構造となっている。

　電子天秤は天秤の両端が電磁力によって一定の位置に保たれており、試料や薬品を皿にのせることによって、アンバランスになり、元に戻す時に流れる電流値を重量に換算して表示する。分析用電子天秤には、自動風袋消去機構や周囲環境（温度・湿度および大気圧など）の影響により誤差を補正するキャリブレーション機構がついているものがある。

3 ── 天秤の一般的な取り扱いの注意点

①天秤は日光の直射をさけ、必ず水平におく。
②天秤を使用する前、0(ゼロ)点の調整を行う。
③天秤の取り扱いはゆっくり行う。
④分銅を手で直接もってはいけない。付属のピンセットで分銅をはさみ皿の上におく。
⑤天秤の皿の上に直接薬品をのせてはからない。薬包紙(吸水性の試薬の測定は不可)・バランスディッシュ・秤量ビンなどを用いて、薬品をはかりとる。

4 ── 分析用電子天秤の使用法（図1－1参照）

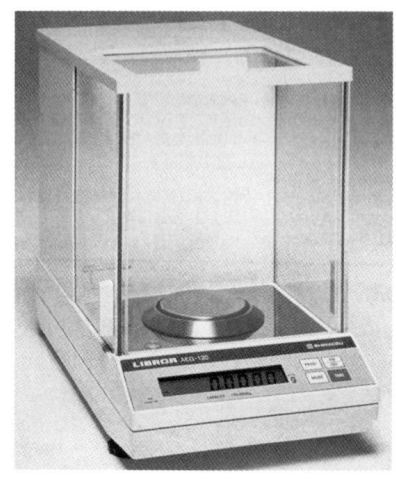
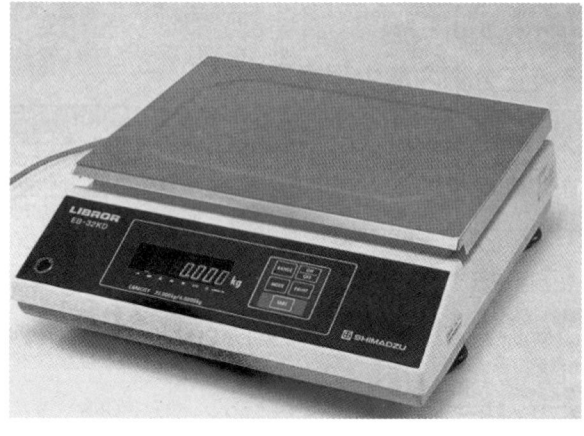

図1－1　分析用電子天秤（左）と電子上皿天秤（右）

①分析用電子天秤は、振動が伝わらないように固い台、例えばストーンテーブルの上に水平におく。
②分析用電子天秤は、温度・湿度が一定に保たれている部屋におく。
③測定する試料や薬品の温度は、天秤内の温度と同じでなければならない。
④重量測定中は、天秤のとびらを閉める。
⑤皿の上で、さじ加減してはいけない。
⑥重量測定の後、0点を確認する。0点がズレている場合は、0点調整後、測定し直す。
⑦測定終了後も、電源を切らずONの状態にしておく。

② 実験器具の種類とその取り扱い方

　実験に用いるガラス器具を大きく分けると、①試薬をつくるために一定量の溶液の体積を正確にはかる時に用いるメスフラスコ・メスシリンダー・ホールピペットおよびメスピペットなど国家検定に合格した体積計で正印の記してあるもので、一般に測容器といわれるもの、②試料や試薬を反応させたり、分注したりする時に使用するビーカー・三角フラスコおよび試験管など（ビーカーや三角フラスコの目盛りは、お

第1章　実験の基礎

およその「目安」容量であり、正確なものでない）、③試薬の保存によく用いられる試薬ビン、さらに、④蒸留・濃縮などに用いられる丸底フラスコ・三口フラスコなどに分けられる。ガラス器具の材質は普通ガラスあるいは硬質ガラスなどである。

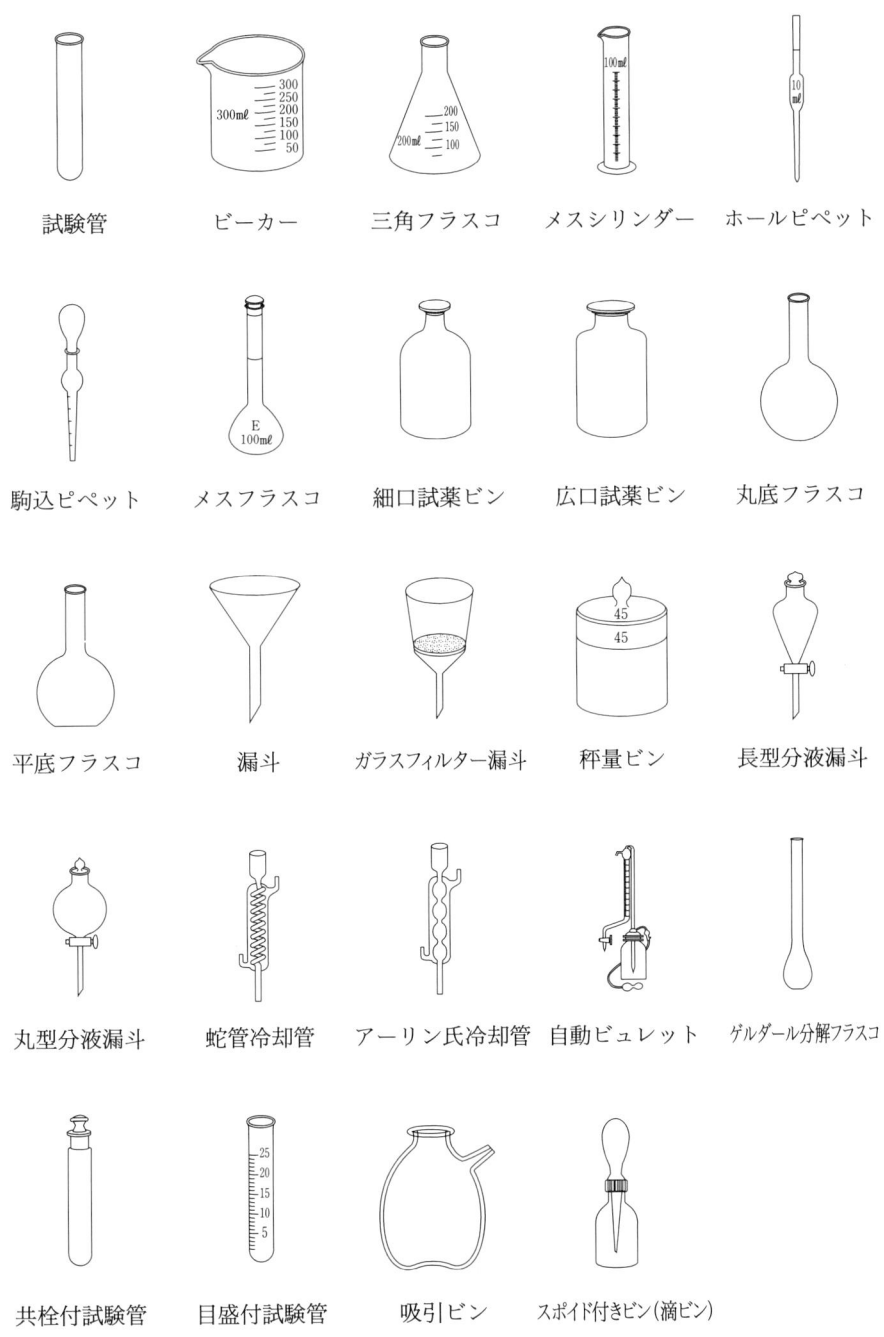

図1−2　ガラス器具

1――――主なガラス器具の特徴（図1－2参照）
(1) 試験管
　　試験管内で化学反応を行わせたり、反応溶液を加熱する時などに用いる。普通型の試験管・目盛りつき試験管および共栓つき試験管などがある。
(2) ビーカー
　　主に試薬をつくる時に用いる場合が多い。ビーカー内で薬品を溶かす時、水（蒸留水・脱イオン水をさす）または溶液をビーカーに入れ、これらをガラス棒やスターラーで攪拌しながら薬品を少しずつ入れて溶かす。この操作を逆にしてはいけない。
(3) フラスコ
　　三角フラスコ・平底フラスコ・丸底フラスコおよびナス型フラスコなどがある。フラスコ類は、試薬の調製、蒸留および減圧濃縮などに用いる。
(4) 試薬ビン
　　試薬ビンは、細口と広口があり、主として試薬や試料の保存に用いる。
(5) メスフラスコ
　　例えば、100mlメスフラスコの100mlとは、標線（目盛りの読み方は図1－3参照）まで溶液を入れた時、その全内容量が100mlである。その後、他の容器にフラスコから流し出した時の全容量は100mlではないことに注意する。
(6) メスシリンダー
　　メスフラスコと同じく、溶液を標線まで入れた時の全容量であるが、流し出した時の容量を表示容量として用いる場合が多い。ただし、メスフラスコほど精度はよくない。
(7) ホールピペット
　　例えば、10mlホールピペットの10mlとは、ホールピペットの標線まで溶液を吸い上げた後、自然流下させた時の流出量が10mlである。この点は、メスフラスコと違うので注意する。最後の1滴は、ホールピペットの吸い口を指で押さえて、ホールピペットの胴の膨らんだところを軽く握り押し出す。最後の1滴を口で強く吹き出すと、誤差が生じるので注意する。
(8) メスピペット
　　一定量の溶液を数回、連続的に加える時に用いる。取り扱いは、ホールピペットと同じである。メスピペットの先端が図1－4のように2種類あるので注意する。左のメスピペットは、5の標線まで流し出した時5mlとなるが、右のメスピペットは、最後の1滴を流し出した時5mlとなる。安全ピペッターの使い方を参照（p.18参照）。
(9) マイクロピペット
　　ホールピペットやメスピペットと同じ用途で使用されるが、特に液量が微量な時に多く用いられる。容量可変式のものが便利で、1～5,000μlの容量を取り扱うものがある。

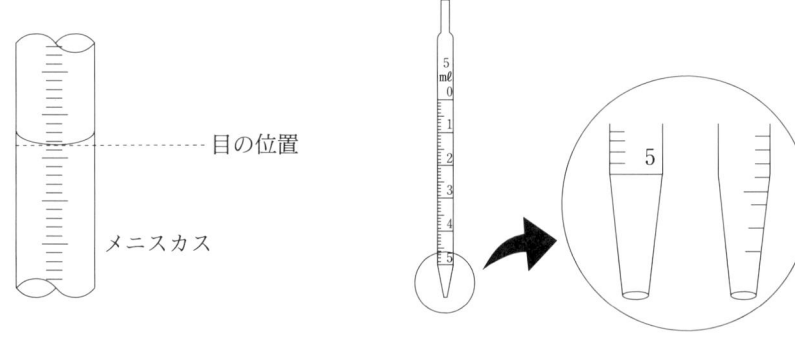

図1-3　目盛りの読み方　　　図1-4　メスピペットの先端の違い

⑽　ビュレット

　ビュレットを使用する時、活栓がガラスの場合すりあわせの所に薄くワセリンをぬり、回転しやすくする。その時、活栓の穴にワセリンが入らないように注意する。また図1-5のように、ビュレットの本体の番号と活栓の番号が同じであることを確認する。番号が違うと、活栓部分から試薬がもれて、実験が失敗することがある。さらに、ビュレットの先端まで、溶液が満たされていることを確認してから滴定する。アルカリ溶液を用いる時は、テフロン活栓（ワリセン不用）を用いるとよい。

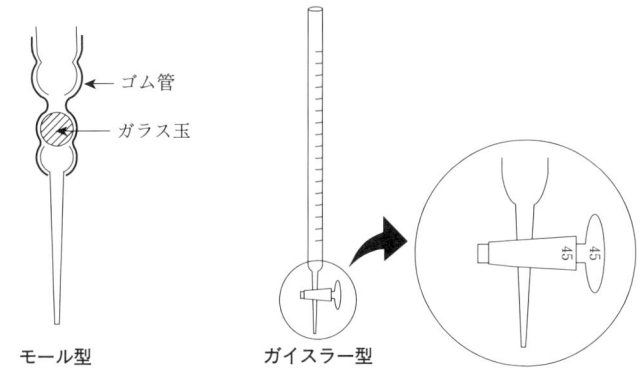

モール型　　　　　　　　ガイスラー型

図1-5　ビュレット

⑾　駒込ピペット

　測容器として検定されたピペットではないので、安全ピペッターをつけず、ゴムキャップをつけて溶液を吸い上げる。試薬を数滴添加する時によく用いる。

2──安全ピペッターの使い方

①安全ピペッター（図1-6参照）にピペット（ホールピペット・メスピペット）を接続する。この時、安全ピペッターをもつ手とピペットをもつ手の幅をできるだけ狭くする。幅広くもつと、ピペットが折れてけがをすることがある。

②安全ピペッターのⒶを押さえ、さらにⒷを押さえてⒷ内の空気を抜く。

③ピペットの先を試薬につける。この時、試薬が入った容器の底までいったんピペットの先をつけて、少し持ち上げたところで止める。

④Ⓢを押し試薬をピペットの標線より2～3mm上まで吸い上げる。次に、ピペットの

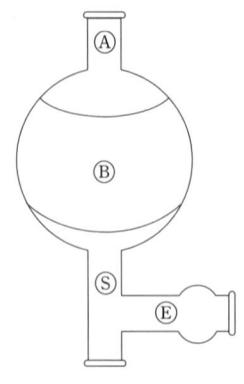

図1－6　安全ピペッター

先を試薬の表面から離し、試薬ビンの内壁につけて、Ⓔを押しながら、標線と試薬のメニスカスの最下端が一致したところでⒺを押すことを止める。ピペットの先が試薬の表面から離れた状態でⓈを押すと、ピペットの中の試薬が安全ピペッターの中に一気に入ってしまうので注意する。

⑤標線まで試薬を吸い上げた安全ピペッターのついたピペットを別の容器に移動して、Ⓔを押して必要量の試薬を押し出す。ホールピペットの場合は、安全ピペッターをピペットから離し自然流下させる。また、ピペット先端に残った溶液は、ピペットの上部の開口部を人差し指でふさぎ、ピペットの中央部分を軽く握ってピペットの先に残った溶液を流し出す。

3──ガラス器具の洗浄・乾燥

　実験を終了した時は、使用した試験管、三角フラスコおよびビーカーなどのガラス器具はその日のうちに洗浄する。ガラス器具が部分的に欠けていると、洗浄中に手を切ることがあるので注意する。ガラス器具を洗浄する時は、ガラス器具の容積の1/3〜1/4量の水道水を入れ、さらに中性洗剤を少し入れて、ブラシで洗う。その後、水道水で中性洗剤を流し落とし、最後に水で内部を数回すすぐ。この時、ガラス器具の表面や内部が全体に濡れていなければならない。水をはじき水滴のようなものがついている時は、油やその他の汚れがついていることを意味するので、もう一度洗浄する。また、メスフラスコやメスシリンダーを洗浄する時は、ブラシを使用せず、中性洗剤を入れてよく振った後、水道水で中性洗剤を流し落とす。汚れのひどいメスフラスコなどは、アルカリ性洗剤に一晩浸けて、その後水道水で洗い、水で数回すすぐ。

　メスピペット、ホールピペットおよびビュレットなどの測容器やセルは、内部にブラシを入れて洗浄することができないので、水道水で軽く水洗した後、アルカリ性洗剤に一晩浸けて、その後水道水で洗い、水で数回すすぐ。なお、一定量の洗浄液で洗浄の効果をあげるには、毎日の洗浄液量を少なくして回数を多くする。

　試験管、三角フラスコおよびビーカーなどの検定外のガラス器具は自然乾燥あるいは加熱乾燥させる。この時、開口部の部分を下にして空気中のごみが入らないようにするとともに、ガラス器具の内部に残っている水を流し出して、乾燥を速める。メスピペット、ホールピペットおよびビュレットなどは、できる限り加熱乾燥させてはいけない。加熱によって、ガラスが膨張して容積に誤差が生じるためである。メスピペット、ホールピペットおよびビュレットなどを急いで乾燥させる時は、アルコールをガラス器具の内部に入れて、すすぐと早く乾燥できる。

4──ガラス器具以外の器具

　使用頻度の高いガラス器具以外の容器・器具を図1－7に示した。

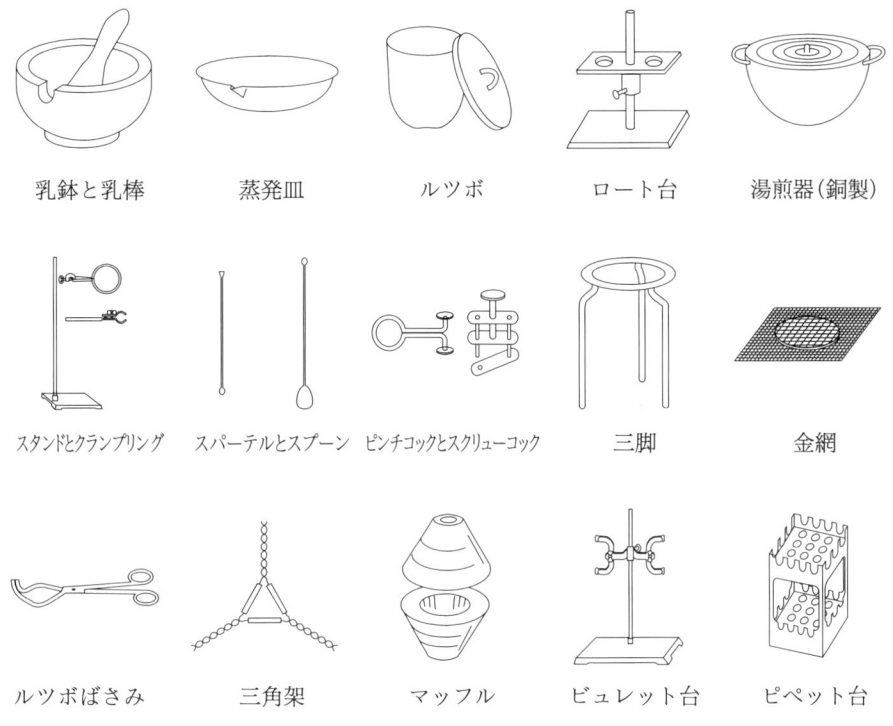

図1-7 ガラス器具以外の器具

③ 試薬の調製

1――溶液濃度の表し方

(1) 百分率(%)

質量百分率(質量%)(g/100g (w/w%))

溶液100g中の溶質の量をg数で示したものである。例えば、5gの塩化ナトリウム(NaCl)を水に溶解して100gとした溶液は5%NaCl溶液である。すなわち、

$$\frac{5 \text{g(NaCl)}}{5 \text{g(NaCl)} + 95 \text{g (水)}} \times 100 = 5\%$$

この他、「%」を用いる表示には、次のようなものがある。

①体積百分率(体積%)(mℓ/100mℓ (v/v%)):溶液100mℓ中の溶質の量をmℓで示す。
②質量・体積百分率(質量・体積%)(g/100mℓ (w/v%)):溶液100mℓ中の溶質の量をg数で示す。
③ミリグラム百分率(mg%):溶液100mℓ、または100g中の溶質の量をmg数で示す。
　また、物質中のその質量(体積)の100万分の1の質量(体積)のある成分を含有する濃度をあらわす百万分率(ppm)がある。なお、百万分率(ppm、mg/ℓ、mg/kg、μg/g、μg/mℓ)は1ℓ(比重1.000)または1kg中の溶質の量をmg数で示す。

(2) モル濃度(M、mol/ℓ)

溶液1ℓ中に溶解している溶質のグラム数が溶質の1グラム分子にあたる場合を1

モル(M)という。例えば、水酸化ナトリウム(NaOH)の分子量は40であるから「NaOHの1グラム分子は40g」である。溶液1ℓ中にNaOHが40g溶け込んでいる時、その濃度を1モル濃度(1M)、4g溶け込んでいる時、その濃度を0.1モル濃度(0.1M)という。

(3) 規定濃度(N、ノルマル)

溶液1ℓ中に1グラム当量が溶解している場合が1規定(1N)である。この濃度で表した溶液を規定液という。例えば、塩酸(HCl)の場合、1分子中にH$^+$となるHを1つもっているので、分子量36.465にグラムをつけた36.465gが1グラム当量となる。溶液1ℓ中にHClが36.465g溶け込んでいる時、その濃度を1規定(1N)と表す。また、硫酸(H_2SO_4)の場合、1分子中にH$^+$となるHを2つもっているので、分子量98.08を2で割った49.04にグラムをつけた49.04gが1グラム当量となる。すなわち溶液1ℓ中にH_2SO_4が49.04g溶け込んでいる時、1Nと表す。

― コラム ―

モルとは
　モルとは、原子あるいは分子などの数をあらわし、そして「物質の量」をあらわすものである。次の式「1mol＝6.02×10^{23}個」があらわす通り、その量とは、重さや体積などではなく、数であることに注意しなければならない。「1ダースが12本」と「1molが6.02×10^{23}個」が、同じ概念で理解できるはずである。

グラム当量とは
　物質が酸の場合、水素イオン(H$^+$)を6.02×10^{23}個出す物質量を、また物質が塩基の場合は水素イオン(H$^+$)を6.02×10^{23}個受け取る物質量を1グラム当量という。
　例えば塩酸の場合、1分子から1個のH$^+$を出すので6.02×10^{23}個の分子からは6.02×10^{23}個のH$^+$を出してくる。したがって、6.02×10^{23}個の分子を集めた物質量すなわち1モル(1グラム分子)(塩酸の場合36.465g)が1グラム当量となる。
　また、水酸化カルシウム(Ca(OH)$_2$)の場合、1分子は2個のH$^+$を受け取ることができる(2OH$^-$＋2H$^+$→2H$_2$O)ので、6.02×10^{23}個のH$^+$を受け取るのは1/2×6.02×10^{23}個の分子すなわち1/2mol(1/2グラム分子，Ca(OH)$_2$の場合37.045g)であり、この物質量が1グラム当量となる。

---

2 ── 試薬の調製

(1) 重量％溶液

10％NaOH溶液を100g調製：90mℓの水を100mℓメスシリンダーではかりとり、ビーカーに入れ、ここに10gのNaOHを少しずつ入れ、ガラス棒またはスターラーを用いて溶解する（図1－8参照）。

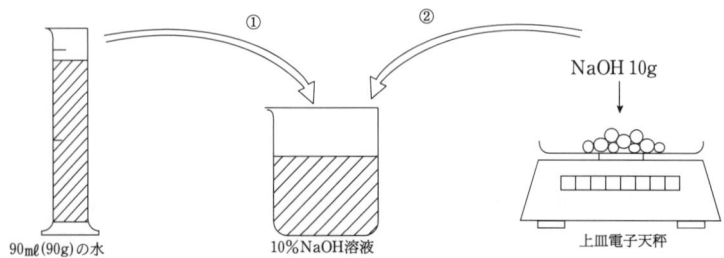

図1－8　10％NaOH溶液の調製

(2) モル濃度溶液

0.1M NaOH溶液を1ℓ調製：4gのNaOHを時計皿にはかりとる。500～600mℓの水をビーカーに入れ、4gのNaOHを加えて溶解する。これを1ℓメスフラスコに入れ、メスアップする（図1－9参照）。

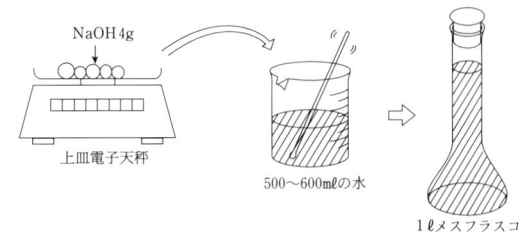

図1－9　0.1M NaOH溶液の調製

(3) 規定濃度溶液

①0.5N NaOH溶液を100mℓ調製：NaOHの1グラム当量は40gだから40gを溶かして1ℓにすれば1Nの溶液になる。つまり2gのNaOHを溶かして100mℓにすればよい。したがって、100mℓメスフラスコに水を約50mℓほど入れておき、秤量ビンまたは時計皿にNaOH 2gをはかりとったものを入れ、振りかき混ぜて溶解させる。これに水を加えてメスアップする（図1－10参照）。

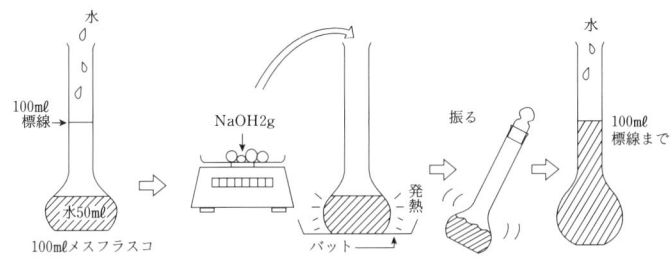

図1－10　0.5N NaOH溶液の調製

②12N HCl（市販の濃塩酸）を希釈して3N HClを200mℓ調製：aN（規定）の溶液bmℓでcN（規定）の溶液dmℓを調製する時、次の式で計算する。

　a×b＝c×d

すなわち、12×b＝3×200、b＝50mℓ

よって、12N HCl 50mℓを希釈して200mℓにすればよい。したがって、200mℓメスフラスコに水を半分ほど入れておき、メスシリンダーなどではかりとった12N HCl 50mℓを少しずつメスフラスコに入れる。この時発熱するので注意すること。これに水を加えてメスアップする（図1－11参照）。

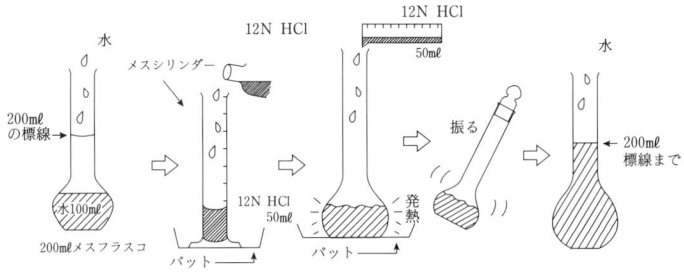

図1－11　12N HClの希釈の仕方

調製した試薬は、適当な容量の試薬ビンに入れて保管する。この時ラベルを必ずはっておく。ラベルには試薬名、濃度、調製年月日、調製者名などをサインペンなどで書く。文字が消えたり、簡単にはがれたりしない工夫が必要である。
　保管は試薬の性質により、変質を防ぐようその方法を選ぶ。熱に弱い試薬は、低温で、光に不安定なものは褐色ビンまたは暗所で、吸湿性のあるものはデシケーター中に保管する。また引火性、爆発性のあるものは火気などのない安全な場所に保管しなければならない。

④ 試料の調製

1 ── 試料の調整・調製

　試料の調整および調製とは一般成分分析などの定量分析を行う時、分析の対照となる食品の可食部を採取して手を加え、分析しやすい形態に変えることをいう。分析に供する試料の量には制限がある場合が多いので、食品の一部を採取するために縮分を行う。これを「調整」という。また、食品の成分は部位によりかたよりがあるので一定の組成にするために均質化しなければならない。これを「調製」という。
　すなわち、以下の条件を考慮して、調整および調製を行うことが大切である。
　①被検体全体の平均的成分組成を正しく反映していること。
　②成分組成が均一であること。
　③分析の期間中にその組成成分が変化しない状態にあること。
　④分析操作に適した形態であること。

2 ── 調整操作

(1) サンプリング

　試料が検体の平均的成分組成を正しく反映するように、試料の採取（サンプリング）は対象となる食品全体を多数の小区分に分けて、小部分ずつ取り出して集めなければならない。検体の量が大きい場合、例えば倉庫に収納されている小麦粉が検体になった場合、その倉庫全体にわたり、できるだけ多くの部分からまんべんなく試料をとって集めなければならない。
　上記のように集めた試料および検体の量が比較的少ない場合には縮分抽出を行う。例えばりんごが検体になった場合、細切りしたりんごの小部分を攪拌や混合を行うなどそれぞれ適当な方法で全体を均一化したうえで分析に必要な量をそこから採取する。
　長形の食品、偏平な食品、その他部位差が著しい食品については一定間隔ごとに一定幅を平行に切り取って縮分することがある。粉体試料は、円錐四分法などの縮分法により、分析に必要な量を採取する（図1−12参照）。

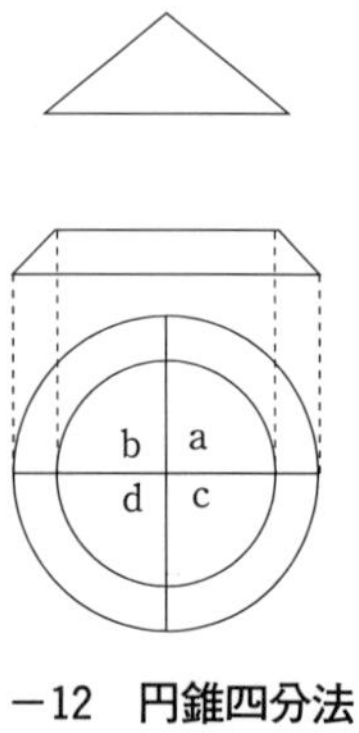

図1−12　円錐四分法

(2) 均一化

試料全体の成分組成を均一にするための操作である。

① 検体が完全な溶液の場合（酒類、食酢、清涼飲料、醬油、植物油など）は、適当な器具を用いてよく攪拌する。均一化の操作が不要の場合もある。

② 検体が懸濁液の場合（ソース類、果汁、牛乳、練乳など）は、ミキサーまたはホモブレンダーなどで十分攪拌し、成分が分離しないうちに採取する。

③ 検体が融点の低い固形物である場合（バター、マーガリン、ラード、ヘットなど）は、湯煎器などを用いて融点付近まで加温・溶解して液状とし、よく攪拌して固化しないうちに採取する。

④ 検体が半固形状の場合（魚介類、畜肉類、臓器類、卵、練り製品など）は、量に応じてあらかじめ肉ひき器にかけた後、乳鉢やホモゲナイザーなどですりつぶす。発熱を防ぎ、かつ混合をよくするため、水または緩衝液を加えることが多いが、この時、希釈倍率を求めておく。この後の均一化は上記②の場合に準じて行う。

⑤ 検体が粉体の場合（穀物粉、豆粉、デンプン、魚粉、粉乳など）は、少量ならば乳鉢で、やや多量の場合はふるいを用いて混合する。さらに大量の場合は円錐四分法で混合しながら縮分する。水分の蒸発や吸収に注意し、試料を取り扱う環境に気を配る。できるだけ早く容器に入れ密封する。

⑥ 検体が粒体の場合（穀粒、豆類など）は、大量の時はまず円錐四分法で縮分し、次に粉砕機にかけて粉体にした後、上記⑤の方法に準じて均一化する。

⑦ 検体が塊状の場合（果実類、根菜類、果菜類、いも類など）は、水分の多い食品ではそのまま細分し円錐四分法で縮分した後、さらに粉砕する。または真空凍結乾燥などで予備乾燥後、粉砕する。その後、上記⑤の方法に準じて均一化する。

なお、粉砕に用いる機器として、磁製乳鉢と乳棒、ミキサー、ウイリー型粉砕器、ボールミルなどがある。粉砕はなるべく少量ずつ、しかも最初は粗砕し、順次細かく砕くようにする。ほぼ細粉化されたら、試料に応じて0.5～1 mm（30～16メッシュ）の目のふるいを用いてふるい分ける。全部がふるいをとおるまで粉砕、ふるい分けを繰り返す。ふるいの目の細かさは1インチあたりの網目の数をメッシュという単位で表されるが、現在では目の開きをμmで表したJIS規格に統一されている。

3 ── 試料の安定化

均一化した試料を一定した成分組成で保存するために試料の状態によって種々の対策をとらなければならない。

(1) 乾燥しやすいもの

野菜、果実、海草など水分の多いものは懸濁液にするか、または乾燥させて保存する。乾燥の方法は試料の水分量によって適当な方法を用いればよいが、できれば真空凍結乾燥などの減圧低温乾燥が望ましい。

(2) 吸湿しやすいもの

粉乳や乾いた穀粉類は密栓のできる容器に入れ、さらにデシケーターに保存する。

(3) 腐敗しやすいもの

　サンプルを容器に入れ密封して冷蔵庫または冷凍庫に保存する。

(4) 酸化しやすいもの

　特に脂質やビタミンなどは、酸化を促進するような金属や酸化酵素の混入する調製法を避けるとともに、密封容器に入れて冷暗な場所に保存する。

(5) 分解しやすいもの

　特にビタミンなどは上記(4)と同様の注意をして、必ず着色容器に保存する。

5 加　熱

加熱の仕方にはバーナーで直接加熱する方法と間接的に熱する方法とがある。

1 ──── 直接加熱

　バーナーの炎で直接ルツボの試料を灰化したり、試験管内の少量の試料を加熱することはあるが、通常、ガラス器具などは、三脚の上に金網（セラミックつき）をのせて熱する。実験室ではガスバーナーが一般に使用される。

　バーナーの使用法は、まずガスの元栓を開き、種火をバーナーの上部開口部に近づけ、ゆっくり図1−13の(A)を矢印の方向に回し点火する。ガス量を調節して炎の大きさを決め、空気孔(B)を徐々に矢印の方向に回し炎の色の赤い部分をなくして、②の状態で使用する。(A)はガスの出方、(B)は空気の入り方を調節するから、両方を加減して炎の強さを調節する。消す時は(B)のあと(A)を閉じてから元栓を閉じる。

　ガラス器具を直接加熱する場合は、容器の外側の水分を拭き取り、火力は徐々に強めていく。加熱中は容器が均一に熱せられるように注意しなければならない。

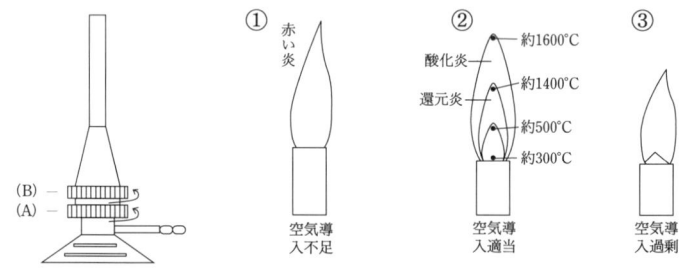

図1−13　ガスバーナーと炎の状態

2 ──── 間接加熱

　適当な熱媒体をおく方法で、加熱温度が100℃以下では湯煎器を用い、沸点が90℃以上の物質の加熱では植物油あるいはグリセリンを入れた油浴で熱する。その他に砂浴、マントルヒーターを使うこともある。

6 乾　燥

固体、液体、気体ではそれぞれ乾燥法が異なる。

1 ── 固体の乾燥

自然乾燥（風乾）、加熱乾燥、デシケーター中での乾燥がある。

自然乾燥は、ろ紙の間に試料を挟んでできるだけ水分を取り除き、風通しのよい所で広げて乾かす。

加熱乾燥は、比較的多量の試料を乾燥するために用いられる。通常の電気定温乾燥器は、約200℃まで使用できる。その他に乾燥速度が早い熱風循環式乾燥器や減圧式乾燥器なども用いられる。

デシケーターは少量の試料を乾燥させる場合に使用する。また防湿保存にも利用できる。すり合わせのふたにワセリンを薄くぬって密着させ、器底に塩化カルシウム（$CaCl_2$）、シリカゲルなどの乾燥剤を入れる。減圧用デシケーターは常圧用より速やかに目的が達せられる（図1-14参照）。

2 ── 液体の乾燥

液体に固体乾燥剤を加え、よく振とうしてから、ろ過で乾燥剤を除く。乾燥剤は液体と反応することがあるので、それぞれに適した乾燥剤を選択する必要がある。無水硫酸ナトリウム（Na_2SO_4）は比較的多くの液体に使用できる。

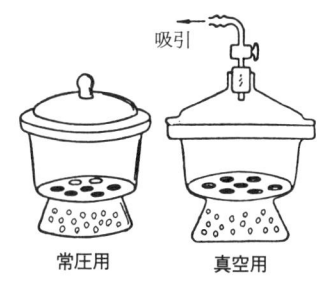

図1-14　デシケーター

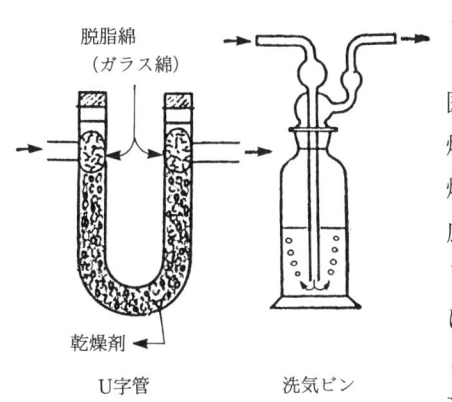

図1-15　気体の乾燥装置

3 ── 気体の乾燥

乾燥剤をU字管などのガラス管につめて、図1-15のようにその中に気体をとおして乾燥する。使用しない時は密栓をしておく。乾燥剤としては、塩化カルシウム（$CaCl_2$）が広く用いられているが、アンモニアとは反応して化合物をつくるのでアンモニアの乾燥には使えない。一般に乾燥剤は、乾燥する気体と同じ液性の乾燥剤が適当である。液体乾燥剤の濃硫酸（H_2SO_4）は、洗気ビンに入れて塩酸ガスなどの酸性の気体の乾燥に使用する。

7　ろ　過

ろ過は液体と固体を分離する操作である。一般に自然ろ過、吸引ろ過が用いられる。またろ過材の種類によってろ紙を使うもの、ガラスろ過板を使うものなどがある。

1 ── 自然ろ過

常圧で行う普通のろ過で、通常、ろ過材としてろ紙を使う。ろ紙には定性用と定量

用があり、実験の目的によって使い分ける（付表1 p.195参照）。ろ紙の大きさは、漏斗につけた時に、その上端より1cmくらい下にあるのがよい。円形のろ紙を図1－16のように4つに折り、溶媒を使用して差し支えない場合、少量の溶媒をそそぎ、ろ紙を漏斗に密着させた後、ろ過を行う。漏斗の脚は受器の内壁と軽く触れさせておく。ろ過は上澄み液からガラス棒に添わせてそそぐようにする。この時、溶液の量はろ紙の上端より1cmくらい下までとし、入れた溶液がろ過できたら追加する。最後に容器に残った沈殿物をろ紙上にうつす。ろ過した後、ろ紙上に少量の溶媒を数回そそいで沈殿を洗う。ろ液のみが必要で、早くろ過したい時はろ紙をヒダ状に折ったヒダ折りろ紙を用いる。

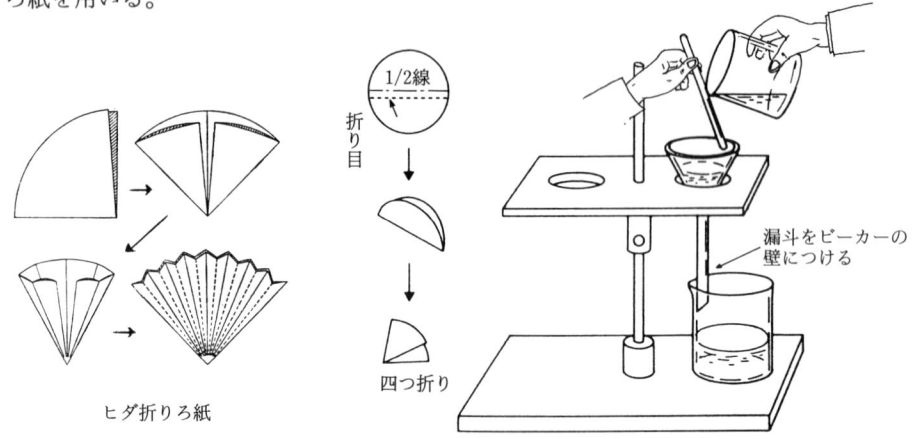

図1－16　ろ紙の折り方とろ過の方法

2───吸引ろ過

　ろ液の受器内を減圧にしてろ過するもので、多量の溶液やろ過しにくい溶液を短時間でろ過したい時に行う。図1－17のようにヌッチェ、吸引ビン、アスピレーターを肉厚ゴム管で連結して吸引装置を組み立てる。アスピレーターは強い水圧の水道水が

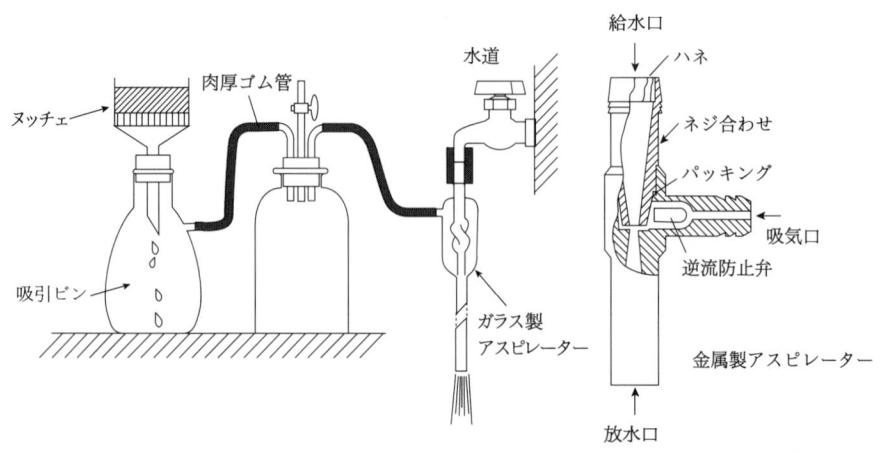

図1－17　吸引ろ過

細かい管口から広い管内に出る時の減圧作用を利用して空気を吸引する装置である。ろ紙が薬品でおかされる恐れのある時は、ガラスろ過器を用いる。

8 冷　却

冷却は主として物質を冷却する場合と、反応の結果生じた蒸気を冷やすために行う場合とがある。

容器に入った液体を冷却する場合は、水や氷などの冷却剤の中に容器をつけて冷却する。氷は細かく砕き少し水道水を加えて容器と氷の間にすき間をつくらないようにする。これに20〜30％の塩化ナトリウム（NaCl）を加えてよく混ぜ合わせたものは－20℃近くまで下げられる。また氷のかわりにドライアイスを用い、エーテルやアセトンを徐々にそそいで、かゆ状にすると－70℃近い低温が得られる。

揮発性溶媒や水蒸気を冷却して液体に戻すには図1－2（p.15参照）に示したような冷却管が用いられる。冷却水は下方から入れ上方に向かって流すが、ジムロート型は、蛇管側から入り、内部の太い管を上昇して排出する。冷却力はジムロート型が最も優れている。なお、蒸気の温度が120℃以上となる場合、水冷式の冷却管では、冷却水との接触面が破損する恐れがあるので、空冷式冷却管を用いる。

9 温度測定

温度を測定するには、普通はガラスの細管中に水銀やアルコールを封入して温度変化に伴う膨張収縮によって温度を知る水銀温度計やアルコール温度計を用いる。正確な温度をはかるには、感温部の中央を測定する場所の中心におき、目盛りが安定したら、液柱頭と目の位置を水平の状態にして目盛りの読み取りを行う。正確を要する測定には水銀温度計を使用し、目盛りおよび温度補正をしなければならない。水銀温度計は最高350℃まで、低温は－35℃まで測定できる。

最近は簡単で正確に温度測定ができる電気式温度計も用いられている。これには、熱起電力の温度変化を利用した熱電対温度計や電気抵抗の温度変化を応用した抵抗温度計がある。これらは、感度が高く、正しい温度がほとんど瞬間的にメーターの目盛りに表れる。先端の感熱部をかえることによって、試料の深部や表面の温度をはかることもできる。測定温度は、熱電対温度計では、熱電対の種類によって－200〜1,200℃まで測定できるものがある。抵抗温度計は、感熱体が白金のものでは－260〜630℃までであり、サーミスターは約350℃以下の温度で有効である。

10 蒸留・濃縮

蒸留とは液体を加熱気化させ、これを冷却してもとの液体にする操作で、液体の精製や不揮発性物質から溶媒を除く場合などに用いられる。蒸留は常圧で行う以外に、蒸留装置の内部を減圧にして行う減圧蒸留や水との共沸による水蒸気蒸留などがある。

1 ── 常圧蒸留

比較的沸点の低い物質について大気圧で行う蒸留で、通常図1-18のような装置を使う。試料は蒸留フラスコに1/2程度入れ、同時に突沸を防ぐために数個の沸騰石を入れて加熱する。加熱方法は、沸点80℃くらいまでは湯煎で行うが、高沸点物質の蒸留は直火で行うことも多い。温度計は球部が枝のすぐ下にくるようにし、また、冷却管は冷却水を流す方向に注意する。

2 ── 減圧蒸留

温度が高いと分解しやすい液体の蒸留に用いる。蒸留器内を水流ポンプを用いて減圧にして蒸留するもので、高度の真空が必要な場合には真空ポンプを使う。

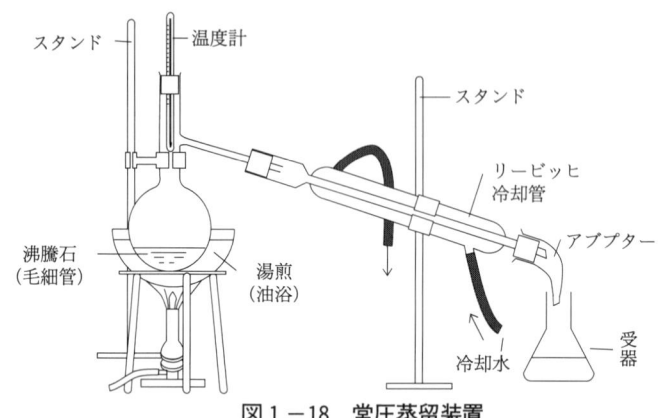

図1-18　常圧蒸留装置

3 ── 水蒸気蒸留

水と混和しない物質に水蒸気を吹き込んで水蒸気とともに留出させる方法である。水と水に溶けない物質に水蒸気を送って熱すると、両者はそれぞれを単独に熱した時と同じ蒸気圧を示し、両者の蒸気圧の和が大気圧と等しくなった時に沸騰する。すなわち混合液ではそれぞれの沸点より低温度で沸騰するので、高沸点のものを低温で蒸留できる。

4 ── 濃　縮

本質的には蒸留と同じであるが、留出液よりも残存物が目的物質となる点で蒸留と異なる。沸点が80℃以下の溶媒を留去するには湯煎上常圧でできるが、高い沸点の溶媒を留去したり、低温度で溶液の濃縮をしたい場合は、ロータリーエバポレーターが広く使用されている。ロータリーエバポレーターは、蒸留フラスコをモーターで回転させ、溶液の表面積を大きくして減圧状態で蒸発させるので、突沸することもなく、効率よく濃縮できる。

11　抽　出

液体または固体に含まれる目的物質を適当な溶媒を用いて溶出させて分離することを抽出という。液体からの抽出には普通、分液漏斗が用いられる。抽出溶媒は、目的

物質の溶解度が大きいことはもちろんであるが、もととなる液体とは溶け合わないものでなければいけない。また取り出した後で、溶質の分離が容易であることが望ましい。抽出操作は、まず分液漏斗の下端の活栓を閉じて液体を入れ、その中の目的物質だけを溶かし出すような溶媒を加える。空気孔と栓の穴をずらし、倒立させて振る。溶媒を混ぜた時に気体を発生する場合、はじめはゆるやかに振り、気体が発生したら活栓を開いて気体を抜く。十分振った後、分液漏斗を立てて空気孔を開き静置する。二層に分かれるから、下層の溶液は下端の活栓から、上層の液は上端の栓から流出させる。溶媒を留去すれば抽出された目的物質が得られる。

　固体から抽出する場合には、水分を除き、粉末状にして抽出溶媒に浸しておき、目的物質が溶出したら、ろ過して固体を除く。少量のものはソックスレー抽出器（図2－2 p.51参照）を使う。

12　再結晶

　温度による溶解度や結晶速度の差を利用して、結晶した物質を精製する方法である。適当な溶媒（水）を加熱して物質をなるべく多く溶解する。これを熱いうちにろ過して、溶媒に溶けない不純物を除く。ろ液を冷却し、結晶を析出させてろ過する。ろ紙上の結晶は、乾燥ろ紙に挟んで水分を除き、適当な方法で乾燥する。このような操作を繰り返し行うと精製された純結晶が得られる。

13　真　空

　高沸点の液体を低温度で蒸留・濃縮したい場合、蒸留器内の圧力を下げて行う。比較的ゆるやかな減圧を得るためには水流ポンプを用い、また、より真空度の強い減圧を必要とする時には真空ポンプを用いる。真空度は、減圧を測定しようとする器具と真空ポンプの間にマノメーター（真空計）を接続して測定する。

14　攪　拌

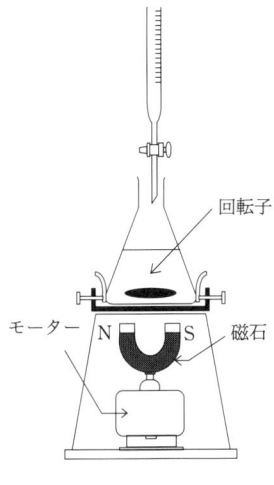

図1－19　マグネティックスターラー

　攪拌は、化合物の溶解や反応が均一に促進するように、よく混ぜ合わす時に行う操作である。その他攪拌によって、冷却や蒸発を早めたり、温度変化を一様にしたりすることもできる。簡単には手で振ったり、ガラス棒などでかき混ぜたりする方法がある。機械的に行う攪拌として、図1－19のようなマグネティックスターラーがよく用いられる。適当な大きさの回転子を溶液の中に入れ、回転速度を調節して回転させて攪拌する。

　その他に、液量が多かったり、やや粘度の高いものは、効率を高めるため、モーターに先端を細工した攪拌棒を連結した攪拌器を使う。また試験管などの液体を振動によって攪拌し混合するのにタッチミキサーがある。

6　pHの測定

1　水素イオン濃度とpH

　pHとは水溶液の酸性およびアルカリ性の強さを表す指標となるものである。水は、分子のごく一部が電離して、わずかなH$^+$とOH$^-$とが存在しており、両イオンのモル濃度の間に次式のような関係が成り立つ。

$$[H^+] \times [OH^-] = 10^{-14}$$

　この関係は希薄水溶液中でも成り立ち、そこに酸性やアルカリ性の溶液を混合しても両イオン濃度の積は常に10^{-14}という一定の値を保つ。変化するのは[H$^+$]と[OH$^-$]のバランスだけである。例えば水に酸を加えていくとH$^+$が増えるので、[H$^+$]の値が10^{-7}から10^{-6}、10^{-5}、10^{-4}……と増加していく。逆に[OH$^-$]は10^{-7}から10^{-8}、10^{-9}、10^{-10}……と減少していく。水溶液の水素イオン濃度[H$^+$]が[H$^+$]＝[OH$^-$]＝10^{-7}の時を中性、[H$^+$]＞10^{-7}＞[OH$^-$]の時を酸性、[H$^+$]＜10^{-7}＜[OH$^-$]の時をアルカリ性という。このように水溶液の酸性度、アルカリ性度を[H$^+$]の値のみで正確に示すことができるが、実際にはより簡単な表示法で水素イオン濃度の大小を表す。これがpHで、pH＝$-\log_{10}[H^+]$のように定義される。pHで表した場合、pH＝7の時が中性、pH＜7の時が酸性、pH＞7の時がアルカリ性となる。

2　pHメーターの使用法

　2種類の溶液を薄いガラスの膜で隔てると、その間に両溶液のpH差に応じた電位差が生じる。この原理を利用したものが、ガラス電極を使用した通常のpHメーターである。

1────pHメーター使用上の注意点
①使用前に電極を脱イオン水でよく洗浄し、ティッシュペーパーで拭いておく。
②測定中はガラス電極の内部液補充口についたゴム栓を外しておく。
③溶液のpH値はその溶液の温度に依存するので、pHメーター調整時に用いる標準緩衝液のpH値も、pH測定時の標準緩衝液の温度に対応したものを採用する（市販の標準緩衝液の容器ラベルに、その緩衝液が各温度で示すpH値が記載してあるので、それを参照する）。
④pH値を読みとる前に電極を入れた溶液を軽く振り混ぜて、その後数分間静置して安定したpH値を読み取る。

2────pHメーターの調整と試料pHの測定
①標準緩衝液の温度をはかり、温度つまみをその温度にあわせる。
②脱イオン水で洗浄し水分を拭いた電極をpH 7の標準緩衝液に浸し、調整つまみ

で測定温度に対応したpH値にあわせる。
③電極をあげ、脱イオン水で洗浄して水分を拭く（以後、溶液をかえるたびに行う）。
④測定しようとしている溶液のpHが7以下であれば、pH4の標準緩衝液に電極を入れて、もう一方の調節つまみで温度に対応したpH値にあわせる。pH7以上であればpH9の標準緩衝液で同様に行う。
⑤再度、pH7の標準緩衝液で同様に行う。
⑥以上、メーターの調整後、検液のpHを測定する。
⑦使用後、脱イオン水で洗浄し、電源を切り、脱イオン水に浸しておく。

③ 指示薬によるpHの測定

pH変化に伴って著しく色調の変わる色素をpH指示薬といい、中和滴定の終点を知る場合や、pH測定に使われる。

pH指示薬によるpH測定には、検液に指示薬溶液を滴下してその溶液の色調をみる方法と、pH試験紙を用いる方法がある。

前者は、指示薬の変色域を細かいpH区分に分け、それぞれのpHを示す緩衝液を用意する。それらの一定量に、一定量の指示薬溶液を混合し、指示薬の標準溶液系列をつくっておく。一方、検液の方にも同じ割合で指示薬溶液を混合し、その色調と指示薬の標準溶液系列の色調とを比較し、色調の最も近い標準溶液のpHを検液のpHとするものである。この方法は検液が着色している時には不適である。

後者は、pH指示薬をろ紙にしみこませ乾かしたpH試験紙に検液をつけて、変色した色調と試験紙に添付してある標準変色表を比較してpHを決める。その操作法は、
①検液のおおよそのpHを万能pH試験紙で知る。
② ①で知ったpHが、変色域のほぼ中央にあるような試験紙を選ぶ。
③その試験紙を1cmほどの長さに切る。
④切った試験紙の一端をよく乾いたピンセットでつまむ。
⑤ガラス棒で検液の1滴をとり、試験紙の他端を濡らす。
⑥検液で濡れて変色した試験紙の色調と、試験紙に添付してある標準変色表の各色調とを比較して近い色調のところを検液のpHとする（付表8 p.199参照）。

pH試験紙は種類別に、遮光、密閉、乾燥状態で保存し、なるべく新しい物を使用する。このpH試験紙の方法は、前者の指示薬の標準溶液系列を使った方法に比べ、簡単で応用範囲が広いのでよく用いられるが、ヒトの視覚による色調の判断が決め手となるのであまり正確ではない。

④ 中和滴定で用いるpH指示薬

酸または塩基を、塩基または酸で中和滴定すると、水素イオン濃度が減少または増加し、pH変化が起こる。この中和滴定の際のpH変化と滴定溶液量との関係を表した曲線を滴定曲線という。例として強酸を強塩基で中和した時、また、強酸を弱塩基・弱酸を強酸基で中和した時の滴定曲線を図1—20に示した。

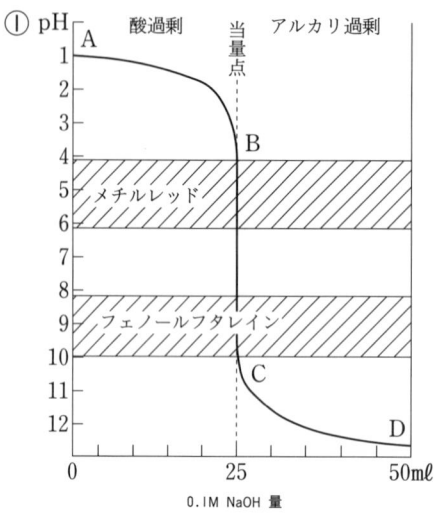
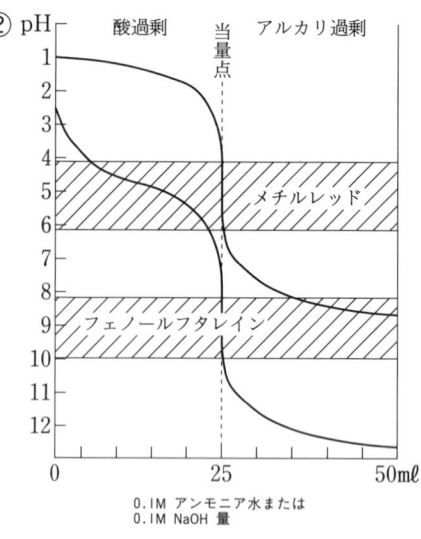

(注)①（0.1M HCl 25mℓの0.1M NaOHによる滴定曲線）
②（0.1M HCl 25mℓの0.1M アンモニア水による滴定曲線と0.1M 酢酸25mℓの0.1M NaOHによる滴定曲線）

図1-20　滴定曲線

　図1-20 ①の強酸と強塩基の中和滴定では、当量点で大きなpH変化があるため、終点を知るためには、かなり広い範囲のpH域のいずれかで変色域をもつ指示薬を使うことができる。一方、②の強酸と弱塩基あるいは弱酸と強塩基との中和滴定では当量点でのpH変化が小さいため、そのpH域で変色域をもつ限定された指示薬を用いなければならない。滴定時の指示薬を選択する基準は、次のようになる。
　強酸と強塩基との中和ではほとんどすべての指示薬を使うことができる。強酸と弱塩基との中和では、変色域がpH 4～6にある指示薬（メチルレッド）を使用すべきである。また弱酸と強塩基との中和では、変色域がpH 8～10にある指示薬（フェノールフタレイン）を使用すべきである。弱酸と弱塩基の中和では鋭敏な中和点を示す適当な指示薬がない(付表8　p.199参照)。

5　pHと緩衝液

　化学反応では、たとえ少量の強酸や強塩基または水を反応溶液に加えても、ある一定のpHを保持していなければならない場合がある。そのような時に一定のpHを保つために用いられるのが緩衝液である。緩衝液は一般に弱酸または弱塩基に、それらの塩を混合したものである。
　緩衝液がpH変化を抑える機構は、例えば酢酸と酢酸ナトリウムを混合した酢酸緩衝液を例にとると、この中には酢酸分子(CH_3COOH)と、塩である酢酸ナトリウムが100%電離して生じる酢酸イオン(CH_3COO^-)とが大量に存在する。この中に塩基、例えば水酸化ナトリウム(NaOH)が入ってくると、次のようになる。

$$OH^- + CH_3COOH \to CH_3COO^- + H_2O$$

酢酸が電離してH⁺を供給し、入ってきたOH⁻と反応するのでH⁺の濃度すなわちpHがあまり変化しない。一方、酸、例えば塩酸（HCl）が入ると次のようになる。

H⁺＋CH₃COO⁻→CH₃COOH

加わったH⁺はCH₃COO⁻と結合し、電離しないCH₃COOHになるのでほとんどpH変化はない。

緩衝液の緩衝作用は、弱酸または弱塩基と、それらの塩とのモル比が１：１の時に最大となる。この時の緩衝液のpHは構成する弱酸または弱塩基のpKa(注1)に等しくなる。したがって所定のpHの緩衝液をつくる時には、そのpHに近いpKaをもつ弱酸または弱塩基とそれらの塩からなる緩衝液を選ぶのがよい。

(注１)弱酸を例にとると、その電離定数(Ka)は、酸、水素イオンおよび共役塩基のそれぞれの濃度を[HA]、[H⁺]および[A⁻]とすると
$Ka = \frac{[H^+]}{[HA]}[A^-]$ のように表される。pKaとは－logKaのことで、前式の両辺の対数をとり変形すると
$pH = pKa + \log\frac{[A^-]}{[HA]}$ となり、この式から、弱酸とその塩とのモル比が１：１の時、すなわち[A⁻]＝[HA]の時、pH＝pKaになることが導かれる。

7　容量分析

あらかじめ正確な濃度の試薬溶液を調製し、測定しようとする成分と定量的に反応させる。この反応の終了までに要した試薬溶液の容量から計算することによって、目的の成分量を求める方法が容量分析である。滴定によって起こる反応の種類により、中和滴定、沈殿滴定、酸化還元滴定、キレート滴定などがある。

用いられる試薬溶液を標準溶液といい、通常ビュレットを用いて測定しようとする成分溶液に滴下させる操作が行われる。

容量分析には規定濃度(N)で試薬が調整されることが多い。これは規定濃度(N)で調整された試薬溶液と測定する成分物質とは、必ず同じグラム当量数で反応し、成分物質の重量を、滴定試薬のグラム当量数より求めることができるからである。

1　標準溶液の調製と標定（力価の求め方）

標準溶液は精秤した高純度物質（特級の一次標準物質）を少量の溶媒に溶かし、必要とする容量までメスフラスコで正確に希釈してつくる。標準試薬としては、炭酸ナトリウム、シュウ酸、シュウ酸ナトリウム、塩化ナトリウム、ニクロム酸カリウム、金属亜鉛などがある。

よく用いられる水酸化ナトリウム（NaOH）や硫酸（H₂SO₄）などは、高純度物質ではないので、そのまま標準溶液とすることができない。そこで一次標準溶液を用いて、NaOHなどの溶液の濃度を定める。この操作を標定という。標定された標準溶液（二次標準溶液）は目的の濃度とは、どうしてもずれが生じる。そのずれをファクター（F：力価）として表す。

目的とする濃度が0.1000(N)で、標定された正確な濃度が0.1003とするとFは0.1003

÷0.1000＝1.003である。標準試薬を基準として、どのような二次標準溶液が調製されるか、よく用いられる標準溶液を表1－2に示した。

表1－2　使用頻度の高い標準溶液

一次標準試薬	二次標準溶液	三次標準溶液
炭酸ナトリウム	→ 塩酸	→ 水酸化カリウム
塩化ナトリウム	→ 硝酸銀	
亜鉛	→ EDTA	
シュウ酸	→ 水酸化ナトリウム	→ 塩酸
シュウ酸ナトリウム	→ 過マンガン酸カリウム	→ シュウ酸

2　中和滴定

中和滴定法は、酸および塩基の中和反応に基づく容量分析の一方法である。試料溶液中に含まれる酸あるいは塩基の量を、塩基あるいは酸の標準溶液で滴定し、適当な指示薬から反応終点（当量点）を決定し、その時の標準溶液の消費量から試料中の酸あるいは塩基の量を算出するものである。

中和反応は酸および塩基の強弱によって、その当量点でのpHは異なってくるため、指示薬はそのpH付近で変色するものを用いなければならない。通常用いられる指示薬のpH変色域については付表8（p.199）を参照する。

1────一次標準溶液の調製(0.1N(0.05M)シュウ酸((COOH)$_2$・2H$_2$O)標準溶液)

(COOH)$_2$・2H$_2$Oをあらかじめ100～110℃で約3時間加熱しデシケーター中で放冷しておく。これを6.3～6.4g（1グラム当量63.035）を秤量ビンを用い精秤する。

固体を目的とする濃度になるようにはかりとることは困難であるので0.1mg単位まで読み取り、メスフラスコで1ℓにすれば0.1Nの標準溶液が得られる。Fは精秤値を$\overline{w}$とすると、$\overline{w}$／理論値で求めることができる。この場合、理論値はシュウ酸の分子量が126.07で2価であるので、6.3035g（126.07×1/2×0.1）である。

2────0.1N(0.1M)　水酸化ナトリウム(NaOH)標準溶液(アルカリの標準溶液)の調製および標定

高純度物質でないNaOHは、炭酸水素ナトリウム（NaHCO$_3$）などを含み、これは、弱酸の滴定の場合には緩衝的に作用し、正確な値が得られない場合がある。このために、高濃度NaOH溶液では炭酸ナトリウム（Na$_2$CO$_3$）が沈殿することを利用して、NaOHからNaCO$_3$を除く。まず75mlの水にNaOHを約90gを少しずつ加えて飽和水溶液をつくり、ポリエチレン製のビンに入れ密栓する。2日間ほど放置した後、上澄液を6.5ml静かに吸い取り、煮沸して二酸化炭素（CO$_2$）を追い出した水で1ℓにすると0.1Nの溶液が得られる。

3────0.1N(0.1M)　NaOH標準溶液の標定

一次標準溶液であるシュウ酸標準溶液を10mlホールピペットでとり、100ml三角フ

ラスコに入れる。指示薬のフェノールフタレイン溶液（一般的には0.2～0.3％で溶媒は70～90％アルコール）を2～3滴加える。

ビュレットに入れた標定するNaOH溶液をこれに滴下させ、無色から微紅色に変化した点を終点とし、NaOHの滴定値を読みとる。NFV＝N′F′V′より、

シュウ酸のグラム当量　　　　　　水酸化ナトリウムのグラム当量

$0.1 \times F_1 \times \dfrac{10}{1,000} = 0.1 \times F_2 \times \dfrac{滴定値}{1,000}$

これより、0.1N NaOH標準溶液のF_2を求めることができる。

4 ── 0.1N(0.1M) 塩酸(HCl)標準溶液の調製と標定（酸の標準溶液）

濃塩酸（約11.7N）を8.8～8.9mlとり、水で1ℓにすると0.1Nの溶液が得られる。HCl標準溶液の標定は、炭酸ナトリウム（Na_2CO_3）標準溶液を用いて行われるが、すでに標定されたNaOH標準溶液を用いてもよい。

③ 沈殿滴定

沈殿反応を利用する滴定法である。硝酸銀（$AgNO_3$）の標準溶液を用いてハロゲン化物イオンを滴定定量する方法が主である。食品分析では塩化物イオンが他より圧倒的に多いため沈殿は塩化ナトリウム（NaCl）由来とみなして定量される。

NaClを含む水溶液に$AgNO_3$溶液を滴下すると、次の反応が起こる。

NaCl ＋ $AgNO_3$ → AgCl↓ ＋ $NaNO_3$

この時に可溶性のクロム酸塩を指示薬として加えておくと、塩化物イオンの沈殿の生成が完了すれば、過剰のAg^+は指示薬と反応して赤色のクロム酸銀の沈殿を生成する。

K_2CrO_4 ＋ $2AgNO_3$ → Ag_2CrO_4↓ ＋ $2KNO_3$

正確な終点を求めるためには指示薬の濃度は重要である。あまり加え過ぎると当量点の前で終点を検出し、少な過ぎると当量点をこえて終点を検知することになる。また溶液のpHも滴定に大きく影響するので、pH 7～10の範囲で行うのがよい。

1 ── 一次標準溶液の調製（0.1N(0.1M) NaCl標準溶液）

塩化ナトリウム（NaCl）をあらかじめ約550℃の電気炉の中で1時間加熱した後、デシケーター中で放冷しておく。この5.8～5.9gを秤量ビンを用いて精秤する。0.1mgまで読み取り、メスフラスコで1ℓにすれば0.1Nの標準溶液が得られる。Fは精秤値÷5.8442より求めておく。

2 ── 0.1N(0.1M) $AgNO_3$標準溶液の調製

$AgNO_3$を約17g（1グラム当量169.87g）とり、水に溶解させてから1ℓとした後、褐色ビンで保存する。

3 ── 0.1N（0.1M）AgNO₃標準溶液の標定

　一次標準溶液であるNaCl標準溶液を10mℓホールピペットでとり、次に15mℓの水をメスシリンダーで100mℓ三角フラスコに入れ、指示薬の5％クロム酸カリウム（K₂CrO₄）溶液を1mℓ加える。ビュレットに標定するAgNO₃標準溶液を入れ滴下させ、淡赤褐色が確認されたら、よく振り混ぜて脱色するのを待ち、次の1滴を入れ15秒ほど淡赤褐色が持続した点を終点とし、AgNO₃標準溶液の消費量を読む。この値からFを求める。

4 酸化還元滴定

　酸化剤や還元剤を標準溶液として、酸化還元反応の化学変化を利用した滴定法である。標準溶液として使用される酸化剤は過マンガン酸カリウム、ヨウ素、ヨウ素酸カリウム、臭素酸カリウムなどで、還元剤としては塩化チタン（Ⅱ）、塩化スズ（Ⅱ）、チオ硫酸ナトリウムなどが用いられる。

　反応の終点を検出する指示薬としては、滴定剤自体が強く着色している場合には、この色を利用する。過マンガン酸カリウム（KMnO₄）は深紅色で、その還元生成物のMn^{2+}はほとんど無色になり、深紅色になった点が終点である。これにより酸化あるいは還元された試料物質の量を求める。

1 ── 一次標準溶液の調製（0.1N（0.05M） シュウ酸ナトリウム（Na₂C₂O₄）標準溶液）

　Na₂C₂O₄約10gを105～110℃で恒量になるまで乾燥し、デシケーターで放冷する。その6.7～6.8gを秤量ビンを用いて精秤する。0.1mg単位まで読み取り、メスフラスコで1ℓとすれば0.1Nの標準溶液が得られる。Fは精秤値÷6.7002より求めておく。

2 ── 0.1N（0.02M） KMnO₄溶液の調製

　KMnO₄を約3.3g（1グラム当量＝KMnO₄/5＝31.61g）をとり、1ℓの水に溶解する。少量の不純物があると過マンガン酸イオン（MnO₄$^{2-}$）を還元して二酸化マンガン（MnO₂）が生成されるため、すべての不純物を除去する必要がある。そのためには、溶液を15分ほど静かに煮沸して室温で2日間放置してから後、ガラスろ過器（G3）でろ過し、着色共栓ビンに入れ、暗所で保管する。

3 ── 0.1N（0.02M） KMnO₄溶液の標定

　Na₂C₂O₄標準溶液10mℓをホールピペットで100mℓ三角フラスコに入れ、駒込ピペットで5mℓの6N 硫酸（濃硫酸を6倍希釈したもの）を加える。この時、Na₂C₂O₄は酸によりシュウ酸になる。反応を迅速に行わせるため溶液を湯煎で60～70℃に加温し、熱いうちに0.1N KMnO₄溶液で滴定する。KMnO₄は感光分解しやすいので褐色ビュレットに入れて滴下させ、赤紫色が消えなくなった点を終点とする。

5 キレート滴定

多くの金属イオンは、それらと錯体を生成する試薬を用いることで定量できる。金属イオンと錯形成できる2個以上の配位グループをもつ有機試薬はキレート試薬と呼ばれ、生成した錯体はキレートという。キレート試薬であるEDTA (Ethylenediamine tetraacetic acid) とのキレート生成反応を利用する滴定法は、終点感知も容易で、試料中の金属イオンを定量するのによく用いられる。錯体の形成はEDTAと金属イオンとが、金属の原子価に関係なく1：1のモル比で行われる。EDTA標準溶液は、水への溶解度が大きい2-ナトリウム塩（EDTA-2Na）が通常用いられる。

EDTA-2Naによる金属イオンの滴定では、H^+が遊離することで逆反応の進行が起きるので、緩衝液を加えて滴定を行う。

$$Mg^{2+} + H_2Y^{2-} \rightarrow MgY^{2-} + 2H^+$$

反応の終点を感知するために指示薬が用いられる。主な指示薬として、エリオクロムブラックT（EBT：赤から青に変色）、エヌエヌ（N,N）、ムレキシド（MX）、フタレインコンプレクソン（PC）などがある。

1――0.01M EDTA標準溶液の調製

EDTA標準溶液の場合、直接一次標準溶液を調製する方法と亜鉛金属の標準溶液から濃度を定める方法があるが、ここでは直接一次標準溶液を調製する方法について述べる。EDTA-2Naをあらかじめ80℃で恒量になるまで乾燥し、デシケーターで放冷後、3.7～3.8g（キレート試薬はモル濃度で調製する。1M 372.25g）を秤量ビンを用いて精秤する。0.1mg単位まで読み取りメスフラスコで1ℓにすれば0.01Mの標準溶液が得られる。調製に当たっては、蒸留水をイオン交換樹脂にとおして完全に脱塩したものを用いる。Fは精秤値÷3.7225より求めておく。

8 機器分析

食品は、さまざまな有機質や無機質でできている。近年、感度も精度も優れた機器の開発により、今まで不可能であった複雑な物質も個々に短時間でたやすく分析できるようになった。もちろん、自動的に、連続的に、あわせてコンピュータを内蔵させ数値化できるようにもなった。機器分析とは、こうした機器を利用する分析法の総称であり、機器の発達が分析化学の飛躍的発展をもたらしたといって過言ではない。

1 吸光光度分析

1――原　理

吸光光度分析は試料中の測定しようとする成分が微量で重量分析や容量分析では定量が難しい場合に、簡単で、しかも正確な結果が得られるので最もよく利用される。
仮に同じ色で同じ濃度の溶液を大きさの異なる透明なガラス容器に入れたとする。

両方を比較するとみた目では大きい容器の方が濃くみえる（Lambertの法則）。これは光が溶液中を通過する際、大きな容器の方が小さな容器より長い距離を必要とするためである。つまり、濃くみえるのは多くの光が途中で吸収されて、通過後の光が少なくなったためである。逆に同じ大きさの容器、すなわち光が液中を通過する長さが同じで、溶液の色濃度が違う場合を考えてみると、当然、色の濃い液体の入っている容器の色は濃くみえる（Beerの法則）。

溶液に光線をあてると、紫外・可視光線が物質を通過する。その時、測定しようとする成分は一定波長域の光線を一定量吸収（光の吸収）して、残りの光を透過する。こういった性質を利用した吸光光度分析は、①測定しようとする成分に光線をあて、②光線の吸収の度合いを測定することで、③その成分の定量を行う分析法である。

2 ── Lambert-Beerの法則

強さI_0の光（入射光）が濃度C、液層の長さLの着色溶液を通過した後の強さをI（透過光）とする（図1－21参照）。この時、I（透過光の強さ）/I_0（入射光の強さ）を透過度といいtで表す。そして$I/I_0 \times 100(\%)$を透過率と呼びTで表す。

また、$I = I_0 \cdot e^{-kCL}$ の関係がある（kは吸光係数）。この関係をLambert-Beer（ランベルト－ベール）の法則という。

上式を書き直すと、$-\log I/I_0 = kCL$ ……①式

図1－21　溶液による光の吸収

（$C = 1\,\text{mol}/\ell$、$L = 10\,\text{mm}$のときのkの値を特にモル吸光係数と呼んでεとあらわす）となる。$-\log I/I_0$を吸光度といいAで表す。①式は吸光係数kと液層の長さLが一定ならば吸光度Aが溶液中の溶質の濃度Cに比例することを示す。よって、ある波長であらかじめ濃度の異なった数個の標準着色溶液について吸光度を測定しグラフに書くと、吸光度Aと濃度Cの間に直線関係が成り立つ。これを検量線という（図1－22参照）。

すなわち試料中の目的成分を呈色反応などで発色させ、それが吸収する特定波長の光をあて、吸光度を測定すればこの検量線により試料の濃度を知ることができる。

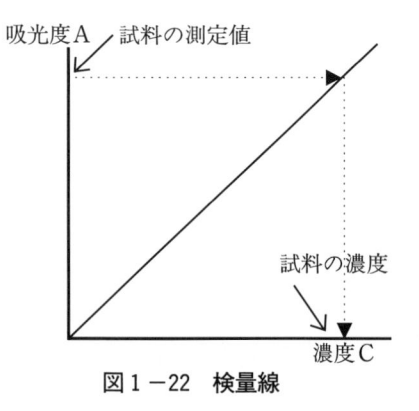

図1－22　検量線

3 ── 分光光度計・光電比色計

分光光度分析には、プリズムや回折格子を使って特定波長の光を得る分光光度計やフィルターを使う光電比色計（または光電光度計）が用いられる。それぞれの光学系

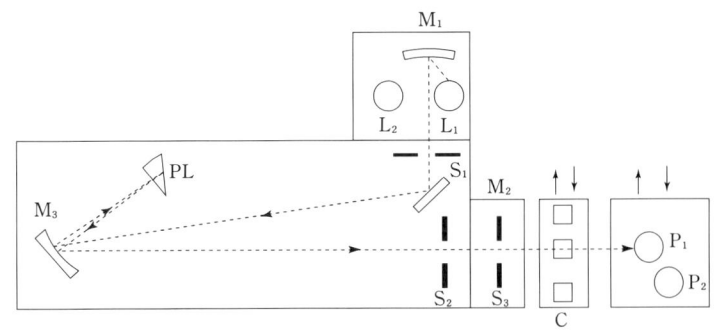

L₁：可視部光源ランプ、L₂：紫外部光源ランプ、PL：プリズム、S₁、S₂、S₃：スリット、
M₁、M₂、M₃：反射鏡、C：試料セル、P₁、P₂：光電管（測定波長によってどちらかを使う）

図1-23　分光光度計の光学系

の一例を図1-23に示した。

　ヒトは380～780nm（ナノメーター；1nm＝10⁻⁹m）のいわゆる可視光線のみを色として知覚できる。380nm以下の波長の光を紫外線、780nm以上の波長の光を赤外線といって、いずれも肉眼ではみえない。可視光域での測定には光源にタングステン-ヨウ素（W-I₂）ランプ（350～2,500nm）、紫外域の測定には光源は重水素（D₂）ランプ（180～400nm）が用いられ、光源光は分光され、測定のための特定波長が選択される。

　試料溶液を入れる容器をセルといい、可視光域の測定にはガラスまたは石英製を、紫外域の測定には石英製を用いる。これはガラスそのものが紫外線をほぼ80％吸収するからである。

　セルは角型の光路長10mmのものがよく使われ、光が通過する2面以外がスリになっている。測定操作の際は、光が通過する面に触れないようにする。セルを通過した光は検出器および増幅器で測光され、メーターまたはレコーダーに表示される。

2　クロマトグラフィー

　クロマトグラフィーとはギリシャ語の色（khroma）、図・記録（graphos）に由来した名称であって、色分けした図をつくるの意である。試料が有色帯として互いに分離されることから名づけられた。クロマトグラフィーは20世紀初期にロシアの植物学者ツベット（Tswett）により、植物色素の分離が今日でいうカラムクロマトグラフィーの手法で行われ、それ以来、著しい発展をとげた分析法である。この応用範囲は非常に広く、物質の分離、精製、同定、定量などに用いられている。

1───クロマトグラフィーの原理

　クロマトグラフィーは分配、吸着、イオン交換、ゲルろ過などを、単独あるいは組み合わせて分離が行われる。

①分配とは2つの異なる液相あるいは気相と液相に溶ける物質の割合のことをいい、物質によってこの分配の割合（分配率）が異なる性質を利用し分離を行う。すなわち一方の液相を固定しておき、他の液相あるいは気相を移動させた時、固定相

の一端に添付した混合物は移動相の液体あるいは気体と固定相液体の間で無限回の抽出と溶解が繰り返され、その分配率により分離される（分配クロマトグラフィー）。

②吸着を利用したクロマトグラフィーはアルミナ、ケイ酸、ケイソウ土などの吸着剤に試料を吸着させておき、固定相の吸着剤と移動相溶媒の間で吸着と脱離を連続して行わせ、物質による吸着剤への親和力と溶媒に対する溶解度の差を利用して分離する方法である（吸着クロマトグラフィー）。

③イオン交換クロマトグラフィーは一種の吸着クロマトグラフィーであるが、固定相に陽イオンまたは陰イオンに対して親和力をもつ物質を使い、それにイオン性の溶液を吸着させた後、溶媒イオンとの間でのイオン交換平衡を起こさせ、混合物を分離する方法である（イオン交換クロマトグラフィー）。

④ゲルろ過とはデキストラン（商品名セファデックス）のような膨潤した三次元的網目構造をもったゲルの中を種々の大きさの分子が通過する時、ゲルの網目より大きな分子はゲル粒子内に拡散することができないので、展開溶媒といっしょに通り抜けるが、小さな分子はゲルの粒子内に入るので溶出が遅くなる。これを利用したクロマトグラフィーである。このようにして分子の大きさの違いによって物質の分離ができる（ゲルろ過またはサイズ排除クロマトグラフィー）。

以上のようにクロマトグラフィーの基本的な部分は固定相と移動相からなり、試料中の各成分が両相間に異なる割合で分配や吸着などが行われる。このことにより、成分間の移動速度に差が生じてそれぞれの成分が分離され検出される。

2 ペーパー（ろ紙）クロマトグラフィー

ろ紙には約20%の水分が含まれている。ろ紙を担体とし、ろ紙中の水分を固定相、これと混合しない溶媒を移動相とし、両者間への分配の差を利用したものがペーパークロマトグラフィーである。すなわち、ろ紙に吸着されている水と展開溶媒（一般に有機溶媒）間の溶質の分配係数の差によって分離が行われる。

適当なろ紙の一端に試料を毛細管などでしみこませ（原点）、展開溶媒につけると溶媒が毛細管現象によって移動する。主な展開法には上昇法と下降法の2つがあり、上昇法はろ紙の下方に試料を添加し、下端を展開溶媒に浸す。

展開溶媒が所定の距離まで移動したら、そこに印をつけ、乾燥する。移動した各成分の位置を確認するには発色試薬を噴霧して発色させるなどの方法がある。

試料の移動した距離と展開溶媒の移動した距離の比を移動比（Rf）といい、原点から各成分の移動距離を測定し、Rf値を求め、成分の同定をする。Rf値は展開溶媒、温度、ろ紙、展開時間などの条件が同じであれば同一物質では常に同じ数値を示す。

$$Rf = \frac{原点から各成分の移動距離}{原点から展開溶媒の移動距離}$$

3 ── 薄層クロマトグラフィー

ガラス板上にシリカゲル、アルミナ、セルロース、イオン交換体などの吸着剤を均一な薄い層にぬり、乾燥した後、その一端に試料をつける。後はペーパークロマトグラフィーと同様に展開溶媒で展開し混合物の分離を行う。

4 ── カラムクロマトグラフィー

固定相と移動相とからなる分離の場の形状が管柱状のものを呼ぶ。手法によっては分離したそれぞれの物質を取り出すことができる。

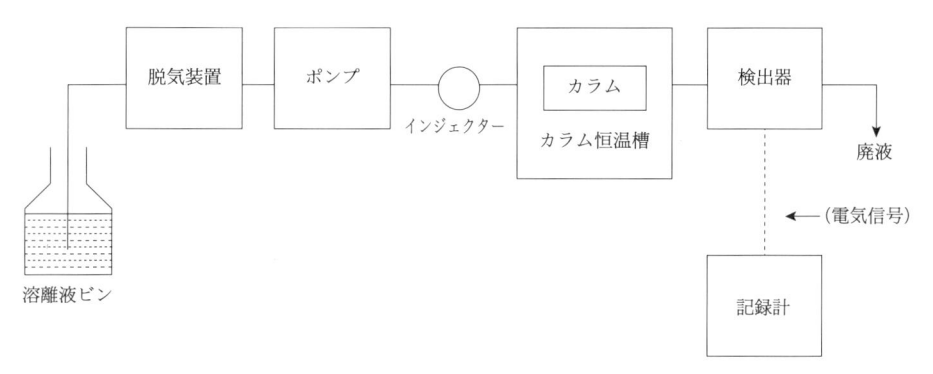

5 ── 高速液体クロマトグラフィー（HPLC）

移動相に液体を用いるものを液体クロマトグラフィーといい、吸着剤などの充填剤（固定相）のつまった管（カラム）に試料を注入して液体を流して展開し、各成分に分離する方法をさす。HPLCはHigh Performance Liquid Chromatographyの略で、直訳すると「高性能液体クロマトグラフィー」になる。これは、移動相の液体を高圧ポンプを用いて高速で流す方式を採用したため、分析に必要な時間が驚異的に短縮されるようになったことから命名された。HPLCは迅速で高い分離能をもつ液体クロマトグラフィーである。「液クロ」と呼ぶ場合、今日ではHPLCを示すことが多い。また、HPLCによる分析の際に流される移動相液体のことを「溶離液」という。

HPLCのシステムは次の図1－24に示す部分によって構成される。

図1－24　高速液体クロマトグラフィー

(1) ポンプ

ポンプはHPLCのシステムの最上流に設置され、溶離液ビン中の溶離液をシステムに送り込む。どのような使用条件でも圧力の変動が少なく、一定の流速で溶離液を流すことが求められている。溶離液の流速が変動すると測定に悪影響を与えるからである。

多くのポンプは、ピストン運動のような往復運動を利用しているため、往復運動の周期に応じた周期的な圧力変動（これを脈動という）があり、この脈動を減らすためのさまざまな工夫が考案され、現在のポンプは脈動が常に少ないものになっている。しかし、以前では考えられなかったような微量の試料を高感度で分析するようなこと

も行われており、わずかな流速の変動が測定に影響を与えることもある。したがって、高感度分析に用いられるポンプには、より高精度なものが必要とされている。

(2) インジェクター

インジェクターはポンプの次に設置され、ここから分析しようとする試料をシリンジという注射器のような器具で溶離液中に注入する。多数の試料を連続的に一定間隔で注入することのできるオートインジェクターも用いられている。

(3) カラム

ガラスではなくステンレス製のものが用いられ、充塡剤としてはシリカゲルやポリマーゲルなどが用いられている。カラムはこの中で試料の分離が行われるという意味でHPLCシステムの中で最も重要な部品ともいえる。

(4) 検出器

試料の分離はカラムの中で行われるが、分離された結果をみえる形に変換するためのものが検出器である。試料が含まれていない溶離液の組成は一定だが、溶離液に試料中の成分が含まれていると組成が変わってくる。この変化を電気信号として取り出すためのものが検出器で、検出方法の違いによりいくつかのタイプの検出器がある。

図1-25にHPLCによる有機酸の分析例を示す。このようにクロマトグラム（溶離曲線を示した図）には、いくつかの「ピーク」が現れ、試料がいくつかの成分に分離されたことがわかる。このピークが現れるまでの時間を保持時間(Rt)といい、標準物質のRtと比較して成分の同定を行う（定性）。また、ピークの面積や高さを一定量の標準物質と比較して定量することができる。

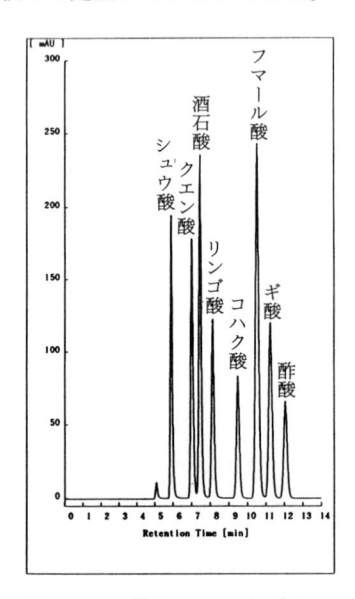

〈分析結果〉

No	成分名	濃度(mg/mℓ)
1	シュウ酸	0.50
2	クエン酸	10.00
3	酒石酸	10.00
4	リンゴ酸	10.00
5	コハク酸	10.00
6	フマール酸	0.10
7	ギ酸	10.00
8	酢酸	10.00

〈分析条件〉
サンプル名：有機酸
　（補足）：
注 入 量：2.0 [μl]
カラム名：Excelpak CHA-Ell, 7.8×300mm
移 動 相：0.01M H_2SO_4
流　　量：0.75 [mℓ]
カラム温度：80 [℃]
検 出 器：UVD(LCV100U)
波　　長：210 [nm]

図1-25　液体クロマトグラフィーによる有機酸の分析例
(資料)横川アナリティカルシステムズ『高速液体クロマトグラフィー用高性能充塡カラム』1995年

6 ガスクロマトグラフィー（GC）

　気体または気化させた試料を窒素やヘリウムなどの不活性なキャリアガス（移動相）とともに、カラム内の充填剤（固定相）を通過させることにより、試料成分を分離する。気－液クロマトグラフィー用充填カラム、気－液クロマトグラフィー用キャピラリーカラム、気－固クロマトグラフィー用充填カラムがあり、試料中成分の化学的性質や固定相との親和性により、選択される。

　キャリアガスに試料を注入後、カラムを通過する時間を保持時間といい、保持時間の違いにより他の成分から目的成分を分離し、正確に定性できる。また、クロマトグラムに示されるピークの高さ、あるいは面積によって定量分析が行われる。

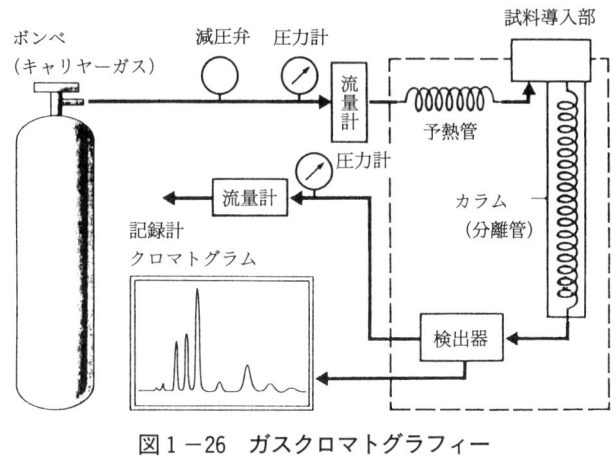

図1－26　ガスクロマトグラフィー
（資料）『日本面科全書』小学館　1988年

　水素炎イオン化検出器（FID）は、キャリアガスに水素を混合してノズルから流出させ、空気を送り燃焼させる。この水素炎にカラムから流出したガスを導入する仕組みになっている。水素炎中で有機物が燃焼すると多量のイオンが生成し、電流が流れるので、これを電気信号として検出する。ほとんどの有機物を高感度で検出できるので、食品成分の分析によく用いられる。このほか、検出器にはアルカリ熱イオン化検出器（FTD）、炎光光度検出器（FPD）、電子捕獲検出器（ECD）、熱伝導度検出器（TCD）がある。

7 電気泳動

　コロイド溶液中に電極を入れて直流電圧を加える時、コロイド粒子が、一方の極へ移動分離する。この現象を利用して、タンパク質分子などの電解質を同定分析する方法が電気泳動である。電気泳動は、電極への移動分離を可能にするための溶媒（電極用緩衝液）と各種の支持体によって①ゲル（ポリアクリルアミド、デンプン、アガロースなど）電気泳動法、②等電点電気泳動法、③ろ紙電気泳動法、④膜（セルロースアセテート）電気泳動法などがあげられる。泳動したタンパク質などの電解質は、染色や試薬により発色させ分光光度計などで定量を行う。また、ドデシル硫酸ナトリウム

(SDS)の共存する電極用緩衝液を用いたポリアクリルアミドゲル電気泳動法は、SDS－ポリアクリルアミドゲル電気泳動法と呼び、タンパク質分子－SDS複合体の電気泳動法による分子量の簡便測定法としてよく利用されている。

③ 原子吸光分析

元素は原子化して蒸気になると、各元素固有の波長の光を吸収する。この性質を利用し、元素の定量を行うのが原子吸光分析である。試料を硫酸や硝酸などで加熱炭化し、試料中の有機物を除去した後、塩酸や硝酸で灰化物を溶解する。この試料溶液をアセチレン－空気の炎（フレーム）中に噴霧し、原子化させ、ここに適当な波長の光を透過させることにより、その光の吸収量を測定する。

II 食品成分の定量分析

1 エネルギーの計算

　食品のエネルギーの単位には、カロリー（cal：calorie）とジュール（J：joule）があり、現在はジュールを用いる方向にある。カロリーは、熱量を表す単位であるのに対して、ジュールは仕事量を表す単位である。なお、1キロカロリー（kcal）は4.184キロジュール（kJ）であるので、キロカロリーからキロジュールへの換算は、キロカロリー（kcal）値に4.184を乗ずることで求められる。食品のエネルギー値は、可食部100g当たりのタンパク質、脂質、炭水化物の含有量（g）に各成分別のエネルギー換算係数を乗じて算出する。

　エネルギー換算係数は、食品別に以下のごとく①〜⑦の係数を適用する（「五訂日本食品標準成分表」を参照）。

①穀類、動物性食品、油脂類、大豆および大豆製品のうち主要な食品については、「日本人における利用エネルギー測定調査」に基づく係数を用いる（表2-1参照）。

表2-1　「日本人における利用エネルギー測定調査」に基づくエネルギー換算係数を適用した食品

（成分1gあたりのkcal）

食品群		食品名	タンパク質	脂質	炭水化物
1	穀類	玄米	3.47	8.37	4.12
		精白米	3.96	8.37	4.20
		小麦粉	4.32	8.37	4.20
		そば粉	3.83	8.37	4.16
4	豆類	大豆（煮豆）、納豆	4.00	8.46	4.07
		豆腐、生揚げ、油揚げ、凍り豆腐、湯葉	4.18	9.02	4.07
		きな粉	3.43	8.09	4.07
6	野菜類	大豆（煮豆）、納豆	4.00	8.46	4.07
10	魚介類	魚肉	4.22	9.41	4.11
11	肉類	鶏肉	4.22	9.41	4.11
12	卵類	鶏卵	4.32	9.41	3.68
13	乳類	牛乳、チーズ	4.22	9.16	3.87
14	油脂類	植物油	－	9.21	－
		動物脂	4.22	9.41	－
		バター	4.22	9.16	3.87
		マーガリン	4.22	9.21	3.87

（注）「五訂日本食品標準成分表」より主な食品のみ掲載。

②その他は原則としてFAOのエネルギー換算係数を用いる（表2-2参照）。
③適用すべきエネルギー換算係数が明らかでない食品については、アトウォーター（Atwater）のエネルギー換算係数に基づき、1gにつきタンパク質4kcal、脂質9kcal、炭水化物4kcalとして計算する。
④複数の原材料からなる加工食品については、Atwaterの係数を適用する。
⑤アルコールを含む食品については、アルコールのエネルギー換算係数として、7.1kcal/gを適用する。
⑥酢酸を含む食品については、酢酸のエネルギー換算係数として3.5kcal/gを適用する。
⑦「いも及びでんぷん類」のきくいも、こんにゃく、「きのこ類」「藻類」および「し好飲料類」の昆布茶については、「日本人における利用エネルギー測定調査」の結果で、被験者ごとのエネルギー利用率の測定値の変動が大きく、エネルギー換算係数を定め難い。そこで目安として、測定調査でのタンパク質、脂質、炭水化物の成分別利用率および食品全体としてのエネルギー利用率を考えて、Atwaterの係数を適用して求めた値に0.5を乗じて算出する。これは、これらの食品の場合難消化性であっても腸内細菌などの関与により半分程度がエネルギーになるという実験結果に基づく暫定的な算出法である。

表2-2　FAOのエネルギー換算係数（FAO　1973年）

（成分1gあたりのkcal）

FAOによる食品名	タンパク質	脂質	炭水化物	食品成分表適用食品例
大麦（精白）	3.55	8.37	3.95	おおむぎ（七分つき押麦）
小麦粉（歩留り97～100%）	3.59	8.37	3.78	こむぎ（玄穀）
とうもろこし粉（全粒ミール）	2.73	8.37	4.03	とうもろこし（玄穀）
じゃがいも、でんぷん質塊茎根	2.78	8.37	4.03	さつまいも（塊根）
かんしょ糖、てんさい糖	4.00	—	3.87	黒砂糖、三温糖
ぶどう糖	—	—	3.68	ぶどう糖
種実類	3.47	8.37	4.07	アーモンド、中国ぐり（甘ぐり）
でんぷん質塊茎・塊根を除く地下部利用の野菜	2.78	8.37	3.84	だいこん（根）
その他の野菜	2.44	8.37	3.57	キャベツ（結球葉）
レモン、ライム	3.36	8.37	2.70	うめ（生）、梅干し
レモン、ライムを除く全果実	3.36	8.37	3.60	いちご（生）
チョコレート	1.83	8.37	1.33	ココア（ピュアココア）
アルコール［アルコール　7.1］	4.00	9.00	4.00	酒かす、みりん風調味料
酵母	3.00	8.37	3.35	パン酵母

（注）「五訂日本食品標準成分表」より主な食品のみ掲載。

〔計　算〕
　食品の各成分のエネルギー換算係数を、分析値に乗じてエネルギー値を計算する。精白米（水稲穀粒）の場合、分析値が精白米100gあたり水分15.5g、タンパク質6.1g、脂質0.9g、炭水化物77.1g、灰分0.4gの場合、次のように計算する。表2-1に掲載

されているタンパク質3.96kcal、脂質8.37kcal、炭水化物4.20kcalを適用する。

エネルギー： $(3.96×6.1) + (8.37×0.9) + (4.20×77.1) = 356$ kcal
$356×4.184 = 1,490$ kJ

2 水分（Moisture）の定量

1 常圧加熱乾燥法

　水分の定量法としては乾燥法・蒸留法・電気的測定法・物理的測定法があるがその中でも乾燥法が一般に広く用いられている。乾燥法には常圧加熱と減圧加熱があるが、減圧加熱乾燥法は若干の特殊設備を必要とするので、ここでは常圧加熱乾燥法について説明する。

〔原　理〕
　最も広く用いられ、試料を加熱乾燥（105～110、125、130、135℃）して水分を除去した後、秤量して減量分を水分とみなす方法である。しかし、実際には揮発するものは水分だけでなく、また油脂を含んでいればその酸化による重量の増加も考えられる。さらに室内の相対湿度の関係で水は完全に揮発しない。これらの現象が正逆両者で相殺され、結果的には重量変化として表れないであろうが、条件いかんによっては測定値に変動をきたすわけであるから、一定条件下で厳密に操作しなければならない。以上のことから、次の仮説のもとで加熱乾燥法は行われる。
　①水が唯一の揮発成分である。
　②この操作により水分は完全に除かれる。
　③加熱中、他の成分の変化は起こらない。

〔主な器具および装置〕
　①秤量ビン（秤量容器）およびルツボばさみ、②デシケーター、③分析用電子天秤または直示天秤、④電気定温乾燥器

フローチャート
① 秤量ビンの恒量測定
　　　乾燥・放冷・精秤
② 試　料　の　採　取
③ 試　料　の　恒　量　測　定
　　　乾燥・放冷・精秤
④ 計　　　　　算

〔操作法〕
　①**秤量ビンの恒量測定**：洗浄、乾燥した秤量ビンのふたをずらして105～110℃の電気定温乾燥器（以下乾燥器）に入れ、2時間乾燥後、ルツボばさみを使ってふたをしデシケーターに移す。30分放冷後直ちに精秤する。再び乾燥器に入れ、同様に1時間乾燥し、デシケーター中で30分放冷後精秤する。これを恒量に達するまで繰り返す（W_0 g）。
　②**試料の採取**：調製した試料（秤量ビンの容積の1/2～1/3が適当）を秤量ビンに入

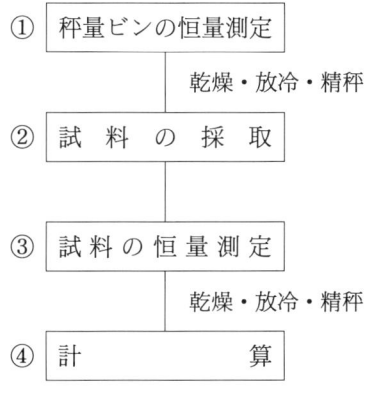

れてふたをし、精秤する（W_1 g）。

③ **試料の恒量測定**：秤量ビンのふたをずらして乾燥器に入れ、3時間乾燥し、デシケーター中で30分放冷後精秤する。再び乾燥器に入れ、同様に1時間乾燥し、デシケーター中で30分放冷後精秤する。これを恒量に達するまで繰り返す（W_2 g）。

④ **計　算**：W_1とW_0の差から試料重量を、W_1とW_2の差から蒸発した水分を算出し、可食部100g当たりの水分を次式により求める。

$$水分(g/100g) = \frac{W_1 - W_2}{W_1 - W_0} \times 100$$

W_0：恒量とした秤量ビンの重量（g）
W_1：試料を入れた秤量ビンの乾燥前の重量（g）
W_2：試料を入れた秤量ビンの乾燥後の重量（g）

2　赤外線水分計による乾燥法

〔原　理〕

一定量の試料を精度のよい上皿天秤の上で赤外線を用い乾燥し、重量の減量を直接水分％に換算して読み取る。常圧加熱乾燥法の変形と考えられる。ほとんどの食品に適用可能で、概略の水分量を知るのに便利であるが、精度・感度はあまり高くない。

〔操作法〕

赤外線水分計を用い、適当な大きさに砕いた試料適量（5〜70g）を、装置内の試料皿にできるだけ平らにのせる（山盛りにすると乾燥に時間がかかるうえ、頂の部分が焦げて正確な測定ができない）。測定する試料に適した乾燥温度と乾燥時間を設定し、風による外乱に注意して加熱乾燥する。水分値は小数点以下第1位までデジタル表示される。

ワンポイント　アドバイス

重量分析の約束事に恒量がある。秤量ビンやルツボなど、乾燥あるいは灼熱直後の重量と、湿度の高い室内に長時間放置後の重量とでは相当異なる。したがって、これらのことが起こらないように、乾燥・灼熱後は直ちに条件が均一であるデシケーターに一定時間入れて放冷しなければならない。放冷時間は原則として室温に戻るまでとする。デシケーターの大きさや入れる量により異なるが、通常30分間としている。このように一定条件下で、乾燥・灼熱―放冷―秤量を繰り返し行い、前後2回の秤量値の差が0.3mg以内になった時の重量を恒量という。恒量にならない原因としては、秤量ビンなどの容器の汚れ、デシケーター内の乾燥剤の吸湿、放冷時間の相異などが考えられる。

3　粗灰分（Crude Ash）の定量

〔原　理〕

灰分は食品を550℃の加熱で燃焼灰化して、有機物および水分を除去した残渣の重量であり、ほぼ食品中の無機質に相当する。灰分は、ナトリウム、カリウム、カルシ

ウム、鉄、マグネシウムなどの金属の他に、リン化合物に由来するリン酸およびその塩、イオウ化合物に由来する硫酸塩、有機物の酸化で生じる二酸化炭素からの炭酸塩、その他の塩類を含んでいる。不燃焼炭素などを含んだ灰分を粗灰分といい、これらを含まない灰分を純灰分という。

〔主な器具および装置〕
①ふたつき磁製ルツボ(容量30mℓ)
②マッフル(図2-1参照)
③電気炉
④ルツボばさみ
⑤デシケーター
⑥ルツボ台

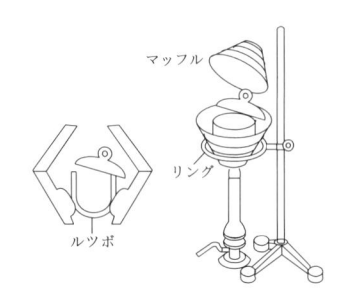

図2-1 マッフル灰化装置

〔操作法〕
①**ルツボの恒量測定**：ふたつき磁性ルツボを電気炉で550℃で2時間灼熱する。30分程度デシケーター中で放冷後精秤する。さらに1時間灼熱、30分放冷、精秤を繰り返し、ルツボの恒量を求める(W_0g)。
②**試料の採取**：恒量(W_0g)になったルツボ(灰化容器)に、2gの試料(W_1g)を精秤する。
③**炭　化**：試料の入ったルツボをマッフルにてバーナーで加熱し炭化する。その際、ふたは、ずらしておく。酸化炎の小炎(約300℃)で、煙が出なくなるまで加熱し、試料を炭化する。バーナーを切り、1～2分放置して冷却する。
④**灰　化**：ルツボばさみでルツボにふたをして電気炉にいれ、灰白色の灰が得られるまで550℃で灼熱灰化する。5～10時間かかる。灰化が終わったら電気炉の電源を切り、ルツボを冷やしてからデシケーター中に移し30分放冷する(プラスチック製デシケーターは溶けるので使用しない)。
⑤**粗灰分の恒量測定**：放冷後、精秤する。精秤後再び電気炉に入れ、加熱(1時間)、放冷(30分)、精秤を繰り返して恒量(W_2g)を求める。
⑥**計　算**：算出式により可食部100g当たりの粗灰分量(g)を求める。

フローチャート

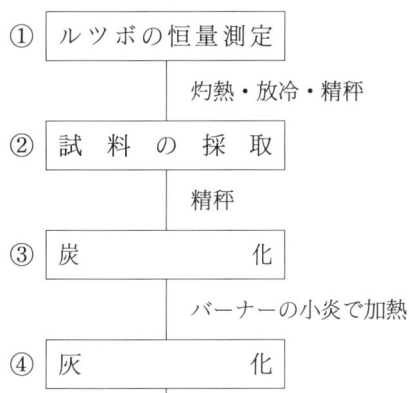

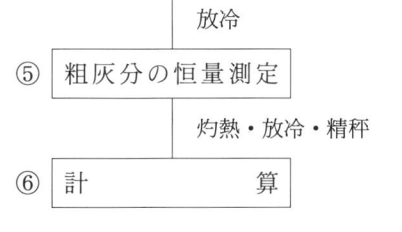

① ルツボの恒量測定
　　灼熱・放冷・精秤
② 試 料 の 採 取
　　精秤
③ 炭　　　　化
　　バーナーの小炎で加熱
④ 灰　　　　化
　　放冷
⑤ 粗灰分の恒量測定
　　灼熱・放冷・精秤
⑥ 計　　　　算

$$粗灰分(g/100g) = \frac{W_2 - W_0}{W_1} \times 100$$

W_0：ルツボの恒量値(g)
W_1：試料採取量(g)
W_2：灰化後のルツボの恒量値(g)

ワンポイント　アドバイス

　ガスバーナーの炎の外側の淡青色の部分は酸化炎といい、都市ガスを用いたテクルバーナーでは通常1,000℃程度である。内部の赤黄色に輝いている部分は還元炎といい、空気の供給が不十分で不完全燃焼による炭素粒が存在し、400℃程度であり器具にススがつく。したがってルツボはススが付着しないように酸化炎で加熱する。

4　粗脂肪（Crude Fat）の定量

　脂質は、通常水に溶けずエーテル、クロロホルムなどの有機溶媒に溶ける生体物質の総称である。脂質には、脂肪（油脂あるいは中性脂肪ともいう）などの単純脂質、リン脂質や糖脂質などの複合脂質、脂肪酸のほか、コレステロールやβ-シトステロールなどのステロール、さらに脂溶性ビタミン、炭化水素、高級アルコールなどが含まれる。食品成分表における脂質は、従来からエーテル可溶性成分の総量をもって示され、このエーテル抽出物（ether extract）を粗脂肪という。エーテル抽出物には脂肪のみではなく他の脂質成分も含まれているので粗脂肪という。ただしエーテル抽出では脂肪は抽出されるが、親水性基を有する複合脂質や他の食品成分と強く結合している脂質については全量が抽出されにくい。このため脂質総量を正確に求めるために、「五訂日本食品標準成分表」で採用される脂肪定量はエーテル抽出法を原則としつつ、穀類などでは酸分解法、卵類および大豆などではクロロホルム・メタノール混液抽出法、乳類ではレーゼゴットリーブ法というように適宜各種の分析方法が用いられている。

　ここでは、ソックスレー抽出法および酸分解法について述べる。

1　ソックスレー（Soxhlet）抽出法（エーテル抽出）

〔原　理〕

　食品中の脂質は一般にエーテルによく溶けるので、ソックスレー抽出装置を用いてエチルエーテルで脂質成分の連続抽出を行い、抽出される物質の重量をはかる。

〔主な器具および装置〕

　①ソックスレー抽出装置（図2-2参照）、②円筒ろ紙（ϕ25mm×90mm）、③脱脂綿

〔試　薬〕

　エチルエーテル：沸点34.5℃、非常に引火しやすい液体であるので火気の使用を禁止する。また、室内の換気に十分注意する。

〔操作法〕

　①**受器の恒量測定**：受器（脂肪定量ビン）のフラスコは、前もって105℃の定温乾燥器中で1時間乾燥し、デシケーター中で30分ほど放冷して精秤する。この操作

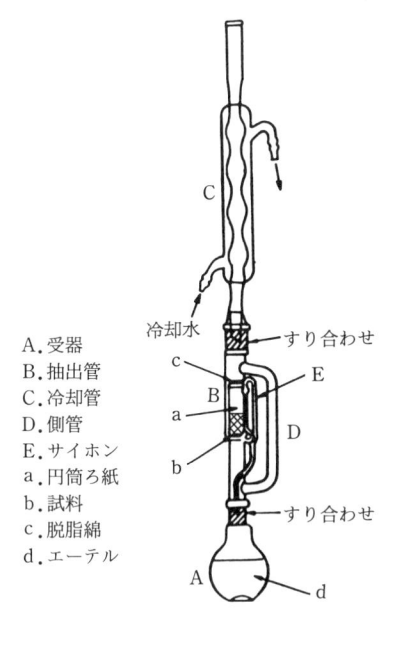

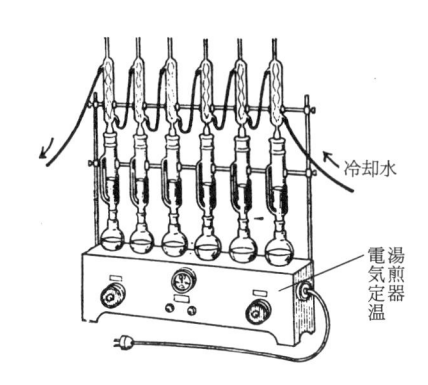

A. 受器
B. 抽出管
C. 冷却管
D. 側管
E. サイホン
a. 円筒ろ紙
b. 試料
c. 脱脂綿
d. エーテル

図2－2　ソックスレー抽出器および装置
(資料)菅原龍幸『食品学実験書』建帛社　1995年
　　　仮屋薗璋『食品学実験ノート』建帛社　1993年

を繰り返して恒量を求める（W_0 g）。

②**試料の採取**：円筒ろ紙内に2gの試料（W_1 g）を精秤する。円筒ろ紙の口にかるく脱脂綿を詰めてソックスレー抽出器の抽出管に入れる。

③**抽　出**：受器にエチルエーテルを120mℓ入れ、図2－2のように冷却管、抽出管、受器を連結し、電気定温湯煎器で加熱する（70℃）。受器中のエーテルは蒸気となり、側管をとおって冷却管に達し、ここで冷却されて凝縮し液滴となって抽出管内に落下する。抽出管にエーテルがたまり試料中の粗脂肪を溶出する。エーテルの液面がサイホンの高さをこえると、サイホンを通して粗脂肪を溶かしたエーテルは全量受器に戻る。受器中のエーテルは脂質を残して再び蒸発し、冷却されて抽出管にたまり試料中の粗脂肪をさらに溶出する。少ない溶媒で連続的に繰り返し抽出するので効率のよい抽出法である。これを8時間繰り返し試料中の粗脂肪を完全に溶出する。

④**受器のエーテル蒸発**：次いで手早く冷却管をはずして円筒ろ紙を抜き取り、再び

フローチャート

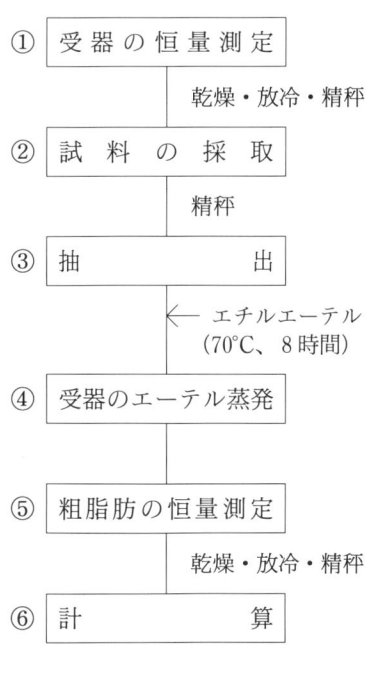

① 受器の恒量測定
　　↓　乾燥・放冷・精秤
② 試料の採取
　　↓　精秤
③ 抽　　　　出
　　↓← エチルエーテル（70℃、8時間）
④ 受器のエーテル蒸発
　　↓
⑤ 粗脂肪の恒量測定
　　↓　乾燥・放冷・精秤
⑥ 計　　　　算

冷却管を連結して、加熱を続けて受器中のエーテルをほとんど全部抽出管に移してから受器をとりはずし、さらに受器中のわずかなエーテルを電気定温湯煎器で加熱し完全に蒸発させる。

⑤**粗脂肪の恒量測定**：受器の外側の水分をきれいな布で拭いてから105℃の定温乾燥器中で2時間乾燥し、デシケーター中で30分放冷後精秤する。恒量（W_2g）になるまで乾燥（30～60分）、放冷（30分）、精秤を繰り返す。脂質の場合の恒量は、前後2回の秤量差が3mg以内になればよい。

⑥**計　算**：算出式により可食部100g当たりの粗脂肪量（g）を求める。

$$粗脂肪(g/100g) = \frac{W_2 - W_0}{W_1} \times 100$$

W_0：受器の恒量値（g）
W_1：試料採取量（g）
W_2：抽出後の受器の恒量値（g）

ワンポイント　アドバイス

　大豆および大豆製品（みそ、納豆類を除く）、魚介類およびその加工品、卵類のように、水分が多くリン脂質を多量に含む食品に対しては、脂質がエーテルでは全量抽出されにくいので、クロロホルム・メタノール混合溶媒（CM混液）を用いる。このCM混液抽出法を用いると、試料組織中の結合脂質やリン脂質などの極性脂質も抽出でき全脂質が効果的に定量できる。この方法のひとつSouthgate法の操作を示す。

試料→CM混液還流抽出→石油エーテルに転溶→脱水→溶媒除去→乾燥→抽出油→秤量

---

② 酸分解（Acid Hydrolysis）法

〔原　理〕

　脂質が食品の組織中に包含されていたり、他の成分に結合している場合、エーテル抽出法では脂質の全量を抽出することが困難である。そこで食品を塩酸水溶液で加熱することにより脂質と他の成分の結合を切断し、また組織を壊して脂質の全量を抽出できるようにするのが酸分解法である。穀類、豆類などのデンプン粒内脂質やパンなどの組織成分に結合した脂質の定量に効果的である。

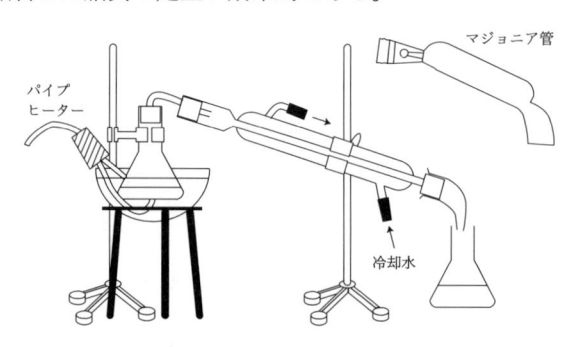

図2-3　冷却管つき溶媒回収装置とマジョニア管

〔主な器具および装置〕
①電気恒温水槽、②電気定温乾燥器、③マジョニア管、④溶媒回収装置（図2－3参照）、⑤300mℓ三角フラスコ

〔試　薬〕
①塩酸（HCl）溶液（25：11）：濃塩酸（36％）25mℓに水11mℓの割合で混合する。
②エチルアルコール（C_2H_5OH）、③エチルエーテル、④石油エーテル

〔操作法〕
①**試料の採取**：穀物などの粉末1～2gの試料（Wg）を50mℓビーカーに採取する。エチルアルコール2mℓを加えガラス棒でかき混ぜる。
②**酸加水分解**：試料がエチルアルコールとよく混和したら塩酸（25：11）を10mℓ加え、よくかき混ぜた後、時計皿でおおって70～80℃の恒温水槽で時々かき混ぜながら30～40分加熱する。続いてエチルアルコール10mℓを加えてかき混ぜた後室温まで放冷する。また前もって、300mℓ三角フラスコを105℃で乾燥し、デシケーターの中で放冷、精秤することを繰り返して恒量（W_0g）を求めておく。
③**抽　出**：ビーカー内容物をマジョニア管に移し、ビーカーとガラス棒をエチルエーテル25mℓで洗い内容物を完全にマジョニア管に移す。栓をして軽く混ぜた後、少し栓をゆるめてエチルエーテルのガスを抜く。再び栓をして栓の頭部を押さえ30秒間激しく振とうする。次いで石油エーテル25mℓを加え、激しく振る。ガス抜き後、そのまま静置してエーテル混液層と水層に分離する。これで脂質はエーテル混液層に移行する。
④**ろ　過**：上部のエーテル混液層が透明になったら、エーテル混液層のみをろ紙でろ過しながら恒量（W_0g）の求めてある300mℓ三角フラスコに移す。マジョニア管の水層に再びエチルエーテル15mℓと石油エーテル15mℓを加え縦に激しく振とうして静置し、分離したエーテル混液層を前の三角フラスコにろ過しながら移す。この操作を再び行う。マジョニア管の栓、ろ紙および漏斗をエチルエーテル・石油エーテル当量混液の少量で洗い、ろ液と洗液はすべて三角フラスコに集める。

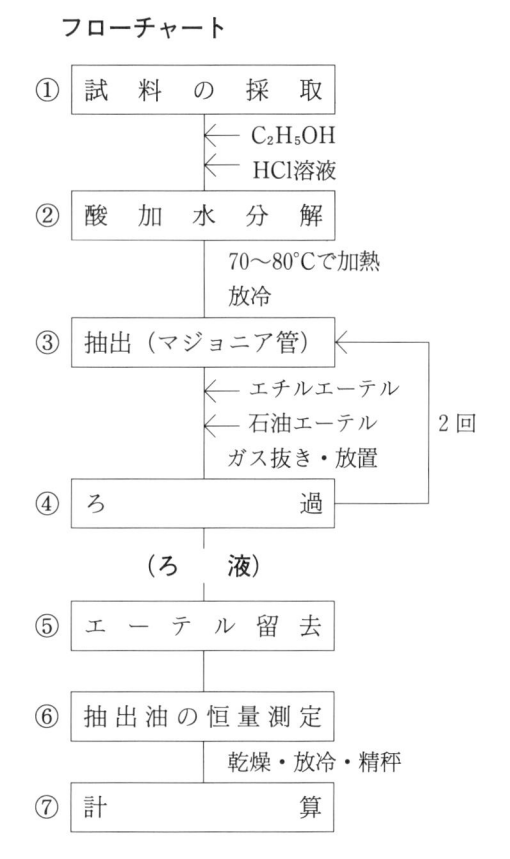

フローチャート

① 試　料　の　採　取
　　← C_2H_5OH
　　← HCl溶液
② 酸　加　水　分　解
　　70～80℃で加熱
　　放冷
③ 抽　出（マジョニア管）
　　← エチルエーテル
　　← 石油エーテル　　2回
　　ガス抜き・放置
④ ろ　　　　　過
　　（ろ　液）
⑤ エ　ー　テ　ル　留　去
⑥ 抽　出　油　の　恒　量　測　定
　　乾燥・放冷・精秤
⑦ 計　　　算

⑤ **エーテル留去**：三角フラスコを冷却管つき溶媒回収装置に接続し、70〜80℃の湯煎で加熱して溶媒を留去する。

⑥ **抽出油の恒量測定**：抽出物の入った三角フラスコを105℃の定温乾燥器で1時間乾燥し、デシケーター中で30分放冷後精秤する操作を繰り返して恒量（W_1 g）を求める。

⑦ **計　算**：算出式により可食部100g当たりの脂質量（g）を求める。

$$脂肪(g/100g) = \frac{W_1 - W_0}{W} \times 100$$

W：試料採取量（g）
W_0：三角フラスコの恒量値（g）
W_1：抽出後の三角フラスコの恒量値（g）

ワンポイント　アドバイス

リン脂質を多量に含む食品に対しては、酸分解法ではリン脂質が脂肪酸と塩基部分に分解し主に脂肪酸のみが定量されるので、クロロホルム-メタノール抽出法が適当である。

5　粗タンパク質（Crude Protein）の定量

　タンパク質は、その構成成分として平均16%の窒素を含むことが特徴である。したがって、食品中のタンパク質量を求めるには窒素量を測定して、その窒素量に窒素・タンパク質換算係数（100/16＝6.25、以下窒素係数という）を乗じて算出する（ワンポイント　アドバイス① p.57参照）。

　しかし、窒素を含むすべての化合物が必ずしもタンパク質ではない。窒素係数を乗じて求めた値は、食品中に存在するタンパク質以外の少量の窒素化合物（NO、NO_2、N_2の形の窒素は定量不可）もタンパク質とみなして定量するので、食品分析上このようにして定量されたタンパク質を粗タンパク質という。

　食品中のタンパク質の定量には、1883年にケルダール（Kjeldahl）がビール中の窒素定量に用いた方法が広く行われている。ここでは、蒸留にパルナスの蒸留装置を用いるセミミクロケルダール法について説明する。なお、「五訂日本食品標準成分表」で採用されているタンパク質の分析法は、ケルダール法（マクロ改良、サリチル酸添加マクロ改良）および自動分析装置による方法である。

1　ケルダール法

〔原　理〕
(1) 分　解

　試料に濃硫酸（H_2SO_4）と分解触媒を加えて加熱すると、有機物はH_2SO_4によってすべて脱水分解され、試料に含まれている窒素は、アンモニア（NH_3）に変化して硫酸アンモニウム（$(NH_4)_2SO_4$）の形で分解液中に捕集される。

含窒素化合物＋H_2SO_4→$(NH_4)_2SO_4$＋$SO_2\uparrow$＋$CO_2\uparrow$＋$CO\uparrow$＋H_2O

(2) 蒸　留

一定量の分解液に、過剰の濃アルカリを加えて加熱すると、$(NH_4)_2SO_4$はNH_3を遊離する。

$(NH_4)_2SO_4 + 2\,NaOH \rightarrow 2\,NH_3 + Na_2SO_4 + 2\,H_2O$

ここで生じたNH_3を、規定硫酸溶液中に捕集する。

$2\,NH_3 + H_2SO_4 \rightarrow (NH_4)_2SO_4\ (+H_2SO_4)$ 余剰

(3) 滴　定

アンモニアと反応しなかった残存する硫酸溶液を、規定アルカリ溶液で滴定し、NH_3と反応して消費された酸量を求める。

$H_2SO_4 + 2\,NaOH \rightarrow Na_2SO_4 + 2\,H_2O$

(4) 計　算

消費された酸量から、NH_3量を換算して窒素量を求め、それに窒素係数を乗ずれば粗タンパク質量が求められる。

〔主な器具および装置〕

①ケルダール分解フラスコ、②10mℓホールピペット、③100mℓメスフラスコ、④自動ビュレット、⑤分解装置(図2－4参照)、⑥100mℓ三角フラスコ、⑦蒸留装置(図2－4参照)

〔試　薬〕

①濃硫酸（H_2SO_4）

②分解触媒：硫酸カリウム（K_2SO_4）、硫酸銅（$CuSO_4・5\,H_2O$）をそれぞれ乳鉢で粉砕し、9：1の重量比で混合したもの。

③30％水酸化ナトリウム(NaOH)溶液、④0.1N(0.05M) H_2SO_4溶液、⑤0.1N(0.1M) NaOH溶液（力価既知）

⑥混合指示薬：0.2％メチルレッド（MR）、0.2％メチレンブルー（MB）エタノール溶液を等量混合(酸性では赤紫色、塩基性では緑色、中和点では暗青色)。

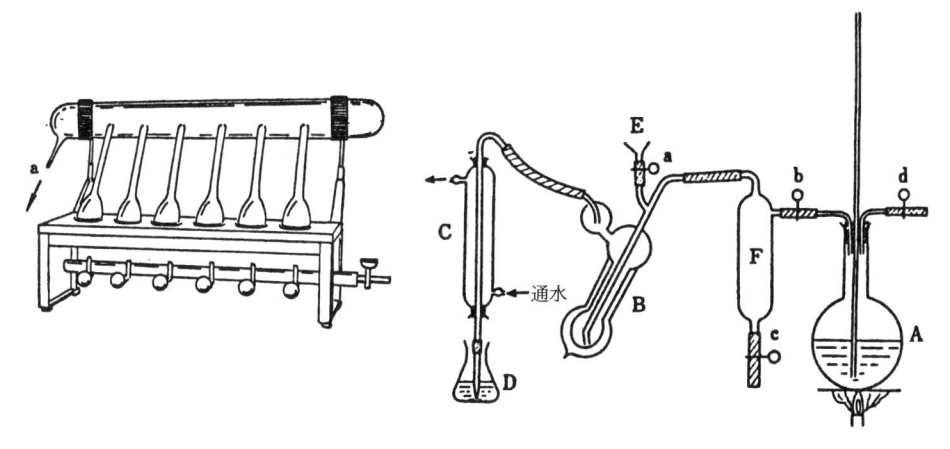

図2－4　分解装置と蒸留装置

〔操作法〕

①**試料の採取**：ケルダール分解フラスコに試料適量（窒素量として約10～40mgに相当する量、例：穀類では1～2g、肉類では1g）を直示天秤で正確にはかりとり、分解触媒5～10gとH₂SO₄20～25mlを順に加え（ワンポイント アドバイス② p.57参照）、分解フラスコを振とうして内容物をよく混合する。同時に別の分解フラスコに試料を加えず、分解触媒とH₂SO₄だけを入れて空試験用とする。

フローチャート

① 試 料 の 採 取
　　　← 分解触媒
　　　← 濃硫酸
② 分　　　　解
　　加熱・放冷・冷却・定容
③ 蒸　　　　留
④ 滴　　　　定
⑤ 計　　　　算

②**分　解**：各フラスコをドラフト内の分解装置（図2－4参照）にのせ、小炎で加熱を開始する（ワンポイント アドバイス③ p.57参照）。内容物は黒変し、はじめは大きく泡立つが次第におさまる。小さな発泡が安定して発生するようになったら、次第に火力を強め分解を進める。分解が進むにつれて、内容物は黒褐色→茶褐色→緑褐色→青緑色と変化する。分解液が青色になってから、さらに1時間加熱を続け分解を完全にして加熱を終了する（試料によって異なるが、通常2～3時間を要する）。冷却後、発熱に注意しながら水約50mlを徐々に加えて分解液を希釈し、十分に冷却してから100mlメスフラスコに移して定容し、これを試料溶液とする。

③**蒸　留**：図2－4に示した蒸留装置の水蒸気発生フラスコAに水を約2/3入れ沸騰させる。この時、ピンチコックdを開け、a、b、cは閉じておく。100ml三角フラスコDにホールピペットで0.1N H₂SO₄溶液10mlをとり、混合指示薬数滴を加え、冷却管Cの先端がDの液に浸るようにセットする。試料溶液10mlをホールピペットでとり、漏斗Eからピンチコックaを開けて蒸留管Bに導く。Eを少量の水で洗浄しBに導く。30%NaOH溶液15～20mlをメートルグラスでとり、同じ漏斗EからBに導く。同様に少量の水で洗浄しBに導きaを閉じる。ピンチコックbを開け、dを閉じる（水蒸気がFをとおってBに至り、NH₃を発生させる）。反応がはじまり、Bで生じたNH₃が水とともにDに捕集される。Dに留出液がたまり、約2倍量になったらCの先端を溶液中から離し、さらに2～3分間蒸留を続ける（ワンポイント アドバイス④ p.57参照）。次にCの先端を少量の水で洗浄し、その洗液もDに受けて蒸留を終了する。三角フラスコDを取り去り、水20mlを入れた三角フラスコD'をCの先端が浸るようにセットする。ピンチコックdを開け、bを閉じると短時間のうちにD'の水はBを通りFに達する。こうしてBが洗浄される。F中の廃液はピンチコックa、cを開けて排出する。

④**滴　定**：蒸留により、アンモニアを捕集した三角フラスコD中に残存している0.1N H₂SO₄溶液を0.1N NaOH溶液（力価既知）で滴定する。指示薬の色が赤

紫色から暗青色に変色した点を終点とする（aml）。また空試験についても滴定を行う（bml）。

⑤ 計　算：水酸化ナトリウム標準溶液の滴定値の差（bml－aml）から、試料（Sg）に含まれる窒素量（g）を求め、さらに分析試料の窒素係数（Nf）を乗じて、試料Sg中のタンパク質量（g）を算出する。可食部100g当たりのタンパク質量は、次式により求める。

$$粗タンパク質(g/100g) = \frac{0.0014^* \times (b-a) \times F \times T}{S} \times Nf \times 100$$

＊：0.1N NaOH（F＝1.000）1mlに相当する窒素量(g)
a：本試験に対する滴定値(ml)
b：空試験に対する滴定値(ml)
F：0.1N NaOHの力価
T：希釈倍数（100/10＝10）
S：試料採取量(g)
Nf：窒素係数

――――――― ワンポイント　アドバイス ―――――――

① タンパク質が含有する窒素の割合は、タンパク質の種類によって異なるので、すべての食品について6.25を係数として用いるのは適当ではない。食品ごとに異なる窒素係数がFAOより提案されている（表：食品の窒素係数）。この表に示された食品についてはその係数を用い、表にない食品については6.25が用いられる。

② この順序で加えると、分解フラスコの首の部分に試料が付着しにくい。付着すると未分解物として残り、定量誤差の原因となることがある。

③ いきなり強く加熱すると、大きく泡立ちふきこぼれてしまう。ふきこぼれそうな時は加熱をやめ、冷却後再び小炎で加熱をはじめる。

④ 蒸留中に三角フラスコD中の液が緑色に変色することがある。0.1N 硫酸溶液がアンモニアを吸収しきれなかったためであるから、蒸留に用いる試料溶液の量を減らすか、Dに入れる0.1N 硫酸溶液を増やして、再び蒸留をやり直す。

表　食品の窒素係数（FAO）

食品群	食品名	換算係数
1　穀類	アマランサス	5.30
	えんばく	
	オートミール	5.83
	おおむぎ	5.83
	こむぎ	
	玄穀、全粒粉	5.83
	小麦粉、フランスパン、うどん・そうめん類、中華めん類、マカロニ・スパゲッティ類、ふ類、小麦たんぱく、ぎょうざの皮、しゅうまいの皮	5.70
	小麦はいが	5.80
	こめ、こめ製品（赤飯を除く）	5.95
	ライ麦	5.83
4　豆類	だいず、だいず製品（豆腐竹輪を除く）	5.71
5　種実類	アーモンド	5.18
	ブラジルナッツ、らっかせい	5.46
	その他のナッツ類	5.30
	あさ、えごま、かぼちゃ、けし、ごま、すいか、はす、ひし、ひまわり	5.30
6　野菜類	えだまめ、だいずもやし	5.71
	らっかせい（未熟豆）	5.46

10	魚介類	ふかひれ	5.55
11	肉類	ゼラチン、腱（うし）、豚足、軟骨（ぶた、にわとり）	5.55
13	乳類	乳、チーズを含む乳製品、その他（シャーベットを除く）	6.38
14	油脂類	バター類、マーガリン類	6.38
17	調味料及び香辛料類	しょうゆ類、みそ類	5.71
		上記以外の食品	6.25

6 炭水化物（Carbohydrates）の定量

1 炭水化物（Carbohydrates）の成分区分

　食品標準成分表における炭水化物は、従来から原則として食品全体（100g/100g）から水分、粗タンパク質、粗脂肪、粗灰分の各測定値（g/100g）を差し引いた値で示していて「差し引き法」による値と呼ばれている。
　「糖質」は「炭水化物から食物繊維を差引いた値」として定義されている（栄養改善法、食品の栄養表示基準制度）。糖質には単糖類（ブドウ糖、果糖、ガラクトースなど）、少糖類（ショ糖、乳糖、麦芽糖の二糖類とその他のオリゴ糖）、デンプン、グリコーゲンが含まれ、炭水化物のうちエネルギー源になる成分である。食物繊維（Dietary Fiber）は、「ヒトの消化酵素で消化されない食品中の難消化性成分の総体」と定義され、食物繊維の分析法（p.64参照）も基本的にこの立場で行われている。

2 還元糖の定量

　食品の糖質には、還元性のある還元糖と還元性のない非還元糖がある。還元糖は、糖の還元性を利用したベルトラン法やソモギー法などにより直接その量を測定できる。還元性のないショ糖、デンプンなどについても、酸や酵素で加水分解して還元糖に変えて定量することができる。ここでは、ベルトラン法およびソモギーの変法について説明する。

1────ベルトラン法

〔原　理〕

　還元糖をアルカリ性硫酸銅（Cu（Ⅱ））と一定条件下で加熱すると、還元糖は銅の2価イオンを還元するため、赤色の酸化銅（Ⅰ）（Cu$_2$O）が沈殿する。

　$2\,Cu(OH)_2 + RCHO$（還元糖）$\xrightarrow{加熱} Cu_2O\downarrow + 2\,H_2O + RCOOH$　（ア）

　この沈殿を硫酸酸性で硫酸鉄（Ⅲ）に溶解すると、酸化銅（Ⅰ）は酸化されて硫酸銅（Ⅱ）となり、鉄（Ⅲ）塩は酸化銅（Ⅰ）の生成量に比例して鉄（Ⅱ）塩に還元される。

　$Cu_2O + Fe_2(SO_4)_3 + H_2SO_4 \rightarrow 2\,CuSO_4 + 2\,FeSO_4 + H_2O$

　ここに生じた鉄（Ⅱ）塩を過マンガン酸カリウム（KMnO$_4$）規定液で滴定すれば、

沈殿した銅量が求められる。

10FeSO₄ ＋ 2 KMnO₄ ＋ 8 H₂SO₄ → 5 Fe₂(SO₄)₃ ＋ 2 MnSO₄ ＋ K₂SO₄ ＋ 8 H₂O　（イ）

これによりベルトラン糖類定量表（付表7 p.198参照）から銅量に相当する還元糖量を求め、試料中の還元糖量を算出することができる。

〔主な器具および装置〕
① ガラスフィルター（15AG-4）
② 250mℓメスフラスコ
③ アーリン氏冷却器
④ 褐色自動ビュレット
⑤ グロッケ（またはウイット）ろ過装置
　（図2-5参照）
⑥ 200mℓ・300mℓ三角フラスコ
⑦ 湯煎器
⑧ 20mℓホールピペット

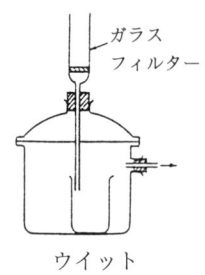

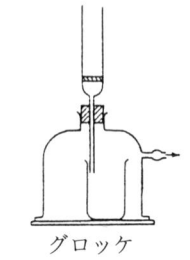

図2-5　ろ過器

〔試薬〕
① 濃硫酸（H₂SO₄）
② 25％塩酸（HCl）溶液
③ 10％水酸化ナトリウム（NaOH）溶液
④ ベルトランA液：硫酸銅（CuSO₄・5H₂O）40gを水に溶解して1ℓとする。
⑤ ベルトランB液：酒石酸カリウムナトリウム（C₄H₄O₆KNa・4H₂O）200gとNaOH150gを水に溶解して1ℓとする。
⑥ ベルトランC液：硫酸鉄（Ⅲ）（Fe₂(SO₄)₃）50gを約700mℓの水に溶解後、濃硫酸（H₂SO₄）200gを徐々に加え、水で全量を1ℓとする。使用時に少量のD液を加える。
⑦ ベルトランD液：過マンガン酸カリウムKMnO₄ 5gを水に溶解して1ℓとする。2～3日放置し十分に溶解後、ガラスフィルターでろ過して褐色ビンに保存する。

ベルトランD液の力価検定（D液1mℓに相当する銅量(mg)の測定）

シュウ酸ナトリウム（Na₂C₂O₄）250mg（Amg）を精秤し、200mℓ三角フラスコにとり、水50～100mℓを加えて溶解する。H₂SO₄ 1～2mℓを加え湯煎中で60～80℃に加温後、微紅色を呈するまでD液で滴定する（Bmℓ）。滴定の終点は30秒間微紅色が消失しない点とする。同時に空試験（Na₂C₂O₄だけを用いないで同様の操作、滴定）を行う（Cmℓ）。

5Na₂C₂O₄＋2KMnO₄＋8H₂SO₄→10CO₂＋2MnSO₄＋K₂SO₄＋5Na₂SO₄＋8H₂O（ウ）

反応式（ア）（イ）（ウ）よりシュウ酸ナトリウム1分子は2Cuに相当するので、D液の力価は次式により求めることができる。

$$D液の力価(F) = \frac{A}{B-C} \times \frac{2Cu\,(63.54 \times 2)}{Na_2C_2O_4\,(134)}$$

A：シュウ酸ナトリウムの秤取量（mg）
B：過マンガン酸カリウム溶液の滴定値（mℓ）
C：空試験の滴定値（mℓ）

〔操作法〕

① **試料の採取**：0.2～1.0gの還元糖を含む量を精秤し、250mℓメスフラスコにとり、水に溶かして250mℓとして試料溶液とする。試料中に非還元糖を含む場合は加水分解を行い、還元糖に変えることができる。すなわち、300mℓ三角フラスコに、試料適量（還元糖として0.2～1.0gになる量）を精秤して入れる（Sg）。

② **加　熱**：25%HCl溶液10mℓと水100mℓを加えて混合後、アーリン氏冷却器を接続し、沸騰湯煎中で正確に2時間30分加熱する（図2－6、すべての糖質が還元糖になる）。

③ **吸引ろ過**：冷却後、吸引ろ過し、10%NaOH溶液で中和した後、250mℓメスフラスコに移し定容する。これを試料溶液とする（試料溶液20mℓ中の糖量は20～80mgに相当する）。

④ **試料溶液分取**：200mℓ三角フラスコに、試料溶液20mℓ、A液20mℓ、B液20mℓをそれぞれホールピペットでとる。バーナーで加熱し、沸騰しはじめてから正確に3分間おだやかに加熱する。

⑤ **ろ　過**：酸化銅(Ⅰ)の赤色沈殿が生成するので放冷し沈降させる（ワンポイントアドバイス① p.61参照）。ガラスフィルターをグロッケろ過装置に接続し、軽く吸引しながら三角フラスコ中の青色の上澄み液を傾斜しろ過する（ワンポイントアドバイス② p.61参照）。三角フラスコ中の上澄み液が少量になった時、水10mℓを加え軽く混合し、沈殿が沈降した

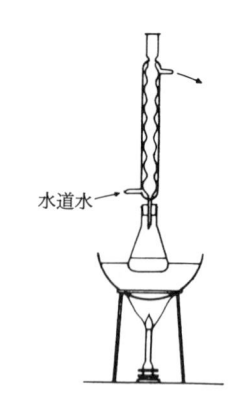

図2－6　試料の加水分解

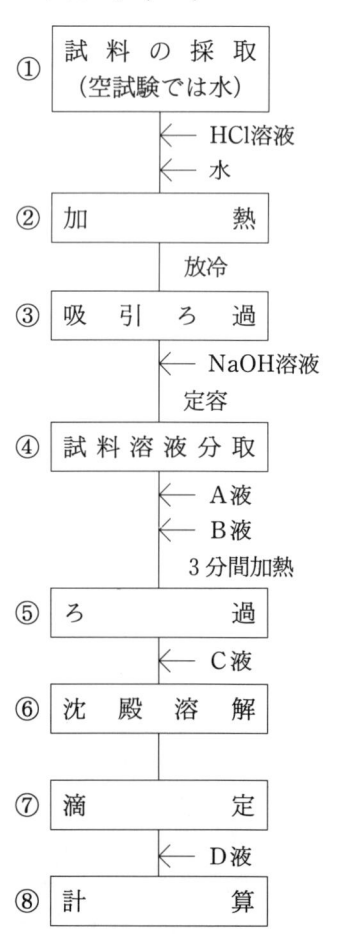

フローチャート

① 試　料　の　採　取
　（空試験では水）
　　← HCl溶液
　　← 水
② 加　　　　　熱
　　放冷
③ 吸　引　ろ　過
　　← NaOH溶液
　　定容
④ 試　料　溶　液　分　取
　　← A液
　　← B液
　　3分間加熱
⑤ ろ　　　　　過
　　← C液
⑥ 沈　殿　溶　解
⑦ 滴　　　　　定
　　← D液
⑧ 計　　　　　算

ら上澄み液をガラスフィルターにそそぐ。水を用いての沈殿の洗浄は4～5回繰り返す（ワンポイント アドバイス③ p.61参照）。

⑥**沈殿溶解**：洗浄した沈殿の入った三角フラスコをガラスフィルターの下端が三角フラスコの口の内壁に接するようにろ過装置内に入れ、C液20mlをガラスフィルターにそそぎ、洗浄中に入ったわずかな沈殿を溶解させる（ワンポイント アドバイス④ p.61参照）。沈殿の溶解後、軽く吸引する。少量の水でガラスフィルターを洗浄後、三角フラスコを取り出しよく混合して沈殿を完全に溶解させる。

⑦**滴 定**：三角フラスコ内の溶液をD液で滴定し、微紅色を終点とする（a ml）。同時に試料溶液のかわりに水を用いて空試験を行う（b ml）。

⑧**計 算**：まず、次式により試料溶液20ml中の銅量（mg）を求める。

$$銅（mg）=（a-b）\times F$$

a：試料溶液20mlに対するD液の滴定値（ml）
b：空試験の滴定値（ml）
F：D液1mlに相当する銅量（mg）

次に銅量に対応する還元糖量（R）をベルトラン糖類定量表を用いて求める。

付表7（p.198）よりRを求める時、一般的には試料が野菜、果実の場合はすべてグルコースとみなす。牛乳、粉乳などはラクトース、デンプンを加水分解したものはグルコース、ショ糖を加水分解したものは転化糖とする。なお、表中に還元された銅量に一致する値がない場合は、比例配分によって計算する。

そして、算出式により可食部100g当たりの還元糖量（g）を求める。

$$還元糖（g/100g）= R \times \frac{250}{20} \times \frac{1}{S} \times \frac{100}{1,000}$$

R：銅量に対応する還元糖量（mg）
S：試料採取量（g）

ワンポイント アドバイス

①上澄み液は青色透明であること。赤く濁り、青色を呈さない場合は、試料溶液20ml中の糖量が過剰であるから、試料溶液を希釈して操作をやり直す。
②沈殿は空気に触れると酸化されるので、なるべく三角フラスコ中に残し、常に上澄み液に浸しておく。
③洗浄液が、完全に青色を呈さなくなるまでくり返す。
④ガラスフィルター中に入ったわずかな沈殿は、C液で完全に溶解させてから吸引する。

---

2 ── ソモギーの変法

〔原 理〕

ソモギーの変法は、還元糖がアルカリ性銅試薬（Cu(Ⅱ)）を還元して酸化銅（Ⅰ）（Cu_2O）を生成することを利用している（ここまではベルトラン法と同じ）。生じたCu_2Oは、硫酸酸性下でヨウ化カリウム（KI）とヨウ素酸カリウム（KIO_3）から遊離するヨウ素（I_2）と定量的に反応し消費する。チオ硫酸ナトリウム（$Na_2S_2O_3$）標準溶

液で残存するヨウ素を滴定し、Cu_2Oによって消費されたヨウ素量を測定し、その値より還元糖の量を算出する。

$Cu(OH)_2$ + RCHO → Cu_2O + RCOOH + H_2O （Cu_2O赤色沈殿生成）
　　　　還元糖　　　酸化銅（Ⅰ）

KIO_3 + 5 KI + 3 H_2SO_4 → 3 I_2 + 3 H_2O + 3 K_2SO_4 （I_2生成）

2 Cu^+ + I_2 → 2 Cu^{2+} + 2 I^- 　（Cu_2OがI_2を消費）

2 $Na_2S_2O_3$ + I_2 → $Na_2S_4O_6$ + 2 NaI 　（残存I_2を$Na_2S_2O_3$で滴定）

〔主な器具および装置〕
①10mlホールピペット、②100ml三角フラスコ、③ビュレット

〔試　薬〕

①フェーリング液（A液）：酒石酸カリウムナトリウム（NaOOC－CH(OH)－CH(OH)－COOK・4H_2O）45gとリン酸三ナトリウム（Na_3PO_4・12H_2O）112.5gを500mlビーカーにとり、水350mlに溶解する。これに、硫酸銅($CuSO_4$・5H_2O）15gを水50mlに溶解した硫酸銅溶液を攪拌しながら加える。続いて水10mlに溶解したヨウ素酸カリウム$KIO_3$1.8gを加えて攪拌を続ける。はじめの内は白濁するが次第に溶解して濃青色透明液となる。500mlメスフラスコに移し水を加えて500mlにメスアップする。この試薬は長期間安定である。

②シュウ酸カリウム－ヨウ化カリウム混液（B液）：シュウ酸カリウム（KOOC-COOK・H_2O）45gとヨウ化カリウム（KI）20gを水に溶解して500mlとする。この試薬は不安定であるので、1週間経過したら調製し直す。

③2N（1M）硫酸（H_2SO_4）溶液（C液）：水425mlにH_2SO_4 25mlを徐々に加えて均一にかき混ぜる。

④0.05N（0.05M）チオ硫酸ナトリウム（$Na_2S_2O_3$）溶液（D液）：$Na_2S_2O_3$・5H_2O 12.5gを煮沸して炭酸ガスを除いた水に溶解して1ℓとする。アミルアルコール2mlを添加し安定化する。数日間放置後、標定して力価を求める。

0.05N（1/120M）ヨウ素酸カリウム基準溶液の調製：130〜150℃で2時間乾燥したKIO_3（MW214.00）0.892gを精秤（Wg）して500mlメスフラスコに入れ、水に溶かして液量を500.0mlにする。この溶液の力価をfとすると、0.05×f＝(6×W/214.00)×(1000/500.0)で、f＝1.121×Wとなり、fを算出する。なお本反応でKIO_3と$Na_2S_2O_3$の1グラム当量はそれぞれ1/6molと1molになるので、精秤したKIO_3のモル量を6倍している。

0.05N（0.05M）チオ硫酸ナトリウム溶液の標定：三角フラスコに0.05N ヨウ素酸カリウム基準溶液20mlをホールピペットでとり、これにヨウ化カリウム1gと20%硫酸溶液2mlを加える。この液を0.05N チオ硫酸ナトリウム溶液で滴定し、液の色が微黄色になったところでデンプン指示薬2滴を加え、青色が消える点を終点とする。滴定量をνmlとすると0.05N チオ硫酸ナトリウム溶液の力価（F）＝20.00×f/μとなり、Fを算出する。この反応は、次式で示される。

$$KIO_3 + 5KI + 3H_2SO_4 \rightarrow 3I_2 + 3H_2O + 3K_2SO_4$$
$$I_2 + 2Na_2S_2O_3 \rightarrow 2NaI + Na_2S_4O_6$$

⑤1％デンプン指示薬（E液）：可溶性デンプン1gを沸騰水100mlに加えて分散させ5～10分間煮沸して均一に溶解する。サリチル酸0.2gを添加しておくと防腐効果がある。

⑥本試験：調製試料溶液10ml（還元糖として5～25mg程度含むようにする。試料溶液の調製法はベルトラン法を参照）。

〔操作法〕

①試料溶液の採取：100ml三角フラスコにA液10mlと試料溶液10mlを各々ホールピペットでとり、水10mlを加えて全量30mlとする。

②加　熱：次に2分以内に沸騰するように金網上で加熱した後、火を弱めおだやかに沸騰させながら正確に3分間加熱する。

③冷　却：加熱後、直ちに流水中で冷却する。この際、沈殿が空気中の酸素に触れないように、あまりフラスコを揺り動かさないこと。

④B液・C液添加：冷却後、直ちにB液10mlおよびC液10mlをホールピペットで加えて、三角フラスコを振り動かし混ぜる（C液を加えると濃青色から茶褐色に変化する）。

⑤滴　定：2分間放置してよく反応させた後、D液で滴定する。ヨウ素の黄色がやや淡くなった時、E液数滴を指示液として加える（青緑色になる）。さらに、D液を滴下して青緑色が消失して明るい空色になった点を滴定の終点とする。この本試験を2回行い、その平均値を求める（aml）。空試験は、試料溶液のかわりに水10mlを用いて同様の操作を行う。空試験も2回行い、その平均値を求める（bml）。

⑥計　算：算出式により可食部100g当たりの還元糖量（g）を求める。

$$還元糖（g/100g）= \frac{r \times (b-a) \times F \times \frac{250}{10} \times \frac{1}{1,000}}{S} \times 100$$

r：0.05N（0.05M）Na₂S₂O₃標準溶液1mlに相当する糖類のmg数
　（ブドウ糖：1.45、果糖：1.44、麦芽糖：2.62を使用する）
a：本試験のD液の滴定値(ml)（2回測定の平均値）
b：空試験のD液の滴定値(ml)（2回測定の平均値）
F：D液の力価
S：試料溶液250ml中の試料のg数

---コラム---

　食品中の糖質は、還元性を示す還元糖（ブドウ糖、果糖、麦芽糖、乳糖、転化糖など）と還元性を示さない非還元糖（ショ糖、トレハロース、デキストリンおよびデンプンなど）よりなる。デキストリンおよびデンプンなどの非還元性の糖質は、加水分解により還元糖としてから定量する。各種の糖が混在する時は、個々の糖を分離定量することは困難であるため、その食品の構成糖のうち含量の多い糖量として表す方法が行われている。

③ 食物繊維（Dietary Fiber）の定量

　水溶性および不溶性食物繊維の分析は、「五訂日本食品標準成分表」では基本的な定量法としてプロスキー（Prosky）法が採用されている。

〔原　理〕

　利用不能炭水化物のうち、ガム、粘質多糖類、海藻多糖類、およびペクチンなどの水溶性の有機成分、およびセルロース、ヘミセルロース、プロトペクチンなどの他、非炭水化物のリグニンおよびキチンなどを含む不溶性有機成分をいう。定量は試料を酵素処理して、デンプン、およびタンパク質を加水分解した後、水溶性部分と不溶性部分とをそれぞれ溶媒で処理後、恒量を求め、そこから別に求めたタンパク質量と灰分量を引去したもので、水溶性食物繊維（Soluble Dietary Fiber：SDF）、および不溶性食物繊維（Insoluble Dietary Fiber：IDF）に類別される。

〔主な器具および装置〕

　①500mℓ三角フラスコ、②200mℓメスシリンダー、③電気定温槽、④冷却管、⑤ルツボ型ガラスフィルター（G2）、⑥水流ポンプ、⑦電気定温乾燥器、⑧電気マッフル炉

〔試　薬〕

　①耐熱性α-アミラーゼ、②0.08M リン酸緩衝液、③プロテアーゼ、④アミログルコシダーゼ、⑤0.275N 水酸化ナトリウム（NaOH）溶液：pH調製用、⑥0.205M リン酸（H_3PO_4）溶液：pH調製用、⑦78%エチルアルコール（C_2H_5OH）溶液、⑧95%C_2H_5OH溶液、⑨アセトン

〔操作法〕

　粉末化した試料約1g（W）を精秤し、これを耐熱性α-アミラーゼを用い、0.08M リン酸緩衝液pH6.0にて、100℃で30分間、プロテアーゼを用い、pH7.5にて、60℃で30分間、アミログルコシダーゼを用い、pH7.5にて、60℃で30分間、順次処理をしてデンプンおよびタンパク質を加水分解した後、ルツボ型ガラスフィルターで水溶性部分と不溶性部分とにろ別し、供試料とする。

　①試料の精秤：粉末化した試料1gを2検体（S_1、S_2）精秤し、500mℓ三角フラスコに入れる。別にブランク（空試験）を2検体（B_1、B_2）用いて同様の操作を行う。

②酵素反応：0.08M リン酸緩衝液（pH6.0）50mℓ、耐熱性α-アミラーゼ0.1mℓを加え、アルミ製のふたを装着し電気定温槽中で100℃で30分間酵素反応処理をする。反応終了後放冷し、0.275N NaOH溶液約10mℓを加えpH7.5±0.1に調整する。

③酵素反応：プロテアーゼを5mg加え蓋をして60℃で30分間振とうしながら酵素反応処理をする。放冷後0.205M リン酸溶液を10mℓ加え、pH4.5±0.1に調整する。

④酵素反応：アミログルコシダーゼを0.3mℓ加えてふたをし、60℃で30分間酵素反応処理をする。

⑤吸引ろ過：デンプンとタンパク質が加水分解した三角フラスコ内の溶液をルツボ型ガラスフィルターで吸引ろ過して、水溶性部分（ろ液）と不溶性部分（残渣）とにろ別する。

⑥水溶性食物繊維（SDF）の定量：水溶性部分のろ液に、あらかじめ65℃に加熱した95%C_2H_5OH280mℓ（約4倍容）を加えて、60分間静置する。ルツボ型ガラスフィルターでろ過する時、残渣が水溶性食物繊維画分である。

⑦残渣洗浄：78%C_2H_5OH40mℓ（2回分）、95%C_2H_5OH20mℓ（2回分）、アセント20mℓ（2回分）をそれぞれ2回に分け残渣洗浄し、水を除去する。

⑧恒量測定：水分の定量法に準じて、電気定温乾燥器内（105〜110℃）で乾燥し、恒量（R_{S1}、R_{S2}、R_{B1}、R_{B2}）を求める。

⑨タンパク質定量：S_{S1}、S_{B1}について、それぞれケルダール法によりタンパク質量（P_{S1}、P_{B1}）を求める。

⑩灰分定量：S_{S2}、S_{B2}について、それぞれ525℃、5時間灰化法により灰分（A_{S2}、A_{B2}）を求める。

⑪計　算：水溶性食物繊維（SDF）の算出式により可食部100g当たりの含有量を求める。

⑫不溶性食物繊維（IDF）の定量：不溶性部分の残渣（I_{S1}、I_{S2}、I_{B1}、I_{B2}）を95%C_2H_5OH20mℓ（2回分）、およびアセトン20mℓ（2回分）で、それぞれ2回に分けて洗浄し水を除去する。

⑬恒量測定：水分の定量法に準じて、電気定温乾燥器内105〜110℃で乾燥し、恒量（R_{IS1}、R_{IS2}、R_{IB1}、R_{IB2}）を求める。

⑭タンパク質定量：I_{S1}、I_{B1}について、それぞれケルダール法によりタンパク質量（P_{IS1}、P_{IB1}）を求める。

⑮灰分定量：I_{S2}、I_{B2}について、それぞれ525℃、5時間灰化法により灰分（A_{IS2}、A_{IB1}）を求める。

⑯計　算：不溶性食物繊維（IDF）の算出式から可食部100g当たりの含有量を求める。

$$水溶性食物繊維(SDF)(g/100g) = \frac{\{(R_{S1}+R_{S2})/2\} - P_{S1} - A_{S2}\} - \{((R_{B1}+R_{B2})/2) - P_{B1} - A_{B2}\}}{W} \times 100$$

$$不溶性食物繊維(IDF)(g/100g) = \frac{\{((R_{IS1}+R_{IS2})/2) - P_{IS1} - A_{IS2}\} - \{((R_{IB1}+R_{IB2})/2) - P_{IB1} - A_{IB2}\}}{W} \times 100$$

食物繊維総量 ＝（SDF）＋（IDF）

フローチャート

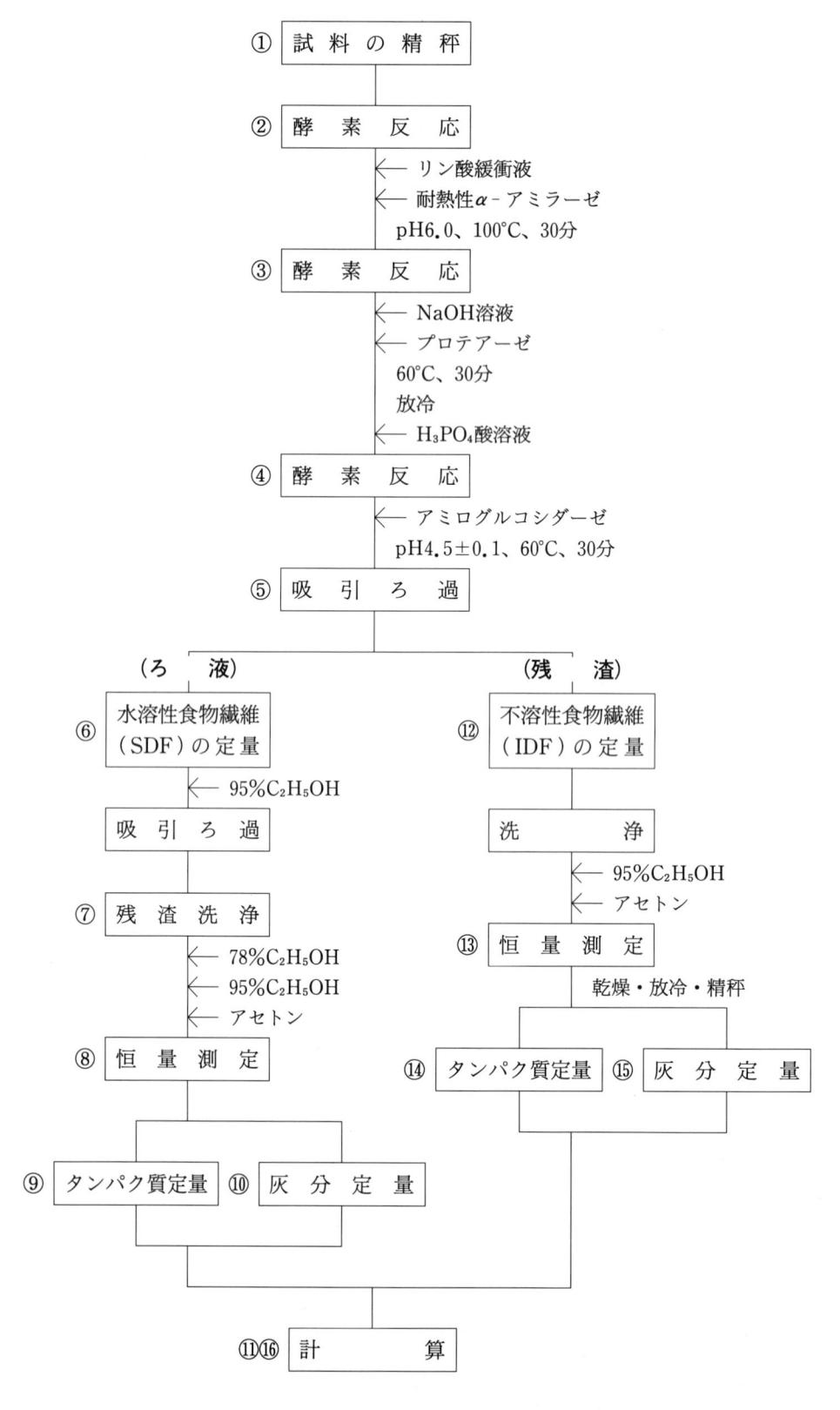

```
① 試料の精秤
      │
② 酵素反応
      │← リン酸緩衝液
      │← 耐熱性α-アミラーゼ
      pH6.0、100℃、30分
      │
③ 酵素反応
      │← NaOH溶液
      │← プロテアーゼ
      60℃、30分
      放冷
      │← H₃PO₄酸溶液
      │
④ 酵素反応
      │← アミログルコシダーゼ
      pH4.5±0.1、60℃、30分
      │
⑤ 吸引ろ過
   ┌──┴──┐
(ろ液)   (残渣)
   │       │
⑥ 水溶性食物繊維   ⑫ 不溶性食物繊維
   (SDF)の定量      (IDF)の定量
   │← 95%C₂H₅OH     │
   │                洗 浄
   吸引ろ過          │← 95%C₂H₅OH
   │                │← アセトン
⑦ 残渣洗浄         ⑬ 恒量測定
   │← 78%C₂H₅OH     乾燥・放冷・精秤
   │← 95%C₂H₅OH     │
   │← アセトン      │
⑧ 恒量測定    ⑭ タンパク質定量  ⑮ 灰分定量
   │
⑨ タンパク質定量  ⑩ 灰分定量
          │
      ⑪⑯ 計 算
```

7　ミネラル（無機質）の定量

　ミネラル（無機質）とは、食品成分を構成する元素のうち、炭素、水素、酸素、窒素以外の元素をいう。ミネラルは人体の構成成分として、また生体内の代謝・反応の必要成分として存在・機能している。実験を行うにあたっては、それらの生理作用および摂取基準、それぞれ多く含まれている食品などについてあらかじめ学習することが望ましい。

1　試料溶液調製法

　ミネラルの定量に際しては、前もって測定しようとする元素を試料から直接抽出するか、あるいは試料中の有機物を分解・除去しておく必要がある。有機物の分解方法には、乾式灰化法と湿式分解法がある。湿式分解法は、乾式灰化法では揮散する恐れのある元素の測定に用いられる。本書では、希酸抽出法と乾式灰化法について述べる。

1───希酸抽出法

〔主な器具および装置〕

①250mlポリエチレンまたはポリプロピレン製ビン（抽出用）、②プラスチック製遠心管、③プラスチック製漏斗（器具類はすべてプラスチック製を用いる）、④振とう器、⑤遠心分離器

〔試　薬〕

　1％塩酸（HCl）溶液：原子吸光分析用または精密分析用20％HClをイオン交換水で希釈する。

〔操作法〕

①**試料の採取**：抽出容器に試料2～10g（W）（乾重量として1～2g）を0.001gまではかりとり、1％HCl溶液酸200ml（V）を正確に加える。

②**振とう**：室温で30分間振とう抽出する。

③**遠心分離**：抽出液を遠心管に移し、1,500rpmで15分間遠心分離する。

④**測定用試料溶液**：上澄み液を集めて測定用試料溶液とする。

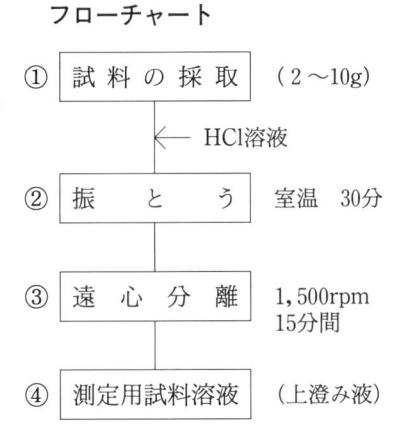

フローチャート

① 試料の採取　（2～10g）
　　↓　←HCl溶液
② 振とう　　室温 30分
　　↓
③ 遠心分離　1,500rpm 15分間
　　↓
④ 測定用試料溶液　（上澄み液）

2 ── 乾式灰化法

〔主な器具および装置〕

①口径5～6cm白金製蒸発皿(灰化用)、②100mℓメスフラスコ、③漏斗、④ろ紙(JIS 5または6種)⑤電気マッフル炉(熱電対温度計付のもので500～600℃に設定できるもの)、⑥ホットプレート(家庭用でも代用できる)または水浴、⑦200～500Wのフラット型赤外線ランプ

〔試　薬〕

20％および1％塩酸(HCl)溶液：原子吸光分析用または精密分析用20％HClをそのまま、またはイオン交換水で20倍に希釈する。

〔操作法〕

①**試料の採取**：試料5～20g（W）を白金製蒸発皿にはかりとる。水分の多い野菜、果実および液体状の試料は、水浴上または乾燥器内、あるいは赤外線ランプ下で水分を蒸発させる。

②**予備灰化**：熱板上の加熱と赤外線ランプ下の加熱を同時あるいは交互に行って、ふきこぼれないようにおだやかに加熱し、部分炭化または全炭化させる。

③**灰　化**：電気マッフル炉に入れて室温から1時間に約100℃の速度で昇温させ、550℃に達したら5～6時間保持し灰化させる。リンを同時に測定する時は500℃までとする（p.74　リンの定量参照）。

④**放　冷**：電気マッフル炉の電源を切り、扉を少し開けて温度を下げる。電気マッフル炉の炉内温度が約200℃に下がったら、灰化容器を取り出し、デシケータ中で放冷する。

⑤**溶　解**：灰を数滴のイオン交換水で湿らせてから20％HCl 5mℓを加えて灰を溶解させる。

⑥**蒸発乾固**：水浴上あるいはホットプレート上で加熱して、蒸発乾固させる。

⑦**溶　解**：1％HCl溶液約20mℓを加えて水浴上あるいはホットプレート上で加温しながら残留物を溶かす。

⑧**ろ　過**：JIS 5または6種のろ紙を用い、

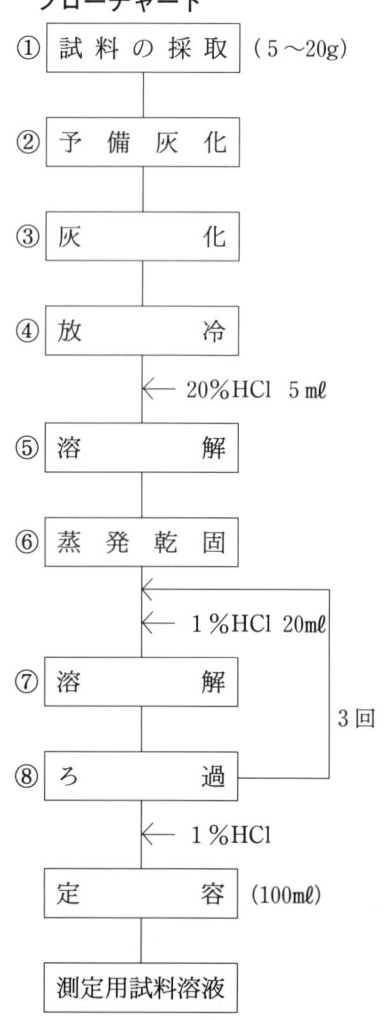

フローチャート

① 試料の採取　(5～20g)
↓
② 予備灰化
↓
③ 灰　化
↓
④ 放　冷
↓　← 20％HCl 5mℓ
⑤ 溶　解
↓
⑥ 蒸発乾固
↓　← 1％HCl 20mℓ
⑦ 溶　解　　　　3回
↓
⑧ ろ　過
↓　← 1％HCl
定　容　(100mℓ)
↓
測定用試料溶液

容量100mlのメスフラスコにろ過する。⑦⑧の操作をさらに3回繰り返す（ろ紙上に黒色の炭素粒が残る場合はろ紙ごと白金製蒸発皿に戻し、同じ条件で再灰化を行う。20％HCl 5 mlを加えて同じ操作を行い、先のメスフラスコにろ液を合わせる）。冷却後、1％HCl溶液で100mlに定容(V)し、測定用試料溶液とする。空試験は、一連の操作に用いたものと同濃度、同容量の塩酸を用いて行う。

ワンポイント　アドバイス

乾式灰化法の灰化容器には、白金皿、磁製皿、ホウケイ酸ガラスビーカーまたは石英ガラスビーカーなどがあるが、白金皿が最も標準的に用いられる。磁製皿はうわ薬から、ビーカーは材質から、試料に元素が混入したり、試料中の元素が容器へ吸着損失するなど食品によっては直接適用できない場合があるので、注意が必要である。

2　カルシウムの定量

食品中のカルシウム（Ca）の定量法は、過マンガン酸カリウム（$KMnO_4$）による滴定法が古くから使用されてきたが、沈殿のろ過、洗浄などに時間がかかるので、最近は短時間で正確な測定値が得られる原子吸光法あるいはEDTA滴定法が使用されている。「五訂日本食品標準成分表」では、干渉抑制剤添加－原子吸光法が採用されている。本書では、試料を灰化して塩酸（HCl）溶液とした後、シュウ酸塩として分別後、$KMnO_4$標準溶液で滴定する方法と、干渉抑制剤添加－原子吸光法について述べる。

1───過マンガン酸カリウム容量法
カルシウム含量、食塩含量が比較的高い食品に用いられる。

〔原　理〕
カルシウムイオン（Ca^{2+}）はアンモニア塩基性ないし酢酸酸性においてシュウ酸イオン（$C_2O_4^{2-}$）と反応して難溶性のシュウ酸カルシウム（CaC_2O_4）の沈殿を生成する。

$Ca^{2+}+C_2O_4^{2-} \rightarrow CaC_2O_4 \downarrow$

この沈殿をアンモニア水で洗浄した後、希硫酸（H_2SO_4）に溶解して生じたシュウ酸（$H_2C_2O_4$）を$KMnO_4$標準溶液で滴定することによってカルシウム量を求める。

$CaC_2O_4+H_2SO_4 \rightarrow CaSO_4+H_2C_2O_4$

$5 H_2C_2O_4 + 2 KMnO_4 + 3 H_2SO_4 \rightarrow K_2SO_4 + 2 MnSO_4 + 10 CO_2 + 8 H_2O$

$KMnO_4$は、酸性において$H_2C_2O_4$をCO_2とH_2Oに分解し、マンガンはMn^{7+}からMn^{2+}に還元される。そのため、$KMnO_4$は赤紅色を失って無色となる（酸化還元滴定p.36参照）。

〔主な器具および装置〕
①300ml共栓三角フラスコ、②ガラス棒、③褐色ビュレット、④ピペット類、⑤煮

沸用電熱器またはホットプレート、⑥ガラスフィルター（3G-4（JIS））、⑦ろ過装置（図2-5　p.59参照）

〔試　薬〕
①希塩酸（HCl）：塩酸と水を1：1の割合（容量）で混合する。
②3％シュウ酸アンモニウム（(NH_4)$_2C_2O_4 \cdot H_2O$）溶液：(NH_4)$_2C_2O_4 \cdot H_2O$ 30gを水1ℓに溶解する。一夜放置後、ろ過し保存する。
③0.1％メチルレッド指示薬：メチルレッド0.1gをエチルアルコール100mℓに溶解する。沈殿があればろ過する。
④尿素（$CO(NH_2)_2$）：尿素（特級）を70～80℃で乾燥し、デシケーター内に保存する。
⑤希アンモニア（NH_3）水：30％アンモニア水と水を1：29の割合（容量）で混合する（洗浄用）。
⑥希硫酸（H_2SO_4）：硫酸と水を1：25の割合（容量）で混合する。湯煎上で加熱しながら0.02N $KMnO_4$溶液を微紅色がかすかに残るまで滴下する。
⑦0.02N（0.004M）過マンガン酸カリウム（$KMnO_4$）標準溶液：酸化還元滴定（p.36）の項にしたがって調製した0.1N $KMnO_4$溶液を5倍に希釈しておよそ0.02Nの溶液とする。0.02N $Na_2C_2O_4$標準溶液により標定して力価係数を求める。
⑧0.02N（0.01M）シュウ酸ナトリウム（$Na_2C_2O_4$）標準溶液：$Na_2C_2O_4$ 1.3400gを水に溶解して1ℓにする。力価係数は、精秤値/1.3400より求める。

〔操作法〕
①**試料溶液の調製**：Caとして10～50mgを含む試料を正確に秤量し、乾式灰化法（p.68参照）にしたがい、1％HCl試料溶液を調製する。
②**試料溶液採取**：試料溶液（Ca量として3～8mg）を一定量、300mℓ共栓三角フラスコに正確に分取し、メチルレッド指示薬を数滴およびHCl（1：1）を3mℓ加えた後、3％シュウ酸アンモニウム溶液10mℓおよび尿素約4gを加え、水で全量を約100mℓにする。
③**加　熱**：電熱器またはホットプレート上でおだやかに加熱し、沸騰させる（加熱により尿素は加水分解してNH_3が生成する）。液色が赤色から黄色に変わった点で加熱を止め、冷却する。一夜放置し、シュウ酸カルシウムの結晶を析出させる。
④**吸引ろ過**：生成したシュウ酸カルシウムの沈殿をガラスフィルター（3G-4）中に注ぎ、吸引ろ過する。希アンモニア水約10mℓずつで3回程度、三角フラスコおよびガラスフィルターを洗浄する。吸引を止め、ガラスフィルターを元の三角フラスコに付けかえる。
⑤**沈殿・溶解**：70～80℃に加温してある希硫酸5mℓをガラスフィルター中に注ぎ、ガラス棒で攪拌して結晶を溶解させ、吸引ろ過する。この操作を数回繰り返し、ガラスフィルター内の沈殿を完全に溶解し、三角フラスコ内に集める。

⑥ 加温・滴定：三角フラスコを吸引装置から取り出し、65～80℃に加温し、0.02N KMnO₄標準溶液で滴定する。終点は微紅色が15秒間持続する点である。

⑦ 計　算：以下の式により計算して、カルシウム量（mg/100g）を求める。

$$カルシウム（mg/100g）= 0.02 \times F \times \frac{T}{1,000} \times \frac{40.08}{2} \times 1,000 \times d \times \frac{100}{w}$$

$$= \frac{T \times F \times 0.4008^* \times d}{W} \times 100$$

T：0.02N 過マンガン酸カリウム標準溶液の滴定値
F：0.02N 過マンガン酸カリウム標準溶液の力価係数（ファクター）
＊：0.02N 過マンガン酸カリウム標準溶液1mlに相当するカルシウム量（mg）
d：希釈倍数（試料溶液全量/試料溶液採取量）
W：試料採取量（g）

―――― ワンポイント　アドバイス ――――

　尿素を加えて加熱するのは、アンモニア（NH₃）の発生により、pHを徐々にあげてCaC₂O₄の大きな結晶をつくるためである。
　滴定時の温度が60℃以下では反応速度が低下し、80℃以上ではシュウ酸イオンと反応するはずのMnO₄⁻イオンが液内に形成されるMnSO₄によって中間酸化型物質に還元されるといわれている。

フローチャート

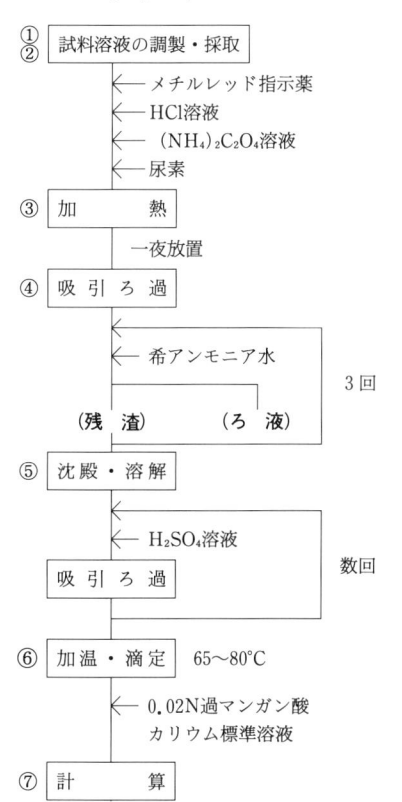

① ② 試料溶液の調製・採取
　　　← メチルレッド指示薬
　　　← HCl溶液
　　　← （NH₄）₂C₂O₄溶液
　　　← 尿素
③ 加　　熱
　　　― 一夜放置
④ 吸引ろ過
　　　← 希アンモニア水　　3回
　　（残　渣）　　（ろ　液）
⑤ 沈殿・溶解
　　　← H₂SO₄溶液
　　吸引ろ過　　　　数回
⑥ 加温・滴定　65～80℃
　　　← 0.02N過マンガン酸カリウム標準溶液
⑦ 計　　算

2 ──── 干渉抑制剤添加‐原子吸光法

ほとんどの食品に適用できる。

〔原　理〕

　溶液を直接ネブライザーで吸入し霧状にして、アセチレン‐空気フレームに導入し、カルシウム（Ca）の共鳴線の吸光度を測定する。

〔主な器具および装置〕

　①原子吸光測定装置、②Ca用中空陰極ランプ、③アセチレン‐空気フレーム

〔試　薬〕

①Ca標準原液：市販の原子吸光分析用標準原液を用いるか、炭酸カルシウム（標準試薬）を130℃で数時間乾燥後、2.497gを1％HCl溶液で溶かして1ℓに定容する（1,000μg/mℓ）。ポリエチレンあるいはポリプロピレン製ビンに保存する。

②検量線作成用Ca標準溶液：標準原液を適宜1％HClで希釈し1～20μg/mℓの溶液数点を調製する。未知試料溶液に添加したのと同じランタンまたはストロンチウム濃度になるよう定容し、ポリエチレンまたはポリプロピレン製ビンに保存する。

③ランタン(La)溶液：塩化ランタン‐0.1N HCl溶液（原子吸光分析用）、ランタンとして10±0.3％(w/v)のものを用いる。

④ストロンチウム(Sr)溶液：干渉抑制剤の塩化ストロンチウム溶液（原子吸光分析用）、ストロンチウムとして10±0.1％のものを用いるか、塩化ストロンチウム六水和物（$SrCl_2・6H_2O$）15.215gを1％HCl溶液に溶解して100mℓに定容する（ストロンチウムとして5％）。

〔操作法〕

①試料溶液の調製：乾式灰化法にしたがい、1％HCl試料溶液を調製する。

②定　容：1％HCl試料溶液の適量を、Ca濃度が検量線の濃度範囲になるように希釈・定容する。P/Ca比が0～10の食品ではSrを3,000μg/mℓ、P/Ca比が10～20の食品ではSrを6,000μg/mℓ、P/Ca比20～60の食品ではLaを10,000μg/mℓになるように干渉抑制剤を添加し、1％HClで定容する。

③測　定：測定波長は422.7nmで行い、他はナトリウムの測定法に準ずる（p.73）。

④検量線作成：検量線作成用Ca標準溶液を用い同様に操作し、検量線を作成する。

⑤計　算：検量線から試料溶液中のカルシウム濃度を求め、試料100g中のカルシウム濃度を求める。

$$カルシウム(mg/100g) = \frac{A \times V \times d}{W \times 1,000} \times 100$$

A：検量線から求めた試料溶液中のカルシウム濃度（μg/mℓ）
V：試料溶液の全量（mℓ）
d：希釈倍数
W：試料採取量（g）

―――コラム―――
　Caはアセチレン－空気フレーム中では試料に含まれるリン酸と耐火性の化合物を生成するために減感干渉を受ける。この干渉はマグネシウム（Mg）によってさらに増大する。これを制御するために、カルシウムよりもリン酸と耐火性化合物をつくりやすいランタンあるいはストロンチウムを高濃度に含む試料溶液として測定する。

③　ナトリウムの定量

　食品中のナトリウム（Na）は、加工食品には塩化ナトリウム（NaCl）などの調味料の添加により多く含まれるが、原材料的食品（NaClおよびNa含有化合物を添加していない食品）には少ない。「五訂日本食品標準成分表」では、磁器やガラス器具などからのNaの混入を避けるため、試料を灰化せず、粉枠あるいはホモゲナイザーで均質化し、これをポリエチレン製ビンに採取し、1％塩酸（HCl）溶液で抽出後、そのろ液中のNaを原子吸光法により測定する方法を採用している。学生実験で汎用されている塩素イオンを硝酸銀溶液で滴定し、存在する塩素イオンを測定して計算によってNaCl量を求めるモール法は、第3章（p.179）で述べる。ここでは、原子吸光法について述べる。

1――原子吸光分析法
〔原　理〕
　溶液を直接ネブライザーで吸入し霧状にして、アセチレン－空気フレームに導入し、ナトリウム（Na）の共鳴線の吸光度を測定する。

〔主な器具および装置〕
　①原子吸光測定装置、②Na用中空陰極ランプ、③アセチレン－空気フレーム

〔試　薬〕
①Na標準原液：市販の原子吸光分析用標準原液を用いるか、塩化ナトリウム（NaCl）（標準試薬）を130℃で数時間乾燥後、2.541gをイオン交換水（電気抵抗10MΩ以上のもの）で溶かして1ℓに定容する（1,000μg/mℓ）。ポリエチレンあるいはポリプロピレン製ビンに保存する。
②検量線作成用Na標準溶液：標準原液を適宜イオン交換水で希釈して、1〜20μg/mℓの標準溶液各100mℓを6点調製する（例えば、1、2、5、10、15、20μg/mℓ）。ポリエチレンあるいはポリプロピレン製ビンに保存する。

〔操作法〕
①試料溶液の調製：希酸抽出法にしたがい、1％HCl溶液を調製する。
②測　定：測定マニュアルにしたがって測定準備操作を行い、高濃度の標準溶液（100μg/mℓ程度）を噴霧して、測定波長を589.0nmにあわせる。水を噴霧して

バーナーを洗った後、検量線用標準溶液（4～6点）を低濃度のものから順次噴霧して吸光度を測定し、検量線を作成する。なお、吸光度測定後には必ず水を噴霧しバーナーを洗ってから次の溶液を噴霧する。次に、試料溶液を噴霧して測定を行う。最後に、最も高濃度の標準溶液（この場合は、20μg/ml）を噴霧して、吸収感度のドリフトを補正する。最終的に正しい値がリストアップされる。

③計　算：検量線から試料溶液中のナトリウム濃度を求め、試料100g中のナトリウム濃度を求める。

$$\text{ナトリウム}(\text{mg}/100\text{g}) = \frac{A \times V \times d}{W \times 1,000} \times 100$$

A：検量線から求めた試料溶液中のナトリウム濃度（μg/ml）
V：試料溶液の全量（ml）
d：希釈倍数
W：試料採取量（g）

④ リンの定量

リン酸イオンの測定にはモリブデンブルー吸光光度法やバナドモリブデン酸吸光光度法などが一般に用いられている。食品中のリン含有量は少ないものから多いものまで幅があるため、「五訂日本食品標準成分表」では、試料を灰化して塩酸（HCl）溶液とした後、バナドモリブデン酸吸光光度法により測定する方法を採用している。なお、本書では、前記二つの方法について述べる。

1 ── モリブデンブルー吸光光度法

〔原　理〕

酸性条件下でリン酸イオンは過剰のモリブデン酸塩（$Na_2MoO_4 \cdot 2H_2O$）を加えると、モリブドリン酸塩を定量的に生成し、これを適当な還元剤で還元すると、濃青色のモリブデンブルーを生じる。この呈色は極めて鋭敏で、リン酸イオンの濃度に比例するので分光光度計による測定ができる。

〔主な器具および装置〕

①共栓試験管（目盛付）、②ピペット類、③分光光度計、④吸収セル

〔試　薬〕

① 1％塩酸（HCl）溶液：HCl（36％、比重1.18）2.35mlを水に加え100mlにする。
② 2％水酸化ナトリウム（NaOH）溶液（w/v）
③ モリブデン酸—アスコルビン酸試薬：A液25mlとB液10mlを混合後、水を加えて100mlとする。使用直前に調製する。
　A液：水300mlに硫酸140mlを加えて室温まで冷却した後、モリブデン酸ナトリウム（（$Na_2MoO_4 \cdot 2H_2O$）12.5gを溶解し、500mlに定容する。

B液：アスコルビン酸5gを水に溶解し100mlに定容する（使用時調製）。

④リン標準溶液（0.01mg/ml）：リン酸二水素カリウム（KH_2PO_4）を105℃で2時間乾燥後、0.4394gを採取して1ℓのメスフラスコに入れ、1％HClで溶解し定容する。次に、この溶液10mlをとり、1％HClを加えて100mlとする。

〔操作法〕

① 試料溶液の調製：リン（P）として1～10mgを含む試料を正確に秤量し、乾式灰化法により1％HCl試料溶液を調製する（灰化温度を500℃以上で処理するとリンが飛散してしまうおそれがあるため、注意を要する）。

② 試料溶液発色：共栓試験管（目盛付）中で表2-3の順序にしたがって発色させ、吸光度を測定する。試料溶液はリン量として0.001～0.01mgを採取する。

③ リン標準溶液発色：リン標準溶液を用いて、0.001～0.015mg/10mlの濃度範囲でいくつかの点（4点程度）をとり発色させ823nmにおける吸光度を測定する。

④ 検量線作成：エクセルを用いてデータを入力して検量線を作成する（下のグラフ参照）。

⑤ 計 算：検量線から試料溶液中のリン濃度を求め、試料100g中のリン量を計算する。

表2-3　モリブデンブルー吸光光度法によるリンの定量操作法

添　加	共栓試験管（目盛付）番号					
	1（対照）	2	3	4	5	6（試料）
①リン標準溶液（0.01mg/ml）	―	0.3	0.6	0.9	1.2	
②試料溶液						計算量
③1％HCl	1％HClを加え、液量を約1mlにする						
④2％NaOH溶液	2％NaOHで中和する*						
⑤H_2O	水を加え、液量を5mlにする						
⑥モリブデン酸-アスコルビン酸試薬	4.0ml →						
	細く切ったろ紙をはさんで栓をし、沸騰水浴中で15分間加熱し、水道水で20～30℃まで冷却する						
⑦H_2O	水を加え、全量を10ml**とし、対照に対して823nmの吸光度を測定する						
リン濃度（mg/10ml）	―	0.03	0.06	0.09	0.12	

* 指示薬として0.1％フェノールフタレイン溶液1滴を加え、溶液が微紅色になるまで2％NaOH溶液を加える。次に、希硝酸を加え無色に戻す（NaOH溶液の入れ過ぎには注意する）。
** 50mlメスフラスコを用い、全量を5倍にして定量することもできる。

$$リン（mg/100g） = A \times \frac{V}{v} \times \frac{100}{W}$$

A：検量線から求めた試料溶液中のリン量（mg）
V：試料溶液の全量
v：試料溶液の採取量（ml）
W：試料の採取量（g）

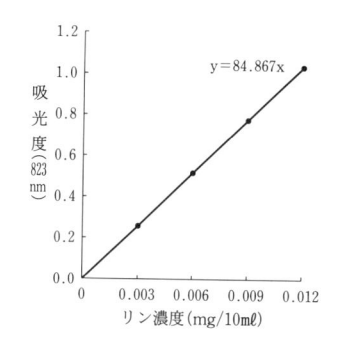

（グラフ：y = 84.867x、横軸：リン濃度（mg/10ml）、縦軸：吸光度（823nm））

コラム

青色の発色はオルトリン酸（正リン酸）のみで、ピロリン酸、ポリリン酸は発色しないが、食品を灰化後、塩酸を加えて蒸発乾固し再び溶解することにより、オルトリン酸に変化する。

---

2 ── バナドモリブデン酸吸光光度法

この方法はモリブデンブルー吸光光度法と比較して感度は劣るが、操作が簡単で再現性がよいので適応範囲が広い。

〔原　理〕

灰化試料溶液にバナドモリブデン酸試薬を加えると、オルトリン酸はリンモリブデン酸になる。これがバナジン酸と結合してモリブディバナドリン酸を生成して黄色を呈するのでその色の強度を分光光度計で測定する。

〔主な器具および装置〕

①目盛試験管、②ピペット類、③分光光度計、④吸収セル

〔試　薬〕

①１％塩酸（HCl）溶液：塩酸（36％、比重1.18）2.35mlを水に加え100mlにする。
②２％（w/v）水酸化ナトリウム（NaOH）溶液
③バナドモリブデン酸試薬
　Ａ液：モリブデン酸アンモニウム四水和物（$(NH_4)_2MoO_4 \cdot 4H_2O$）27gを熱水200mlで溶解し、冷却する。
　Ｂ液：メタバナジン酸アンモニウム（NH_4VO_3）1.12gを熱水125mlで溶解後冷却し、次いで硝酸250mlを徐々に加えて混和する。
　Ｂ液中にＡ液を撹拌しながら徐々に加えて混和後に冷却し、水を加えて１ℓにする（この溶液は黄色であるが比色には差し支えない）。
④リン標準溶液（0.1mg/ml）：リン酸二水素カリウム（KH_2PO_4）を105℃で２時間乾燥後、0.4394gを採取して１ℓのメスフラスコに入れ、１％HClで溶解し定容する。

〔操作法〕

①試料溶液の調製：モリブデンブルー吸光光度法（p.74）参照。
②試料溶液発色：目盛試験管の中で表２－４に示した順序にしたがい発色させ410nmでの吸光度を測定する。試料溶液はリン量として0.05〜0.1mgを採取する。
③リン標準溶液発色：リン標準溶液を用いて0.01〜0.20mg/10mlの濃度範囲でいくつかの点（4点程度）をとり発色させ吸光度を測定する。
④検量線作成：エクセルを用いてデータを入力して検量線を作成する（p.77 グラ

フ参照)。

⑤**計　算**：検量線から試料溶液中のリン濃度を求め、試料100g中のリン量を計算する。

$$リン（mg/100g） = A \times \frac{V}{v} \times \frac{100}{W}$$

A：検量線から求めた試料溶液中のリン量（mg）
V：試料溶液の全量（mℓ）
v：試料溶液の採取量（mℓ）
W：試料の採取量（g）

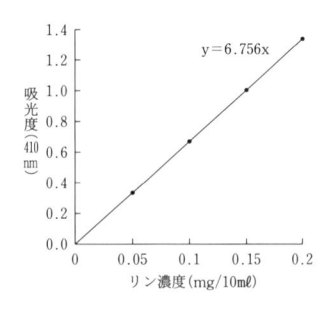

（グラフ：y = 6.756x、横軸 リン濃度(mg/10mℓ)、縦軸 吸光度 410nm）

表2－4　バナドモリブデン酸吸光光度法によるリンの定量操作法

添　加	目盛試験管					
	1（対照）	2	3	4	5	6（試料）
①リン標準溶液（0.1mg/mℓ）	－	0.5	1.0	1.5	2.0	
②試料溶液						計算量
③1％HCl	1％HClを加え、液量を約2mℓにする					
④2％NaOH溶液	2％NaOHで中和する*					
⑤H₂O	水を加え、液量を6～7mℓにする					
⑥バナドモリブデン酸試薬	2.0mℓ　→					
⑦H₂O	水を加え、全量を10mℓ**とし、よく混和する 30分間放置後、対照に対して410nmの吸光度を測定する					
リン濃度（mg/10mℓ）	－	0.05	0.10	0.15	0.20	

* 指示薬として0.1％フェノールフタレイン溶液1滴を加え、溶液が微紅色になるまで2％NaOH溶液を加える。次に、希硝酸を加え無色に戻す(NaOH溶液の入れ過ぎには注意する)。
** 50mℓメスフラスコを用い、全量を5倍にして定量することもできる。

――― ワンポイント　アドバイス ―――

リン含量の多い試料は乾式灰化すると、黒色の炭素粒が残存することがある。この場合、試料溶液に硝酸を少量加えて煮沸するか、湿式分解法を用いてすべてのリンをオルトリン酸に変化させる必要がある。食品を灰化後、塩酸を加えて蒸発乾固し再び溶解することにより、ピロリン酸やポリリン酸はオルトリン酸に変化する。

5　鉄の定量

「五訂日本食品標準成分表」では、試料を灰化して塩酸（HCl）溶液とし、1,10-フェナントロリン吸光光度法（食塩含量が高い食品）および原子吸光法（食塩含量5％以下の食品）により鉄量を求めている。

1 ―― 1,10-フェナントロリン吸光光度法

〔原　理〕

2価の鉄(Fe^{2+})　1原子はpH3～9の範囲において、3分子の1,10-フェナントロ

リン（O-フェナントロリン）と結合してオレンジ色の安定な錯化合物（[Fe($C_{12}H_8N_2$)$_3$]$^{2+}$）を生成する。この呈色度は鉄の濃度に比例するので吸光度を測定して定量することができる。発色の最適pHは3.5である。この方法の感度は非常に高く鉄1μgまで測定できる。発色は1時間で安定し、以後48時間まで変化しない。

食品中の鉄量をこの方法で測定するには、酸性の灰化試料に還元剤を加えてFe^{2+}に還元しておくことが必要である。

〔主な器具および装置〕
①目盛試験管、②ピペット類、③分光光度計、④吸収セル

〔試　薬〕
① BPB指示薬：ブロムフェノールブルー0.05gを乳鉢に入れて0.05N NaOH溶液1.5mlを加えてよく練り、水125mlを加えて希釈する。ポリエチレンあるいはポリプロピレン製ビンに保存する。
② クエン酸三ナトリウム溶液：クエン酸三ナトリウム二水和物（$Na_3C_6H_5O_7・2H_2O$）50gを水200mlに溶解し、ポリエチレンあるいはポリプロピレン製ビンに入れ、冷暗所に保存する。
③ 1,10-フェナントロリン溶液：1,10-フェナントロリン塩酸塩－水和物（$C_{12}H_8N_2・HCl・H_2O$）0.5gを100mlの水に溶解し、ポリエチレンあるいはポリプロピレン製ビンに入れ、冷暗所に保存する。
④ L-アスコルビン酸溶液：L-アスコルビン酸を水に溶解し、約1％の溶液とする。使用時に調製する。
⑤ 鉄標準溶液（0.02mg/ml）：硫酸鉄（Ⅱ）アンモニウム（モール塩）（$(NH_4)_2Fe(SO_4)_2・6H_2O$）0.7021gを1％HClに溶解し1ℓに定容する。つぎに、この溶液10mlをとり1％HCl溶液を加えて50mlにする。

〔操作法〕
① 試料溶液の調製：Feとして1mgを含む試料を正確に秤量し、乾式灰化法にしたがい1％HCl溶液を調製する。
② 予備試験：発色の最適pH（pH＝3.5）の溶液にするため、表2－5に示した順にしたがって予備試験を行い添加するクエン酸三ナトリウム溶液の量を決定する。
③ 試料溶液発色：目盛試験管中で表2－5の順序にしたがい発色させ、510nmにおける吸光度を測定する。試料溶液はFe量として0.01〜0.06mgの範囲で採取する。
④ 鉄標準溶液発色：鉄標準溶液を用いて0.01〜0.06mg/10mlの範囲でいくつかの点（4点程度）をとり発色させ吸光度を測定する。
⑤ 検量線作成：エクセルを用いてデータを入力して検量線を作成する（p.79 グラフ参照）。
⑥ 計　算：検量線から試料溶液中の鉄濃度を求め試料100g中の鉄量を計算する。

$$鉄（mg/100g）= A \times \frac{V}{v} \times \frac{100}{W}$$

A：検量線から求めた試料溶液中の鉄量（mg）
V：試料溶液の全量（mℓ）
v：試料溶液の採取量（mℓ）
W：試料の採取量（g）

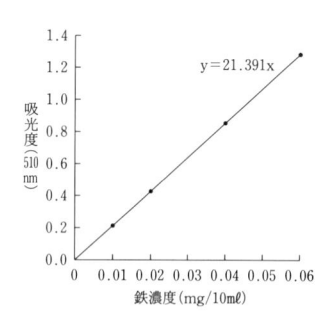

表2-5　1,10-フェナントロリン吸光光度法による鉄の定量操作法

予備試験　添加	目盛試験管番号（pH調製用対照液）					
	1（対照）	2	3	4	5	6（試料）
①試料溶液						計算量
②1％HCl	1％HClを加え、液量を4mℓにする →					
③BPB指示薬	2滴 →					
④クエン酸三ナトリウム溶液	ビュレットから滴下する。終点　黄色→くすんだ黄緑色（pH3.5～4.0）滴下量（v）を記録する					
	v₁	v₂	v₃	v₄	v₅	v₆

定量操作　添加	目盛試験管番号					
	1（対照）	2	3	4	5	6（試料）
①鉄標準溶液（0.02mg/mℓ）	－	0.5	1.0	2.0	3.0	
②試料溶液						計算量
③1％HCl	1％HClを加え、液量を4mℓにする →					
④L-アスコルビン酸溶液	0.4mℓ →					
	よく混和し、しばらく放置する					
⑤1,10-フェナントロリン溶液	0.8mℓ →					
⑥クエン酸三ナトリウム溶液*	v₁	v₂	v₃	v₄	v₅	v₆
⑦H₂O	水を加え、全量を10mℓ**とし、よく混和する					
	1時間放置後、対照に対して510nmの吸光度を測定する					
鉄濃度（mg/10mℓ）	－	0.01	0.02	0.04	0.06	

＊　予備試験の結果と同じ液量を滴下し、混和する。
＊＊25mℓメスフラスコを用い、全量を2.5倍にして定量することもできる。

ワンポイント　アドバイス

　1,10-フェナントロリンと鉄の錯化合物はpH3～8において安定であるが、そのうちpH3.5付近が最も他の共存物質の影響を受けない。したがって、pHが3.5より少し高くなるのは差し支えないが、3以下にならないようにする。

2――原子吸光法

　調製した試料溶液中の鉄量が0.5μg/mℓ以上となる食品で、食塩含量が5％以下の食品に適用する。

〔原　理〕
　鉄はフレーム原子吸光法で中程度の感度で測定できる元素である。溶液を直接ネブライザーで吸入し霧状にして、アセチレン－空気フレームに導入し、鉄（Fe）の共鳴線の吸光度を測定する。

〔主な器具および装置〕
　Fe用中空陰極ランプの他は、ナトリウムの原子吸光法に準ずる（p.73参照）。

〔試　薬〕
　①Fe標準原液：市販の原子吸光分析用標準原液を用いるか、硫酸鉄（Ⅱ）アンモニウム（モール塩、$(NH_4)_2Fe(SO_4)_2・6H_2O$）3.511gを1％HCl溶液で500mlに定容する（1,000μg/ml）。ポリエチレンあるいはポリプロピレン製ビンに保存する。
　②検量線作成用Fe標準溶液：標準原液を適宜1％HCl溶液で希釈して、0.5〜5μg/mlの標準溶液を調製する。ポリエチレンあるいはポリプロピレン製ビンに保存する。

〔操作法〕
　①試料溶液の調製：1,10-フェナントロリン吸光光度法に準ずる（p.77参照）。
　②測　定：測定波長を248.3nmにあわせ、他はナトリウムの測定法に準ずる（p.73参照）。
　③計　算：検量線から試料溶液中の鉄濃度を求め、試料100g中の鉄量を計算する。

$$鉄（mg/100g）= \frac{A \times V \times d}{W \times 1,000} \times 100$$

　　　A：検量線から求めた試料溶液中の鉄濃度（μg/ml）
　　　V：試料溶液の全量（ml）
　　　d：希釈倍数
　　　W：試料採取量（g）

6　カリウムの定量

　「五訂日本食品標準成分表」では、共存物の干渉を受けにくく、正確さにおいて優れている原子吸光法での測定を採用している。

〔原　理〕
　溶液を直接ネブライザーで吸入し霧状にして、アセチレン－空気フレームに導入し、カリウム（K）の共鳴線の吸光度を測定する。

〔主な器具および装置〕
　K用中空陰極ランプの他は、ナトリウムの原子吸光法に準ずる（p.73）。

〔試　薬〕
①K標準原液：市販の原子吸光分析用標準原液を用いるか、塩化カリウム（KCl標準試薬）を130℃で数時間乾燥後、1.907gを1％HCl溶液に溶かして1ℓに定容する（1,000μg/mℓ）。ポリエチレンあるいはポリプロピレン製ビンに保存する。
②検量線作成用K標準溶液：標準原液を適宜1％HClで希釈して、1～20μg/mℓの標準溶液各100mℓを数点調製する。KはNaによって干渉を受けるので、それぞれの標準溶液にNa濃度が200μg/mℓになるように添加する。ポリエチレンあるいはポリプロピレン製ビンに保存する。

〔操作法〕
①試料溶液の調製：希酸抽出法にしたがい1％HCl試料溶液を調製する。検量線作成用K標準溶液と同様、Na濃度が200μg/mℓになるようNa標準溶液を添加する。
②測　定：測定波長を766.5nmにあわせ、他はナトリウムの測定法に準ずる（p.73）。
③計　算：検量線から試料溶液中のカリウム濃度を求め、試料100g中のカリウム濃度を計算する。

$$カリウム（mg/100g）= \frac{A \times V \times d}{W \times 1,000} \times 100$$

A：検量線から求めた試料溶液中のカリウム濃度（μg/mℓ）
V：試料溶液の全量（mℓ）
d：希釈倍数
W：試料採取量（g）

―― コラム ――
Kに対するNaの影響は、Na濃度が200～500mg/ℓの範囲で一定である。この濃度範囲を不変干渉領域とよんでいる。KをNa共存のもとで定量するには、試料中のNa濃度をこの範囲に入るようにする。この不変干渉領域内で描いた検量線から正確に求めることができる。

8　ビタミンの定量

1　ビタミンAの定量

ビタミンAは生理作用を示す脂溶性の物質であり、「五訂日本食品標準成分表」では、レチノール（μg）、カロテン（μg）、レチノール当量（μg）で表示されている。ここでは「五訂日本食品標準成分表」に採用されているレチノールの定量法である高速液体クロマトグラフィー（HPLC：High performance liquid chromatography）を取り上げる。なお、β-カロテンの吸光度法による定量は第3章（p.121）に記載してある。

〔原　理〕
　レチノールは動物性食品の脂肪の不けん化物中に、脂肪酸エステルとして存在しているため、アルカリによりけん化処理をして不けん化物を分離・抽出してHPLCで定量する。

〔主な器具および装置〕
　①HPLC装置（紫外部吸収検出器付）、②遠心分離器、③共栓付褐色試験管、④褐色遠心管、⑤褐色ナス型フラスコ、⑥ロータリーエバポレーター、⑦恒温水槽

〔試　薬〕
　①レチノール標準溶液：パルミチン酸レチノール約400mgを後述の試料と同様にけん化し、不けん化物を抽出し、溶媒を留去後、レチノールを得る。レチノールを2-プロピルアルコールで希釈し、レチノール濃度2～3μg/mlとし、325nmの吸光度を測定して、次式よりレチノール濃度を求める。

　　　　レチノール濃度（μg/ml）＝ $E \times 549/100$

　　　　E：325nmにおける吸光度（対照：2-プロピルアルコール・1cmセル）
　②1％塩化ナトリウム(NaCl)溶液、③3％ピロガロール・エチルアルコール溶液、④60％水酸化カリウム(KOH)溶液、⑤酢酸エチル-n-ヘキサン混液（1：9V/V）、⑥エチルアルコール、⑦HPLC移動相：水-メチルアルコール混液（8：92V/V）

〔操作法〕
　①試料の精秤・けん化：試料約1gを共栓付褐色試験管にはかりとり、1％NaCl溶液0.5ml、3％ピロガロール・エチルアルコール溶液10ml、60％KOH溶液1mlを加え、70℃の恒温水槽においてガラス棒で時々攪拌しながら30分間加熱してけん化する。
　②抽　出：冷水中で冷却後、けん化液に1％NaCl溶液22.5mlを加え、酢酸エチル-n-ヘキサン混液15mlを加える。
　③振とう：振とう器で5分間振り、遠心分離後、ピペットで溶媒層（上層）を褐色ナス型フラスコに移す。
　④水　層：水層(下層)に酢酸エチル-n-ヘキサン混液15mlを加え抽出する（2回）。
　⑤溶媒留去：溶媒層をあわせて、40℃で溶媒をロータリーエバポレーターにより減圧留去する。
　⑥試験溶液調製：エチルアルコールを加えて試料を溶解し、レチノールとして約0.3μg/mlとなるように希釈してHPLCの試験溶液とする。
　⑦HPLC装置に注入：試験溶液20μlを後述の条件で装置のインジェクターに注入し、レチノールのピーク面積を測定する。HPLCの条件は以下の通りとする。
　　カラム：ODS系カラム（4.6i.d.×150mm）　　**移動相**：水-メチルアルコール混液
　流速：1.0ml/分　**温度**：35℃　**波長**：325nm

第2章 食品成分の定量分析

フローチャート

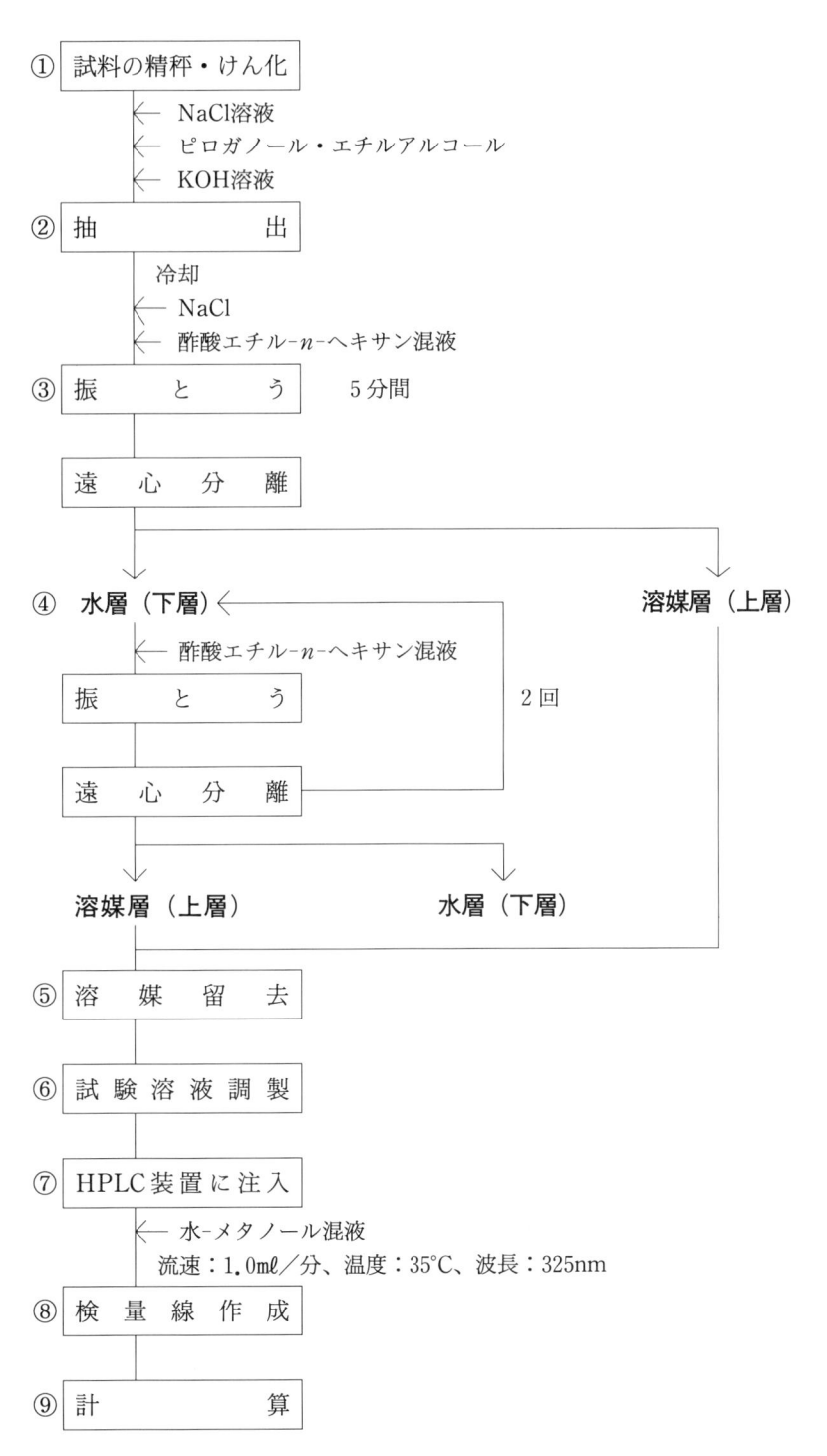

① 試料の精秤・けん化
　← NaCl溶液
　← ピロガノール・エチルアルコール
　← KOH溶液

② 抽　　　　出
　冷却
　← NaCl
　← 酢酸エチル-n-ヘキサン混液

③ 振　と　う　　5分間

　遠　心　分　離

④ 水層（下層）　　　　　　　溶媒層（上層）
　← 酢酸エチル-n-ヘキサン混液
　振　と　う　　　　2回
　遠　心　分　離

　溶媒層（上層）　　　　水層（下層）

⑤ 溶　媒　留　去

⑥ 試　験　溶　液　調　製

⑦ HPLC装置に注入
　← 水-メタノール混液
　流速：1.0mL／分、温度：35℃、波長：325nm

⑧ 検　量　線　作　成

⑨ 計　　　　算

⑧検量線作成：レチノール標準溶液（0.1～0.7μg/ml）20μlを注入し、検量線を作成する。

⑨計　算：検量線より試料中のレチノール量を求め、試料100g中のレチノール量（μg）を求める。

$$レチノール（μg/100g）= A \times D \times \frac{100}{S}$$

A：検量線より求めた試験溶液中のレチノール量（μg/ml）
D：試験溶液の総量（ml）
S：試料の採取量（g）

―――― ワンポイント　アドバイス ――――
抽出後、共存する妨害物質がある場合は、アルミナカラムによる精製操作を行った後、HPLCを行う。ただし、クロマトグラム上でレチノールピークと共存物質のピークが重ならなければ、この精製操作は省略した方が定量精度がよい。

2　ビタミンB_1の定量

ビタミンB_1はサイアミン（チアミン）と呼ばれ、天然には遊離型と結合型が存在する。総ビタミンB_1を定量する場合には、あらかじめ前処理を行い、結合型を遊離型にしておく必要がある。食品のビタミンB_1の定量にはB_1の蛍光を測定する方法のチオクローム蛍光法とB_1を多量に含む場合の定量に適しているジアゾ法が知られているが、ここでは鋭敏で微量なビタミンB_1を感度よく定量できるチオクローム蛍光法を取り上げる。なお、「五訂日本食品標準成分表」ではHPLCで分析がなされている。

〔原　理〕

ビタミンB_1を抽出後、タカジアスターゼ処理により遊離型にかえ、パームチットカラム処理により精製して、強い蛍光物質であるチオクロームに変化させて蛍光を比色定量する。

ビタミンB_1塩酸塩　→（塩基性　酸化）→　チオクローム

〔主な器具および装置〕

①ビタミンB_1吸着用カラム：カラムの底にガラスウールを詰める。他方、パームチット約1.5gをビーカーにとり、水約20mlを入れ、軽く振り混ぜてパームチットに付着している気泡を除いた後、カラムに流し込む。次いで活栓を開いて水を流した後（つねにカラム操作中はパームチット層の上部には必ず少量の液があるようにする）、3％酢酸溶液10mlおよび水20mlをそれぞれ、1分間に1ml（約3秒

に1滴の割合)の流速で流す(図2－7参照)。
②共栓つき遠心沈殿管、③遠心分離器、④蛍光分光光度計

〔試　薬〕
①2.5％タカジアスターゼ溶液：ビタミンB_1定量用タカジアスターゼ0.5gを酢酸緩衝液(pH4.5)20mlに溶解し、遠心分離をして上澄み液を用いる(用時調製)。
②3％酢酸(CH_3COOH)溶液、③トルエン、④0.1N 硫酸(H_2SO_4)溶液
⑤4M 酢酸ナトリウム(CH_3COONa)溶液、⑥パームチット(ビタミンB_1定量用活性ビタチェンジ)
⑦酢酸緩衝液(pH4.5)：水1ℓに50％酢酸10mlと4M酢酸ナトリウム溶液20mlを加える。
⑧0.1N 塩酸(HCl)溶液
⑨25％塩化カリウム塩酸溶液(溶出液)：塩化カリウム(KCl)25gを0.1N HCl溶液に溶解して100mlにする。
⑩ビタミンB_1標準溶液(1μg/ml)：ビタミンB_1塩酸塩25mgを0.01N HCl溶液に溶解して100mlに定容し、褐色ビンに入れ冷蔵庫に保存する。使用時に0.01N HCl溶液で250倍に希釈する。
⑪1％ヘキサシアノ鉄(Ⅲ)酸カリウム($K_3[Fe(CN)_6]$)溶液：褐色ビンに入れ冷蔵庫に保存する。
⑫30％水酸化ナトリウム(NaOH)溶液
⑬n-ブチルアルコール(無蛍光)、⑭無水硫酸ナトリウム(無蛍光)

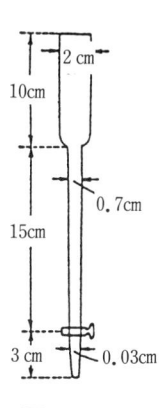

図2－7
吸着用カラム

〔操作法〕
①試料の精秤：試料数gを正確にはかりとり、必要ならば乳鉢またはホモゲナイザーで水約20mlで摩砕し、100ml三角フラスコに入れ0.1N H_2SO_4溶液50mlを加えよく混和する。これをときどきかき混ぜながら沸騰湯煎中で30分間加熱抽出して、冷却後4M 酢酸ナトリウム溶液でpH4～5に調整する。タカジアスターゼ溶液4mlを加えてよく振とうし、防腐剤としてトルエン5滴を加えて、37℃の定温器に入れ、一夜(約16時間)加水分解する。ただし、タンパク質が多い試料はプロテアーゼ処理、デンプンの多い試料は糊化した後酵素による糖化、ならびにB_1強化の試料はアルカリ分解が必要となる。
②加　熱：次いで、沸騰湯煎中で15分間加熱して酵素を失活させ、冷却後水を加えて100mlとする。
③遠心分離：遠心分離(3,000rpm、15分間)した上澄み液を試料溶液とする。
④カラムクロマトグラフィー：前処理した試料溶液の一定量(ビタミンB_1として約5μgを含む液量)をホールピペットを用いてカラムに静かにそそぎ、流速1ml/分でビタミンB_1を吸着させる。次いで、pH4.5の酢酸緩衝液5mlでカラムの内面を洗う。

⑤**水　洗**：カラムに吸着しないビタミンB₁以外の蛍光物質を除去するため、約50 mℓの沸騰水をカラムにそそぎ、1分間に3～4mℓ（1秒間に約1滴の割合）の流速で洗い流す。

⑥**脱　離**：カラムが熱いうちに沸騰した25％塩化カリウム塩酸溶液（溶出液）10mℓを加え、1秒間に1滴の割合で液が滴下するように活栓を調節し脱着液を25mℓメスフラスコに受ける。カラムに加えた溶出液がパームチットの上端まで達したら、再び沸騰した溶出液をそそいで、約25mℓの脱着液を得るまで溶出して活栓を閉じる。次いでメスフラスコを室温で冷却した後、正確に溶出液で25mℓとし、これを定量用試料液とする。

⑦**添加・主検・盲検**：ビタミンB₁は塩基性でK₃〔Fe(CN)₆〕により酸化されて蛍光を発するチオクロームになる。これは、水よりもブチルアルコールによく溶ける。共栓つき遠心分離管3本を(A)ビタミンB₁添加、(B)主検、(C)盲検用に用意する。これに表2－6の試薬を順次添加しながら、よく混ぜる。

表2－6　ビタミンB₁酸化に用いる試薬添加量（mℓ）

順　序	試　　　薬	添加(A)	主検(B)	盲検(C)
1	定量用試料液	5.0	5.0	5.0
2	ビタミンB₁標準溶液(1μg/mℓ)	1.0	—	—
3	水	—	1.0	1.0
4	1％K₃〔Fe(CN)₆〕溶液	0.2	0.2	—
5	水	—	—	0.2
6	30％NaOH溶液	3.0	3.0	3.0
7	ブチルアルコール（無蛍光）	15.0	15.0	15.0

⑧**遠心分離**：全部を加えた後、密栓して激しく1分間振る。次にこれを遠心分離（2,000rpm、2分間）し、上澄みのブチルアルコール層をパスツールピペットで、別の試験管に取り分ける。このブチルアルコール層は少し水を含んでいるので、これに脱水剤として無水硫酸ナトリウム1～2gを少量づつ添加して振り、静置して透明なブチルアルコール溶液を得る。

⑨**蛍光度測定**：ブチルアルコール溶液を蛍光測定用セルに入れ、蛍光光度計を用いて励起波長（Ex）375nm、蛍光波長（Em）430nmでその蛍光度を測定する。(A)ビタミンB₁添加の読みを100にあわせ、同一条件で(B)主検および(C)盲検の蛍光度を読み取り、それぞれの読みをa、b、cとする。

⑩**計　算**：蛍光度より試料100g中のビタミンB₁量を求める。

$$ビタミンB_1 (\mu g/100g) = D \times \frac{b-c}{a-b} \times \frac{25}{5} \times \frac{V_2}{V_1} \times \frac{100}{S}$$

D：添加ビタミンB₁量（μg）　　　a：ビタミンB₁添加の蛍光度
V₁：試料溶液の採取量（mℓ）　　b：主検の蛍光度
V₂：試料溶液全量（mℓ）　　　　c：盲検の蛍光度
S：試料の採取量（g）

フローチャート

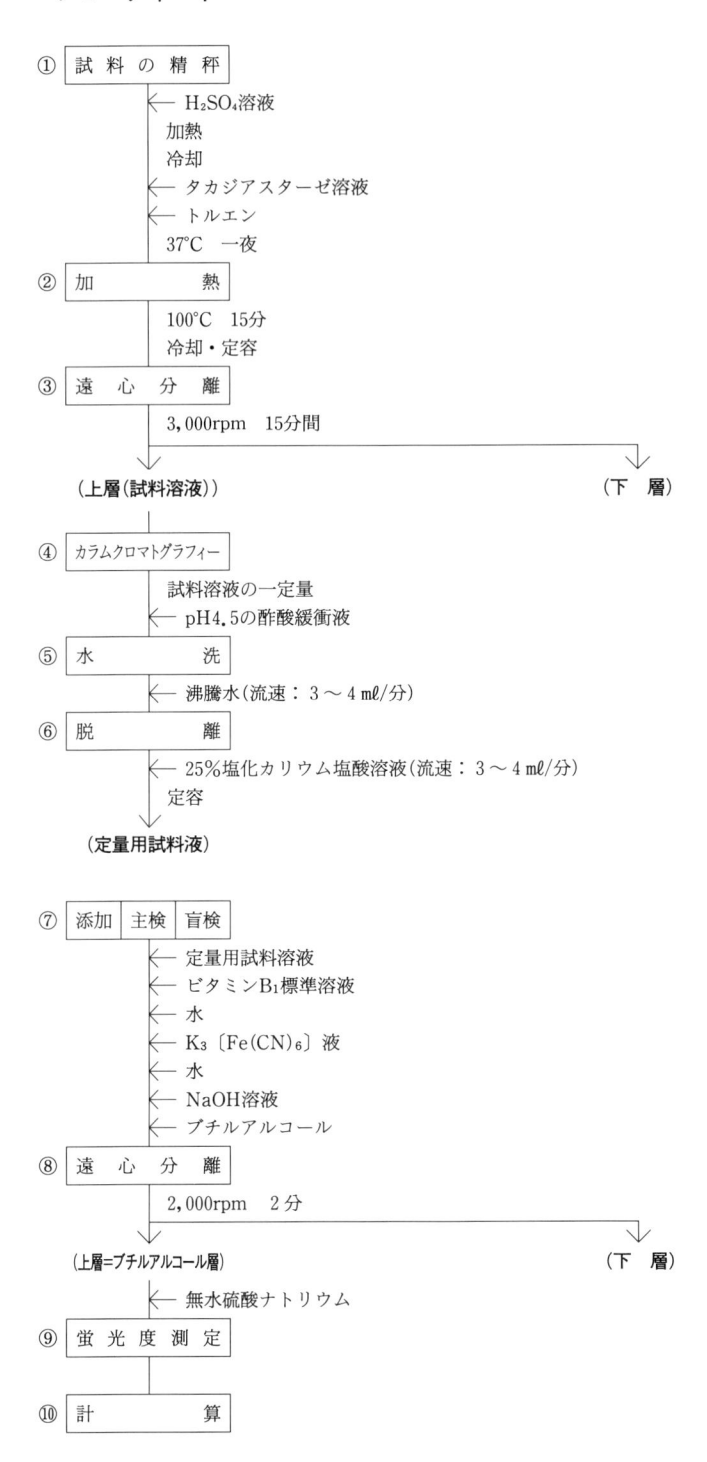

① 試料の精秤
　　← H_2SO_4溶液
　　　加熱
　　　冷却
　　← タカジアスターゼ溶液
　　← トルエン
　　　37℃　一夜

② 加　　熱
　　　100℃　15分
　　　冷却・定容

③ 遠　心　分　離
　　　3,000rpm　15分間

（上層（試料溶液））　　　　　　　　　（下　層）

④ カラムクロマトグラフィー
　　　試料溶液の一定量
　　← pH4.5の酢酸緩衝液

⑤ 水　　洗
　　← 沸騰水（流速：3〜4 mℓ/分）

⑥ 脱　　離
　　← 25％塩化カリウム塩酸溶液（流速：3〜4 mℓ/分）
　　　定容

（定量用試料液）

⑦ |添加|主検|盲検|
　　← 定量用試料溶液
　　← ビタミンB_1標準溶液
　　← 水
　　← $K_3[Fe(CN)_6]$液
　　← 水
　　← NaOH溶液
　　← ブチルアルコール

⑧ 遠　心　分　離
　　　2,000rpm　2分

（上層＝ブチルアルコール層）　　　　　（下　層）
　　← 無水硫酸ナトリウム

⑨ 蛍光度測定

⑩ 計　　算

ワンポイント　アドバイス

遊離型のみを定量する時はタカジアスターゼ処理は行わない。
アノイリナーゼ（V.B₁分解酵素）を含む食品はあらかじめアノイリナーゼを失活させておく必要がある。

---

③　ビタミンB₂の定量

　ビタミンB₂（リボフラビン）は食品中ではリボフラビンの他にエステル型のFAD（フラビンアデニンジヌクレオチド）、FMN（フラビンモノヌクレオチド）の形で存在するが、これらをあわせて総ビタミンB₂量としている。B₂の定量には微生物学的方法もあるが、理化学的方法として、B₂の蛍光を測定する方法のリボフラビン蛍光法、B₂を塩基性で光分解して蛍光(強)度の強いルミフラビン蛍光法があるが、ここではルミフラビン蛍光法と、「五訂日本食品標準成分表」で採用されているHPLCについて取り上げる。

1――ルミフラビン蛍光法

〔原　理〕

　B₂を塩基性で光をあてると光分解され、黄緑色の蛍光を発するルミフラビンが生成される。ルミフラビンを酸性下でクロロホルム抽出し、その蛍光を比色定量する。

　　　　　ビタミンB₂（リボフラビン）　　　　　ルミフラビン

〔主な器具および装置〕

①光分解装置（図2－8参照）
②共栓つき遠心沈殿管
③共栓つき試験管
④遠心分離器
⑤蛍光分光光度計
⑥ホモゲナイザー
⑦100mℓメスフラスコ
⑧100mℓ三角フラスコ

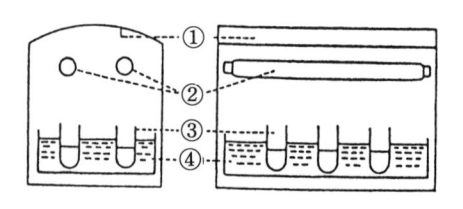

①反射鏡　②蛍光灯　③試験管　④写真現像用バット
図2－8　光分解装置（八木式）

〔試　薬〕
① 1 N 水酸化ナトリウム（NaOH）溶液
② クロロホルム（CHCl₃：蛍光のないもの）
③ 1％酢酸（CH₃COOH）溶液
④ 4％過マンガン酸カリウム（KMnO₄）溶液
⑤ 3％過酸化水素（H₂O₂）溶液
⑥ ビタミンB₂原液（100μg/mℓ）：ビタミンB₂10mgを精秤して、ビーカーに入れ、1％CH₃COOH溶液約20mℓを加え、60℃以下に加温して完全に溶解させ、その後1％CH₃COOHで100mℓに定容する。これを褐色ビンに入れ冷蔵庫に保存する。
⑦ ビタミンB₂標準溶液（0.1μg/mℓ）：ビタミンB₂原液を0.1μg/mℓになるように1％CH₃COOH溶液で希釈する（用時調製）。

〔操作法〕
① 試料の精秤：試料 1～2 gを100mℓ三角フラスコに正確にはかりとり、80℃の温水 3～5 mℓを加え、80℃の湯煎中で 5 分間加熱後、乳鉢またはホモジナイザーで摩砕し、水20mℓを加える。再び80℃の湯煎中で15分間加熱抽出し、冷却後水を加えて100mℓとする。ただし、脂肪の多い試料はあらかじめ脱脂しておく。タンパク質の多い試料は抽出後10％トリクロロ酢酸溶液を加えて除タンパクした後に定容する。デンプンの多い試料はビタミンB₁と同様タカジアスターゼ処理をする。また、ビタミンB₂以外の蛍光物質の多い試料(みそ、卵、茶、しいたけなど)は③の予浸を行う。
② 遠心分離：遠心分離（3,000rpm、15分間）した上澄み液を試料溶液とする。
③ 予　浸：共栓つき遠心分離管 2 本を用意する。これに表 2－7 の試薬を順次添加する。

表2－7　クロロホルム可溶性不純物の除去に用いる試薬添加量 (mℓ)

順序	試　　　薬	添加(A)	主検(B)
1	試料溶液	5.0	5.0
2	1％酢酸溶液	－	5.0
3	ビタミンB₂標準溶液（0.1μg/mℓ）	5.0	－
4	クロロホルム（無蛍光）	5.0	5.0

遠心分離管を密栓し、2～3 分間激しく振り共存する不純物をクロロホルム層へ移行させる。その後、遠心分離（1,000～1,500rpm、2 分間）し、上層の水層が浸出液となる。CHCl₃層に蛍光がなくなるまで繰り返す。
④ 添加・主検・盲検：共栓つき試験管 3 本を（A'）添加、（B'）主検、（C'）盲検用に用意し、表 2－8 の試薬を順次添加する。ただし、予浸をした場合はその浸出液を用いる。
⑤ 光照射：ビタミンB₂をルミフラビンに変化させるために、塩基性にして光を照

表2-8　ビタミンB₂の光分解に用いる試薬添加量 (mℓ)

予浸	順序	試薬	添加(A')	主検(B')	盲検(C')
なし	1	試料溶液	1.0	1.0	1.0
	2	1％酢酸溶液	—	1.0	1.0
	3	ビタミンB₂標準液（0.1μg/mℓ）	1.0	—	—
あり	(1)	予浸（添加A）浸出液	2.0	—	—
	(2)	予浸（主検B）浸出液	—	2.0	2.0
	4 (3)	1N 水酸化ナトリウム溶液	2.0	2.0	2.0

射する。(A')と(B')を光分解装置（10W、約20cm）を用いて約20℃で30分間、光を照射する。(C')は光分解を行わず、30分間暗所におく。各管に氷酢酸0.4mℓを加えて酸性にする。

⑥酸化・脱色：4％KMnO₄溶液0.5mℓを各管に加えて振り、1分間放置して酸化させる。次に過剰のKMnO₄を除去するために3％過酸化水素溶液を滴下して脱色する。

⑦クロロホルム抽出：各管にCHCl₃10mℓを加えて栓をし、激しく2分間上下に振りルミフラビンをCHCl₃に転溶させる。次に遠心分離（2,000rpm、5分間）し、下層のCHCl₃層を得る。

⑧蛍光度測定：CHCl₃溶液を蛍光測定用セルに入れ、蛍光光度計を用いて励起波長（Ex）445nm、蛍光波長（Em）530nmで蛍光度を測定する。(A')添加の読みを100にあわせ、同一条件で(B')主検および(C')盲検の読みをそれぞれa、b、cとする。

⑨計　算：検量線から注入した試験溶液（20mℓ）中のビタミンB₂量（μg）を求める。

$$\text{ビタミンB}_2\ (\mu g/100g) = D \times \frac{b-c}{a-b} \times \frac{V_2}{V_1} \times \frac{100}{S}$$

D：添加ビタミンB₂量（μg）　　　a：添加の蛍光度
V_1：試料溶液の採取量（mℓ）　　b：主検の蛍光度
V_2：試料溶液全量（mℓ）　　　　c：盲検の蛍光度
S：試料の採取量（g）

───── ワンポイント　アドバイス ─────
光分解時のアルカリ濃度は0.5N NaOH溶液が最適である。
盲検は光が入ってはならないので褐色の試験管を用いる。
蛍光測定時のクロロホルム層が透明でない場合は、ろ過する。

第2章 食品成分の定量分析

フローチャート

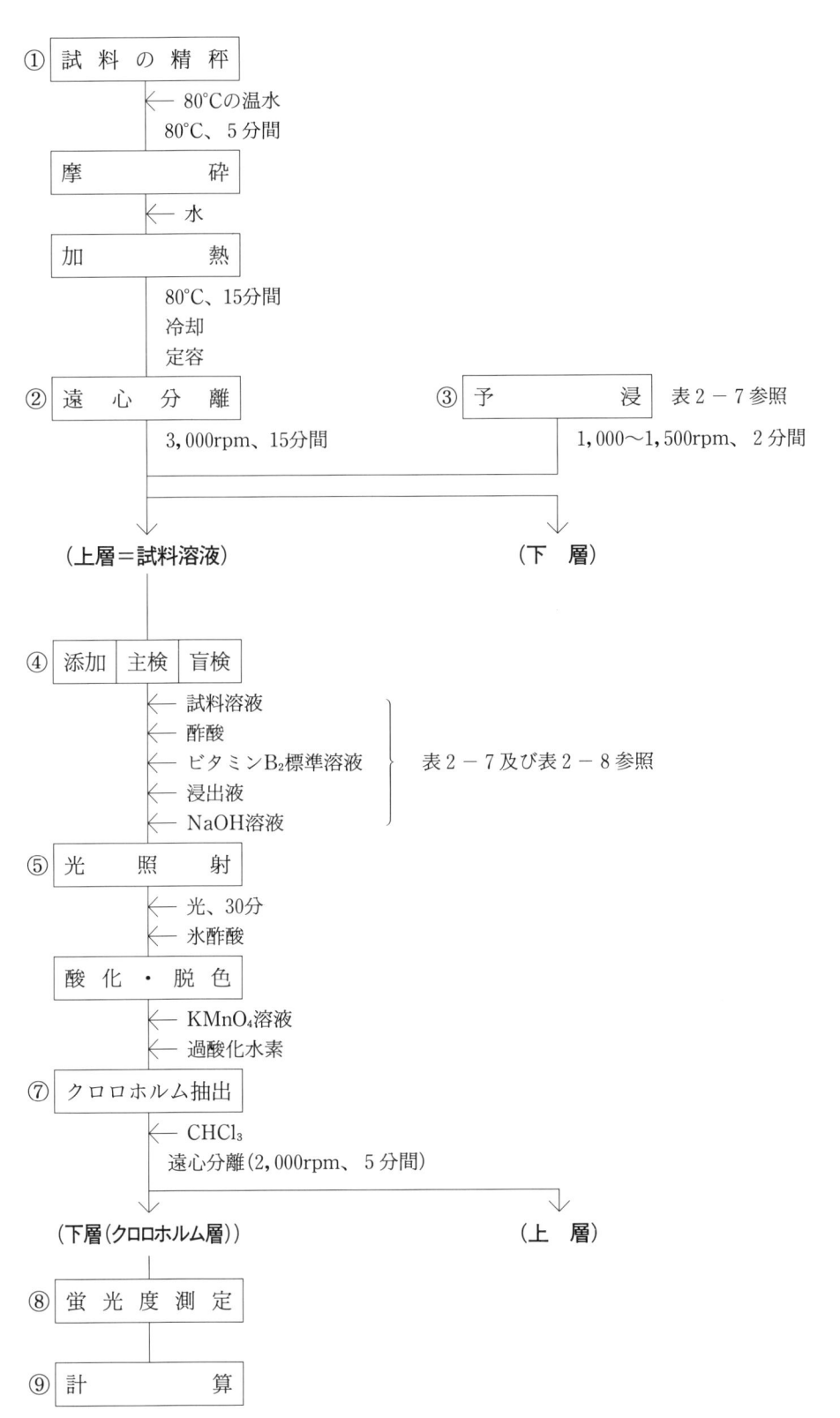

① 試料の精秤
  ← 80℃の温水
  80℃、5分間

摩砕
  ← 水

加熱
  80℃、15分間
  冷却
  定容

② 遠心分離   ③ 予浸   表2−7参照
  3,000rpm、15分間   1,000〜1,500rpm、2分間

(上層＝試料溶液)　　　　　　(下　層)

④ 添加 ｜主検｜盲検
  ← 試料溶液
  ← 酢酸
  ← ビタミンB_2標準溶液   表2−7及び表2−8参照
  ← 浸出液
  ← NaOH溶液

⑤ 光照射
  ← 光、30分
  ← 氷酢酸

酸化・脱色
  ← $KMnO_4$溶液
  ← 過酸化水素

⑦ クロロホルム抽出
  ← $CHCl_3$
  遠心分離(2,000rpm、5分間)

(下層(クロロホルム層))　　　　　　(上　層)

⑧ 蛍光度測定

⑨ 計算

2 ──── HPLC

〔原　理〕
　塩酸で加熱抽出した後、酵素分解処理によりビタミンB_2誘導体を遊離型として、HPLCで定量する。

〔主な器具および装置〕
　①HPLC装置（蛍光検出器付）、②遠心分離器、③遠心管、④湯煎器、⑤定温器

〔試　薬〕
　①0.1N塩酸（HCl）溶液
　②4M酢酸ナトリウム（CH_3COONa）溶液
　③酢酸緩衝液(pH4.5)：水1ℓに氷酢酸5mℓと4M CH_3COONa溶液20mℓを加える。
　④2.5％タカジアスターゼ溶液：ビタミンB_1定量用タカジアスターゼB0.5gを酢酸緩衝液(pH4.5)20mℓに溶解し、遠心分離をして上澄み液を用いる。
　⑤ビタミンB_2原液(50μg/mℓ)：ビタミン$B_2$50mgに氷酢酸4mℓを加え、温水を用いて完全に溶解させ、水で1ℓに定容し、褐色びんに入れ冷蔵庫で保存する。
　⑥ビタミンB_2標準溶液（1μg/mℓ）：ビタミンB_2原液2mℓを酢酸緩衝液(pH4.5)で100mℓに定容する（用時調製）。
　⑦HPLC用ビタミンB_2標準溶液：ビタミンB_2標準溶液2.0〜10.0mℓをそれぞれ酢酸緩衝液(pH4.5)で100mℓに定容して0.02〜0.10μg/mℓに調製する（用時調製）。
　⑧HPLC移動相：メタノール−酢酸緩衝液(pH4.5)(35：65V/V)

〔操作法〕
　①試料の精秤：試料約2〜3gを褐色びんにはかりとり、0.1N HCl溶液50mℓを加え、よく混和する。
　②加熱抽出：これを時々かき混ぜながら沸騰水浴中で15分間加熱抽出して、冷却後4M CH_3COONa溶液でpH4.5に調整する。2.5％タカジアスターゼ溶液5mℓを加えてよく振り、37℃の定温器に入れ、一夜(16時間)分解する。
　③定　容：水冷後、酢酸緩衝液(pH4.5)で100

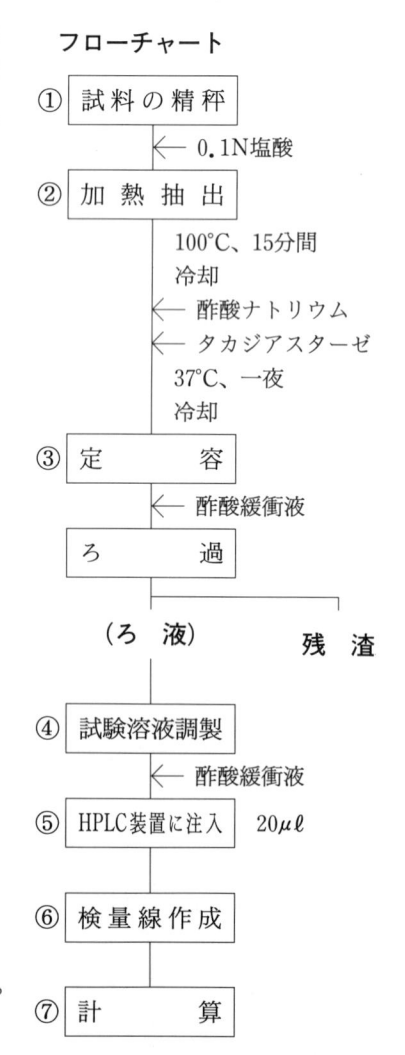

フローチャート
① 試料の精秤
　　← 0.1N塩酸
② 加熱抽出
　　100℃、15分間
　　冷却
　　← 酢酸ナトリウム
　　← タカジアスターゼ
　　37℃、一夜
　　冷却
③ 定　容
　　← 酢酸緩衝液
　ろ　過
　（ろ液）　　残渣
④ 試験溶液調製
　　← 酢酸緩衝液
⑤ HPLC装置に注入　　20μℓ
⑥ 検量線作成
⑦ 計　算

mlに定容し、ろ過後ろ液を試料溶液とする。
④試験溶液調製：ビタミンB₂濃度として約0.1μg/mlとなるように酢酸緩衝液(pH 4.5)で希釈して、HPLCの試験溶液とする。
⑤HPLC装置に注入：試験溶液20μlを下記の条件で装置のインジェクターに注入し、ビタミンB₂のピーク面積を測定する。HPLCの条件は以下の通りとする。

カラム：ODS系カラム（4.5i.d.×150mm）

移動相：メタノール‐酢酸緩衝液（pH4.5）

流速：1.0ml/分　温度：40℃　波長：励起波長445nm･蛍光波長530nm

⑥検量線作成：ビタミンB₂標準溶液の酢酸エチル層20μlを注入し、検量線を作成する。
⑦計　算：検量線より、試料中のビタミンB₂量を求め、試料100g中のビタミンB₂量（mg）を求める。

$$\text{ビタミンB}_2 \text{(mg/100g)} = A \times \frac{D}{1000} \times \frac{100}{S}$$

A：検量線より求めた試験溶液中のビタミンB₂量（μg/ml）
D：試験溶液の総量（ml）
S：試料の採取量（g）

―― ワンポイント　アドバイス ――
ビタミンB₂は光に対し不安定なため、器具は褐色を用いる。

④　ビタミンCの定量

　ビタミンCは、動植物の体内で還元型（L-アスコルビン酸）および酸化型（デヒドロアスコルビン酸）として含まれ、可逆的な酸化還元反応を行っており、「五訂日本食品標準成分表」においては、両者を合わせた総量がビタミンC量として記載されている。

　ビタミンCの定量にはHPLC法、インドフェノールによる滴定法、ヒドラジンによる比色法、酵素法などがある。ここでは五訂日本食品成分表に採用されているHPLCと一般に多く用いられるヒドラジン法を取り上げる。なお、簡便に定量できるインドフェノール法は第3章 p.165に記載する。

エンジオール $\begin{cases} \text{O=C} \\ \text{HOC} \\ \text{HOC} \\ \text{HC} \end{cases}$ O $\underset{+2H}{\overset{-2H}{\rightleftarrows}}$ $\begin{matrix} \text{O=C} \\ \text{O=C} \\ \text{O=C} \\ \text{HC} \end{matrix}$ O

HOCH　　　　　　HOCH
CH₂OH　　　　　　CH₂OH

L-アスコルビン酸　　デヒドロアスコルビン酸
（還元型）　　　　　　（酸化型）

1 ── ヒドラジン法

この方法はインドフェノール法より微量の測定ができ、チオール（SH）基をもつ物質などにも影響されない長所がある。

〔原　理〕

総ビタミンC量は還元型ビタミンCをインドフェノールで酸化して酸化型ビタミンCとし、2,4-ジニトロフェニルヒドラジン（DNP）を作用させてオサゾンを生成させ、硫酸（H_2SO_4）に溶解して比色定量する。還元型ビタミンC量は総ビタミンC量から酸化型ビタミンC量を差し引いて求める。

〔主な器具および装置〕

①ホモゲナイザー、②遠心分離器、③分光光度計、④恒温水槽、⑤1mℓ・2mℓ・5mℓホールピペット

〔試　薬〕

①5％メタリン酸（HPO_3）溶液：冷蔵庫に貯える。
②0.1％インドフェノール溶液：2,6-ジクロロフェノールインドフェノールナトリウム0.1gを温水に溶解してろ過し、水で100mℓとし、冷蔵庫に貯える。
③2％チオ尿素・メタリン酸溶液：チオ尿素2gを5％HPO_3酸溶液で100mℓに定容する（用時調製）。
④85％H_2SO_4溶液：水100mℓに$H_2SO_4$900mℓを徐々に加える。
⑤2％2,4-ジニトロフェニルヒドラジンDNP溶液：2,4-ジニトロフェニルヒドラジン2gを9N H_2SO_4溶液に溶解して100mℓに定容し、冷蔵庫に貯える。
⑥アスコルビン酸標準溶液：アスコルビン酸100mgを5％メタリン酸溶液で100mℓに定容する（1mg/mℓ）。その0.25、0.5、1.0、1.5、2.0、2.5mℓをそれぞれ5％HPO_3酸溶液で100mℓに定容し、2.5、5、10、15、20、25μg/mℓの標準溶液とする（用時調製）。

〔操作法〕

①試料の精秤：試料1～10gを精秤し、5％HPO_3酸溶液を5倍量加え、ホモゲナイザーにて摩砕後、遠心分離して上澄み液を得る。残渣に5％HPO_3酸溶液を加えて洗浄し、再び遠心分離して上澄み液を得る。
②定　容：上澄み液をあわせ、5％HPO_3酸で100mℓに定容し、試料溶液とする。ジュースのような液体の試料は1～10gを精秤し、5％HPO_3酸溶液で100mℓに定容し、試料溶液とする。この時のアスコルビン酸濃度は1～4mg/100mℓの範囲がよい。
③酸　化：試験管を試料の(a)総ビタミンC定量用、(b)DAA（酸化型ビタミンC）定量用、(d)空試験用の3本、(c)各標準液のビタミンC定量用、(e)空試験用の2本（濃

度の異なる標準液を測定する時は数本）用意する。(a)、(c)にはインドフェノール溶液1滴を混和し、液が紅色となったのを確かめる。(a)〜(e)に表2－9の試薬を順次添加してよく混和する。

④オサゾンの生成：(a)〜(c)の定量用の試験管にふた（シールまたはビー玉）をして、37℃の恒温水槽で3時間温置してオサゾンを生成させる。

⑤オサゾンの溶解：氷水中で冷却しながら(a)〜(e)の試験管に85%H₂SO₄溶液を徐々に加えて、よく混和する。さらに(d)、(e)は氷水中でDNP溶液を加えて、よく混和する。

⑥吸光度測定：分光光度計で波長520nmにおける吸光度Aa〜Aeを測定する。

⑦検量線作成：各ビタミンC標準溶液（2.5〜25μg/mℓ）の吸光度Acからそれぞれの空試験用の吸光度Aeを引いた値より、検量線を作成する。

⑧計　算：試料中の総ビタミンCおよび酸化型ビタミンC量は、それぞれの吸光度から空試験の吸光度を引いた値より、検量線から求める。試料100g中のビタミンC（mg）量は、次式によって求める。

表2－9　ヒドラジン法によるビタミンC定量の試薬添加量(mℓ)

試　薬		試料総 (a)	試料DAA (b)	標準総 (c)	試料空 (d)	標準空 (e)
酸化	試料溶液	2.0	2.0	—	2.0	—
	各ビタミンC標準溶液	—	—	2.0	—	2.0
	インドフェノール溶液	1滴	—	1滴	—	—
	チオ尿素・メタリン酸溶液	2.0	2.0	2.0	2.0	2.0
オサゾン生成	DNP溶液	1.0	1.0	1.0	—	—
		温置反応（37℃、3時間）			冷蔵庫	
溶解	85%硫酸溶液	5.0	5.0	5.0	5.0	5.0
	DNP溶液	—	—	—	1.0	1.0
吸光度（520nm）		Aa	Ab	Ac	Ad	Ae

$$総ビタミンC（mg/100g）= C_1 \times \frac{D}{1000} \times \frac{100}{S}$$

$$酸化型ビタミンC（mg/100g）= C_2 \times \frac{D}{1000} \times \frac{100}{S}$$

$$還元型ビタミンC（mg/100g）= 総ビタミンC量（mg/100g）- 酸化型ビタミンC量（mg/100g）$$

C_1：検量線から求めた総ビタミンCのビタミンC量（μg）
C_2：検量線から求めた酸化型ビタミンCのビタミンC量（μg）
D：試料溶液の総量（mℓ）
S：試料の採取量（g）

フローチャート

① 試料の精秤
　　　← HPO₃溶液
　摩　砕
　　　← HPO₃溶液
　遠心分離 →（残渣）
　↓
（上澄み液）
↓
② 定　容
　　　← HPO₃溶液
↓
（試料溶液）
③ 酸　化
　　　← チオ尿素・メタリン酸溶液
④ オサゾンの生成
　　　← DNP(a)(b)(c)
　　　37℃、3時間
⑤ オサゾンの溶解
　　　← H₂SO₄溶液
　　　← DNP溶液(d)(e)

表2-9参照

⑥ 吸光度測定
⑦ 検量線作成
⑧ 計　算

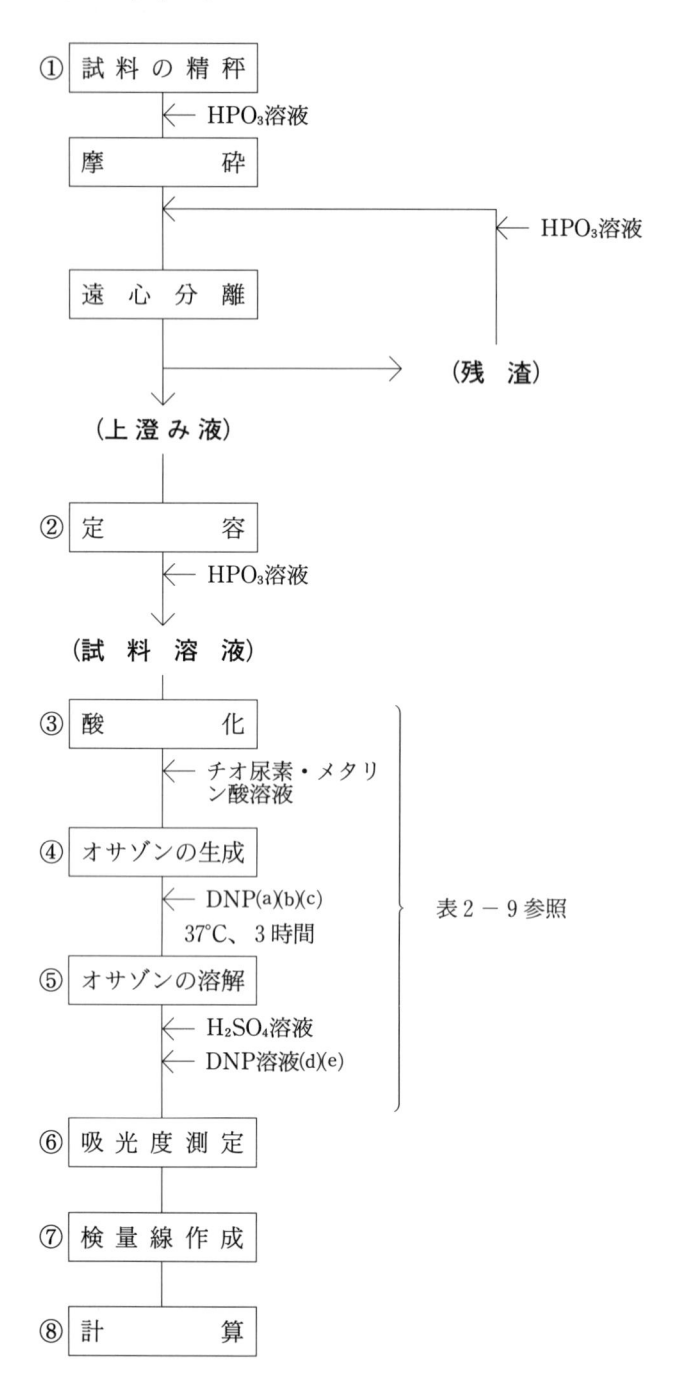

―― ワンポイント　アドバイス ――
　ビタミンCが酸性で安定という性質を利用して試料調製はメタリン酸溶液を用いる。また、メタリン酸溶液はアスコルビン酸酸化酵素の作用を抑える働きもある。
　85%硫酸溶液は比重が高いため、溶液と混ざりにくいのでよく混和する必要がある（発熱に注意しながら行う）。

2 ── HPLC

〔原　理〕

　アスコルビン酸をインドフェノールで酸化して酸化型ビタミンCとし、DNPを作用させて生成したオサゾンを酢酸エチル層に転溶させ、HPLCで定量する。

〔主な器具および装置〕

　①HPLC装置（可視部吸光検出器付）、②遠心分離器、③遠心管、④褐色ナス型フラスコ、⑤ロータリーエバポレーター、⑥乳鉢またはホモゲナイザー、⑦恒温水槽

〔試　薬〕

①５％メタリン酸（HPO_3）溶液（冷蔵庫に貯える）
②0.1％インドフェノール溶液：2,6-ジクロロフェノールインドフェノールナトリウム0.1gを温水に溶解してろ過し、水で100mℓとし、冷蔵庫に貯える。
③２％チオ尿素・メタリン酸溶液：チオ尿素２gを５％メタリン酸溶液で100mℓにする（用時調製）。
④２％ジニトロフェニルヒドラジン（DNP）溶液：2,4-ジニトロフェニルヒドラジン２gを９Ｎ硫酸溶液に溶解して100mℓに定容し、冷蔵庫に貯える。
⑤ビタミンC原液（１mg/mℓ）：アスコルビン酸100mgを５％メタリン酸溶液で100mℓに定容する。
⑥ビタミンC標準溶液（100μg/mℓ）：ビタミンC原液10.0mℓを５％メタリン酸溶液で100mℓに定容する（用時調製）。
⑦HPLC用ビタミンC標準溶液：ビタミンC標準溶液1.0～5.0mℓをそれぞれ５％メタリン酸溶液で100mℓに定容して1.0～5.0μg/mℓに調製し、操作法②により、オサゾンを生成させ、酢酸エチルに転溶させる。
⑧酢酸-n-ヘキサン-酢酸エチル混液（１：４：５　V/V/V）
⑨無水硫酸ナトリウム
⑩酢酸エチル

〔操作法〕

①**試料の精秤**：試料約１～５gをはかりとり、５％HPO_3溶液で、乳鉢またはホモゲナイザーで摩砕抽出する。遠心管に５％HPO_3溶液で洗い込み、遠心分離して上澄み液を得る。残渣に５％HPO_3溶液を加えて洗浄し、再び遠心分離して上澄みを得る。
②**定　容**：上澄み液をあわせ、５％HPO_3溶液で100mℓに定容し、試料溶液とする。
③**試料溶液**：共栓付試験管に試料溶液２mℓを入れ、インドフェノール溶液を滴下し、液が紅色となったのを確かめる。２％チオ尿素・メタリン酸溶液２mℓ、２％DNP溶液0.5mℓを順次添加してよく混和する。
④**オサゾン生成**：試験管に栓をして、50℃の恒温水槽で1.5時間温置反応してオサ

ゾンを生成させる。

⑤**抽　出**：冷水中で冷却後、酢酸エチル2mlを加え、振とう器で1時間振り、生成したオサゾンを酢酸エチル層に転溶する。静置後、下層を除いて、無水硫酸ナトリウムで酢酸エチル層を脱水し、HPLCの試験溶液とする。

⑥**HPLC装置に注入**：試験溶液20μlを下記の条件で装置のインジェクターに注入し、ビタミンCのピーク面積を測定する。HPLCの条件は以下の通りとする。

　カラム：順相系カラム（6.0i.d.×150mm）

　移動相：酢酸-n-ヘキサン-酢酸エチル混液

　流速：1.5ml/分　**温度**：40℃　**波長**：495nm

⑦**検量線作成**：ビタミンC標準溶液の酢酸エチル層20μlを注入し、検量線を作成する。

⑧**計　算**：試料100g中のビタミンC量（mg）は、次の式によって求める。

$$\text{ビタミンC (mg/100g)} = A \times \frac{D}{1000} \times \frac{100}{S}$$

A：検量線より求めた試験溶液中のビタミンC量（μg/ml）
D：試験溶液の総量（ml）
S：試料の採取量（g）

ワンポイント　アドバイス

・ビタミンCは酸化されやすいため、試料は粗切りで、素早くはかりとる。
・ジュースのような液体の試料は1～10gを精秤し、5％メタリン酸で100mlに定容し試料溶液とする。この時のビタミンC濃度は2～10μg/mlの範囲がよい。

フローチャート

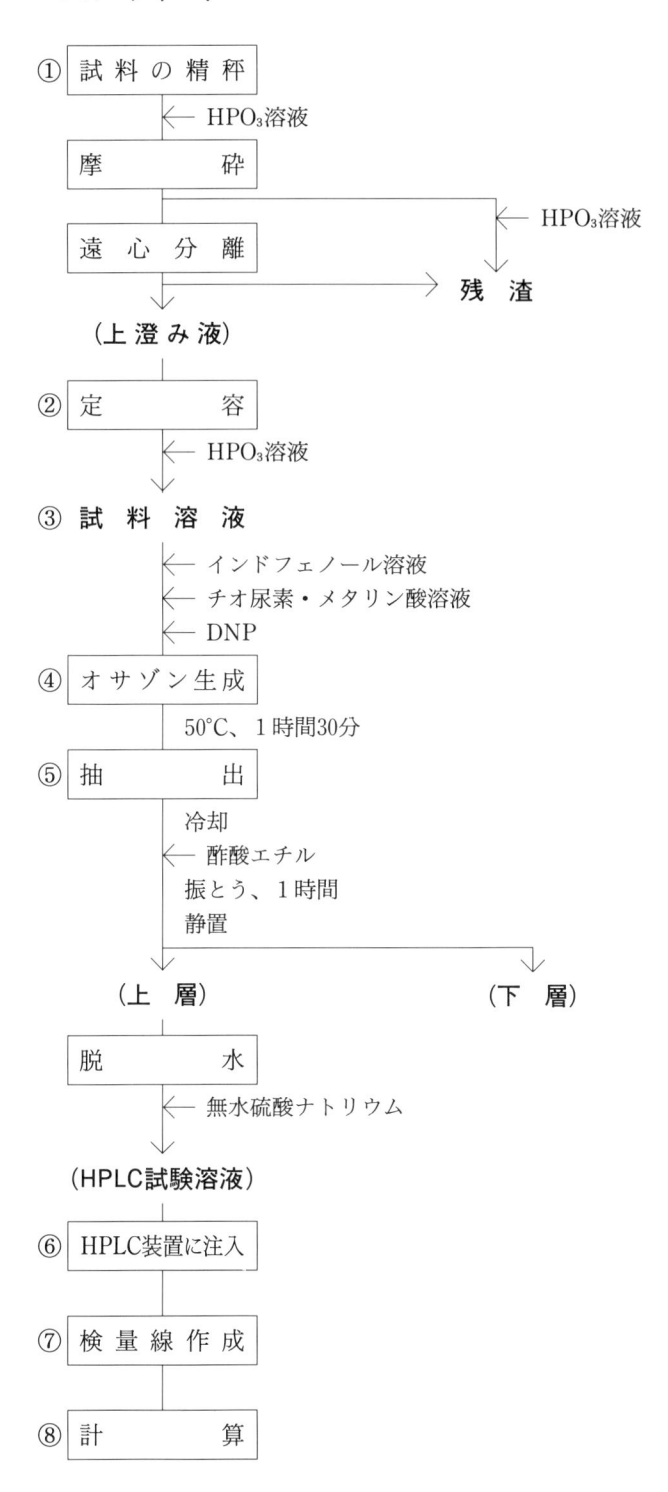

① 試料の精秤
　↓ ← HPO₃溶液
　摩　砕
　↓　　　← HPO₃溶液
　遠心分離
　↓ → 残渣
（上澄み液）
↓
② 定　容
　↓ ← HPO₃溶液
③ **試料溶液**
　↓ ← インドフェノール溶液
　　← チオ尿素・メタリン酸溶液
　　← DNP
④ オサゾン生成
　↓ 50℃、1時間30分
⑤ 抽　出
　　冷却
　　← 酢酸エチル
　　振とう、1時間
　　静置
　↓　　　　　↓
（上　層）　（下　層）
↓
脱　水
　↓ ← 無水硫酸ナトリウム
（HPLC試験溶液）
⑥ HPLC装置に注入
↓
⑦ 検量線作成
↓
⑧ 計　算

III 食品成分の分離と性質および成分変化

1 食品成分の検出と分離

1 小麦粉・牛乳・卵白中のタンパク質の検出と分離

1───小麦粉からデンプンとグルテンの分離

〔目　的〕

　小麦粉の主成分はデンプンであり、そのデンプンは水に不溶で、速やかに沈殿する。一方、小麦粉を水と十分にこねながらデンプンを洗い出すと、後に粘弾性のある塊が残る。これをグルテン（麩質）と呼ぶ。グルテンは小麦タンパク質の主体であるグルテニンとグリアジンとからなる。この両者の性質を利用して、小麦粉からデンプンとグルテンとを分離する。さらに、グルテンからアルカリ可溶性のグルテニンとアルコール可溶性のグリアジンとを分離する。

〔試料および試薬〕

　①市販小麦粉（強力粉、中力粉、薄力粉を用いて比較検討するのもよい。）、②エチルアルコール（C_2H_5OH）、③10%水酸化ナトリウム（NaOH）溶液、④0.2N NaOH溶液、⑤1%硫酸銅（$CuSO_4$）溶液、⑥ろ紙（No.2）、⑦10%塩酸（HCl）溶液

〔主な器具および装置〕

　①さらし布、②調理用ボウル、③100mℓ・500mℓビーカー、④100mℓ三角フラスコ、⑤試験管、⑥冷却管（コルクつきガラス管）、⑦漏斗

〔方　法〕

(1) デンプンとグルテンの分離

①試料の調製：小麦粉50gを調理用ボウルにとり、水を少しずつ加えながら、耳たぶくらいの固さにまで練りドウ（生地）をつくり、30分間静置する。

②不純物の除去：さらし布にドウを入れ、少量の水を入れた調理用ボウルの中で、デンプンをもみ出す。白濁した洗液は、ビーカーに移して静置する。洗液が濁らなくなるまで繰り返す。もみ出したデンプンはビーカー中で沈降させ、上澄み液を除去し、新しい水を加えて攪拌する。この操作を繰り返し不純物を除く。調製したデンプン粒を顕微鏡（100倍または400倍）で観察する。その際、他の植物のデンプン粒と比較してみるとよい（p.104、105参照）。

③グルテンの分離：さらし布に粘り強いグルテンが残る。水を十分に切って、重量を求め、湿麩％を求める（この場合は、重量を 2 倍したものが湿麩％である）。また、これを105℃で 5 時間乾燥して、乾麩％を求めてもよい。

④確認試験（ビウレット反応）：タンパク質を含む試料を試験管にとり、10％NaOH溶液 2 mlを加え、 1 ％CuSO₄溶液を数滴加えて振り混ぜると、紫～赤紫色を呈する（タンパク質の分離）。

(2) グルテンからグリアジンとグルテニンの分離

⑤グリアジンの分離：グルテンを小さくちぎって100ml三角フラスコに入れ、エチルアルコール30mlおよび水20mlを加えて、よく振り混ぜる。これに冷却管（コルクつきガラス管など）をつけて40～50℃の湯煎中で 1 時間加温する。その間、フラスコをときどき振り混ぜながらエチルアルコールにグリアジンを抽出する。エチルアルコール抽出液をヒダ折りろ紙でろ過する。ろ液を湯煎上で蒸発乾固すると、粗製のグリアジンが得られる。

⑥グルテニンの分離：エチルアルコールで抽出できなかったろ紙上の残渣を三角フラスコに移し、0.2N NaOH溶液50mlを加えて、一夜放置する。上澄み液をヒダ折りろ紙でろ過し、このろ液に10％HCl溶液を滴下し中和するとグルテニンが析出する。グルテニンをヒダ折りろ紙でろ過して水でよく洗い、ろ紙とともにデシケーター内で乾燥すると、粗製のグルテニンが得られる。

⑦確認試験（ビウレット反応）

　グリアジン：少量のグリアジンを試験管にとり、70％エチルアルコール溶液を 4 ml加えて弱く加熱すると溶解する。グリアジンに 2 mlの水を加えても溶けないが10％NaOH溶液を滴下すると溶ける。ビウレット反応を呈する。

　グルテニン：グルテニンに 2 mlの水を加えても溶けないが10％NaOHを滴下すると溶ける。ビウレット反応を呈する。

フローチャート

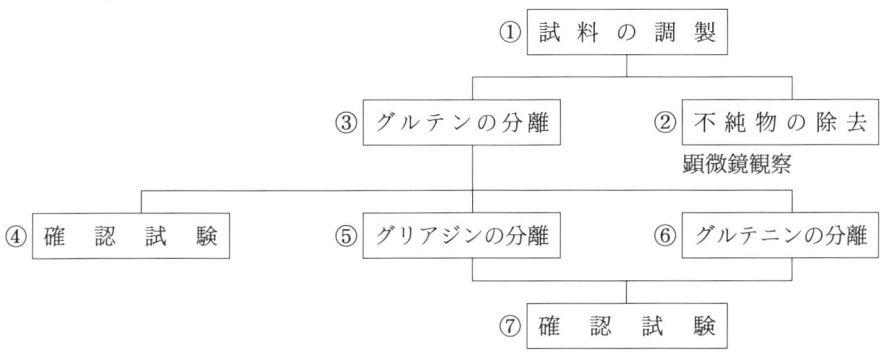

```
                    ① 試 料 の 調 製
                           │
            ┌──────────────┴──────────────┐
        ③ グルテンの分離            ② 不 純 物 の 除 去
            │                          顕微鏡観察
  ┌─────────┼─────────┐
④ 確 認 試 験  ⑤ グリアジンの分離  ⑥ グルテニンの分離
                    │
                ⑦ 確 認 試 験
```

2 ── 牛乳からカゼインの分離

〔目　的〕

　タンパク質は同一分子内に＋と－の荷電をもつ両性電解質で、溶液のpHによってその状態が変化する。＋と－の荷電が等しくなった時のpH（等電点）では、タンパク質の溶解度は最小となる。つまり、沈殿しやすくなる。

牛乳には約3％のタンパク質が含まれ、その主成分はカゼインと呼ばれるリンタンパク質であり、総タンパク質の約80％を占めている。カゼインは酸性側（pH4.6）に等電点をもつ。本実験では、等電点を利用して脱脂乳からカゼインを分離する（脱脂乳からカゼインを分離したホエー（乳清）にはラクトアルブミンやラクトグロブリンという熱凝固性のタンパク資が少量含まれている）。

〔試料および試薬〕
　①脱脂粉乳（スキムミルク）、②5％酢酸（CH_3COOH）溶液（または食酢）、③エチルアルコール（C_2H_5OH）、④エチルエーテル（$C_2H_5OC_2H_5$）、⑤10％水酸化ナトリウム（NaOH）溶液、⑥1％硫酸銅（$CuSO_4$）溶液

〔主な器具および装置〕
　①パスツールピペット（または駒込ピペット）、②pHメーター（またはpH試験紙）、③100mlビーカー、④漏斗、⑤さらし布、⑥ろ紙（No.2）、⑦試験管

〔方　法〕
①試料の調製：脱脂粉乳（スキムミルク）10gを40～50℃の水100mlに溶解する。
②pH調整：カゼインの凝固物があらわれるまで5％CH_3COOH（または食酢）溶液をパスツールピペットで滴下し、pHメーターまたはpH試験紙でpHを測定する。
③ろ　過：この沈殿（凝固物）をさらし布でろ過する。
④水洗・脱水・乾燥：ろ液が酸性を示さなくなるまで水洗した後、沈殿を100mlビーカーに移し、C_2H_5OH10mlで2回、さらにエーテル10mlで2回洗って、ろ紙でろ過し、風乾するとカゼインの粉末が得られる。
⑤秤　量：カゼインの粉末を秤量して、収量を求める。
⑥確認試験（ビウレット反応）：少量のカゼインを試験管にとり、10％NaOH溶液2mlを加え、1％$CuSO_4$溶液を数滴加えて振り混ぜると、紫～赤紫色を呈する。

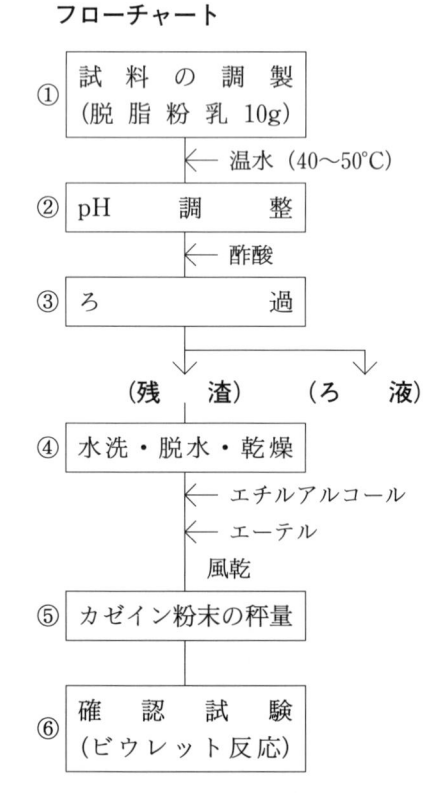

フローチャート

① 試料の調製（脱脂粉乳10g）
　　← 温水（40～50℃）
② pH調整
　　← 酢酸
③ ろ過
　　→（残渣）（ろ液）
④ 水洗・脱水・乾燥
　　← エチルアルコール
　　← エーテル
　　風乾
⑤ カゼイン粉末の秤量
⑥ 確認試験（ビウレット反応）

3 ── 卵白からオボアルブミンの分離

〔目 的〕

　タンパク質の塩類溶液中での溶解度は、塩の種類と濃度により異なる。タンパク質は塩類の希薄溶液中ではその濃度が増加すると溶けやすくなるが、さらに濃度が増加すると溶解度は減少する。この性質を利用して、タンパク質を分離することを塩析という。塩析には通常、硫酸アンモニウム（硫安）が用いられる。

　鶏卵の卵白の約10％はタンパク質であり、その約60％が水溶性のオボアルブミンである。本実験では、塩析と等電点（オボアルブミンの等電点は4.7）を利用して、卵白からオボアルブミンを分離する。

〔試料および試薬〕

　①卵白、②飽和硫酸アンモニウム（$(NH_4)_2SO_4$）溶液：25℃で760gの硫酸アンモニウムを1,000mlに溶かす、③0.2N 硫酸（H_2SO_4）溶液、④10％水酸化ナトリウム（NaOH）溶液、⑤1％硫酸銅（$CuSO_4$）溶液

〔主な器具および装置〕

　①200mlビーカー、②パスツールピペット、③ろ紙（No.2）、④漏斗、⑤pHメーター、⑥攪拌機、⑦試験管

〔方 法〕

①**試料の調製**：卵白50mlを200mlビーカーに入れてよくかき混ぜる。

②**塩 析**：それに攪拌しながら、飽和$(NH_4)_2SO_4$溶液50mlを少しずつ加える。

③**放置・ろ過**：生成した不溶物（グロブリンなど）が沈殿するまで静置し、上澄み液をヒダ折りろ紙でろ過する。ろ過の際、上澄み液を最初にヒダ折りろ紙にそそぎ最後に沈殿物をろ紙上にあける。飽和$(NH_4)_2SO_4$溶液を白濁がわずかに生ずるまで少量ずつ攪拌しながら加える（約3.5ml）。

④**pH調整**：それに0.2N H_2SO_4溶液を少しずつ加え、pH4.7に調整し、攪拌機などで約1時間攪拌した後、放置して結晶(オボアルブミン)を沈殿させる。

⑤**ろ 過**：上澄み液の大部分を傾斜して

フローチャート

① 試料の調製（卵白 50 ml）
↓
② 塩析 ← 飽和$(NH_4)_2SO_4$溶液
↓
③ 放置・ろ過
↓
（ろ液）　（残渣）
↓ ← 飽和$(NH_4)_2SO_4$溶液
④ pH調整
↓ ← 硫酸
1時間攪拌後、放置
↓
⑤ ろ過
↓
オボアルブミン結晶　　ろ液
↓
⑥ 確認試験（ビウレット反応）

捨て、残りをヒダ折りろ紙にそそぎ、オボアルブミンの結晶を得る。
⑥確認試験（ビウレット反応）：少量のオボアルブミンを試験管にとり、10%NaOH溶液2mlを加え1%$CuSO_4$溶液を数滴加えて振り混ぜると紫〜赤紫色を呈する。

② いも類・小麦粉中のデンプンの検出と分離

〔目 的〕

　デンプンは植物が光合成により、種子、地下茎、根などの貯蔵器官に貯蔵する多糖の一種である。デンプンは植物細胞内に特有な形と大きさをもった粒子として存在する。冷水には溶けないので、これを分離するには試料を磨砕し大量の水で洗浄を繰り返して、水溶性のタンパク質や色素を洗い流し、沈殿として得る。いも類、米、トウモロコシ、小麦を材料としてこれらに含まれるデンプンの分離を行う。さらに分離したデンプンの粒子を顕微鏡で観察しその大きさ、形などの特徴を比較する。また貯蔵器官中に貯蔵されているデンプン粒子の存在状態を観察する。

〔試料および試薬〕

　①いも類（ジャガイモ、サツマイモ、レンコンなど）、②小麦粉、③市販デンプン食品（片栗粉、コーンスターチなど）、④0.3%水酸化ナトリウム（NaOH）溶液、⑤0.1N ヨウ素ヨウ化カリウム溶液

〔主な器具および装置〕

　①おろし金、②乳鉢、③さらし布、④500mlビーカー、⑤顕微鏡、⑥スライドグラス、⑦カバーガラス、⑧かみそり刃、⑨ヌッチェ（ブフナー漏斗）および吸引ビン、⑩アスピレーター

〔方　法〕

①**いも類（ジャガイモ、サツマイモ、レンコン）デンプンの分離**：材料約100gを洗って皮をむき、おろし金でおろしたものを一重のさらし布で包む。ビーカーに水道水を入れてこの中でデンプンをもみ出す。布に残った繊維質を捨ててビーカーを静置するとデンプンは沈降する。上澄み液を捨て、再び水道水を入れてかき混ぜ、静置してデンプンを沈殿させる。この洗浄操作を3〜4回繰り返すと白色のデンプンが得られる。最後に水を加えてかき混ぜ、ヌッチェを用いて吸引ろ過し、風乾する（p.26参照）。

②**小麦デンプンの分離**：小麦粉20gを100mlビーカーにとり、水10mlを加えてガラス棒などでよく練り、丸めて約30分間静置する。一重のさらし布に包みビーカーに水道水を入れてこの中でデンプンをもみ出す。この時、布に残るのがグルテンである。このあと、①と同様の操作をしてデンプンを得る。

③**顕微鏡によるデンプン粒の観察**：各材料から分離したデンプン、または市販の片栗粉などのデンプンをごく少量スライドグラスにとり、水を1〜2滴落として浮

遊させ、カバーガラスをのせて40倍、100倍、400倍で観察しスケッチする。この時、粒子の形の特徴を観察し、大きさは顕微鏡のミクロメーターの目盛りを読み取るなどして記録するとよい。
- ④**貯蔵器官中のデンプン粒の存在状態の観察**：皮をむいた生のジャガイモの組織をごく薄くかみそりで切り取り、時計皿におく。これに0.1N ヨウ素ヨウ化カリウム溶液を滴下しスライドグラスにのせ、40倍、100倍で観察しスケッチする。

〔結果・考察〕

水に不溶で比較的速やかに沈殿する性質を利用して我が国でも大量のデンプンが分離され、食品その他の産業で利用されている。デンプン食品の種類やその利用のされ方、また食品以外でのデンプンの利用について考察する。また、植物によりデンプン粒子の大きさと形が異なることに注目してその特徴を比較する（図3－1参照）。

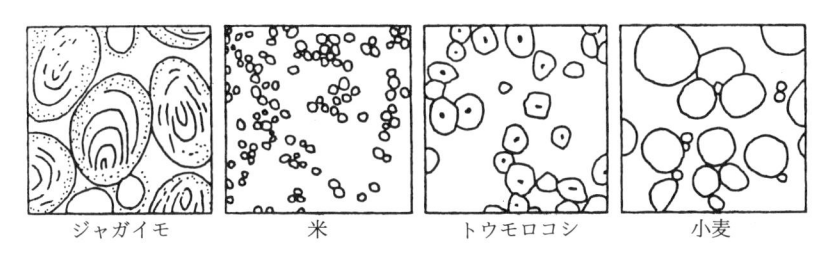

図3－1　デンプン粒

③ 牛乳中の脂肪の検出と分離

1――――検出と分離

〔目　的〕

牛乳中には、脂肪が乳濁（エマルジョン：乳脂肪球）の状態で存在している。牛乳中には脂肪分が3～5％含まれ、大部分は脂肪球で分散している。脂肪球はタンパク質を約45％含む乳脂肪膜におおわれ、安定なエマルジョンとなっている。乳脂肪は味・香りに優れているので原料乳からクリーム分離機で分離され、各種クリームやバターの原料となる。市販の牛乳は、ホモゲナイズなどにより脂肪球の細分化を行っているので脂肪は分離しにくい。簡単な操作によって乳脂肪を分離しながら特性を調べる。

〔試料および試薬〕

①牛乳、②5％酢酸（CH_3COOH）溶液、③BCG試験紙、④メチルアルコール（CH_3OH）、⑤エチルエーテル・メタノール（4：1）混液、⑥無水硫酸ナトリウム（Na_2SO_4）

〔主な器具および装置〕

①100mℓ・300mℓ・500mℓビーカー、②さらし布、③100mℓまたは200mℓメスシリンダー、④分液漏斗、⑤湯煎器、⑥ろ紙（No.2）

〔方　法〕

①試料の秤取：牛乳50mℓをメスシリンダーではかりとり、300mℓビーカーに入れ、水150mℓを加えてかき混ぜる。

②pH調整：ガラス棒でよくかき混ぜながら5％CH₃COOH溶液を滴下し、pHメーターまたはBCG試験紙を用いてpHを4.6に調整する。多量のカゼインと脂肪の凝固物が現れ沈殿する。

③ろ　過：500mℓビーカーにさらし布を四重にしてのせ、これに沈殿をそそぎろ過する。液が落ちなくなったら布を軽く手で絞り液を除く。

④脱水・ろ過：布中の沈殿物を薬さじなどでかき集め、200mℓまたは300mℓビーカーに移し、これにCH₃OHを約20mℓ加え、ガラス棒で沈殿をほぐすようにかき混ぜて数分放置し、上澄み液をろ紙を用いてろ過する。残渣にさらに20mℓのCH₃OHを加えてろ過する(脱水)。

⑤脂肪抽出：ろ紙上の沈殿をビーカーに戻し、エチルエーテル・メタノール混液50mℓを加えてよくかき混ぜ、数分放置して脂肪を抽出する。沈殿をビーカーに残したまま上澄み液を乾いたろ紙でろ過する。さらに、残渣にエチルエーテル・メタノール混液20mℓを加えて再抽出を2回繰り返す。

⑥脂溶性成分の精製：ろ液は集めて分液漏斗に入れる。分液漏斗に30mℓの水を加えて振り混ぜ、CH₃OHを水に移行させる。この時、液の分離が悪い場合は塩化ナトリウムなどを加えて振り混ぜると分離しやすくなる。下層の水を捨て、さらに30mℓの水で2回、同様の操作を行い、CH₃OHを抽出する。

⑦脱　水：下層の水を捨てた後、上層のエチルエーテル層をビーカーに移し無水硫酸ナトリウムを加え水分を除く。

⑧加温(エチルエーテル除去)：あらかじめ上皿天秤などで秤量しておいた、乾いた50mℓないしは100mℓビーカーに⑦のエチルエーテル溶液をデカンテーションで移し、60～80℃の温煎中に入れ、エーテルを蒸発させる。ビーカーの底に均一な粘りけのある液体が得られる。

⑨秤量・観察：ビーカーの外側の水分をきれいに拭き取り秤量し、色、香り、性状などを記録する。

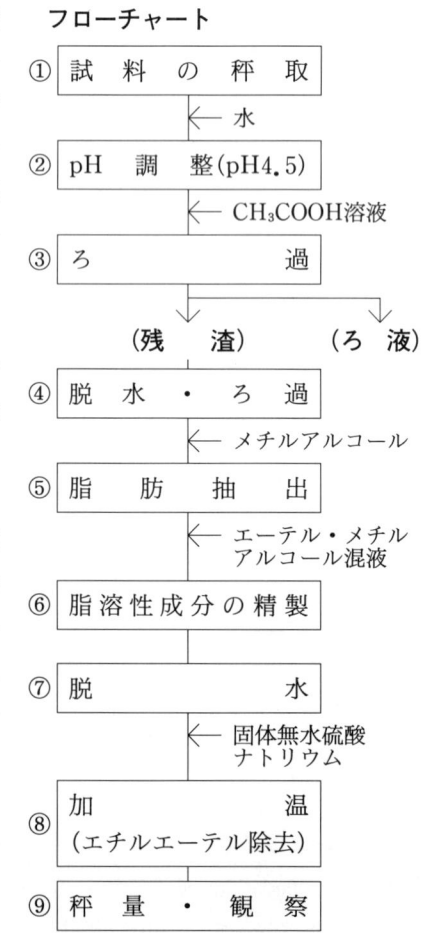

フローチャート

① 試料の秤取
　↑ 水
② pH 調整(pH4.5)
　↑ CH₃COOH溶液
③ ろ　過
　↓
（残渣）　　（ろ液）
④ 脱水・ろ過
　↑ メチルアルコール
⑤ 脂肪抽出
　↑ エーテル・メチルアルコール混液
⑥ 脂溶性成分の精製
⑦ 脱　水
　↑ 固体無水硫酸ナトリウム
⑧ 加温(エチルエーテル除去)
⑨ 秤量・観察

〔結果・考察〕

　試料50mlより分離された乳脂肪は何gだったか。試料に用いた牛乳の乳脂肪含量を調べ、比較する。また、収量が何％だったか計算してみる。乳脂肪を分離する過程で牛乳中の他の成分も分離され排除されるが、カゼイン・乳清タンパク質・カルシウムなどの無機質・水溶性ビタミンなどがどの時点で分離されるのかを考える。また、実験操作中、pH4.6に調整し多量の凝固物を得ることによりこの凝固・沈殿する原理を考える。

2────ゲルベル（Gerber）法による乳脂肪の測定

　ゲルベル法は、我が国の乳等省令の公定法のひとつで、市乳の脂肪率の簡便な測定法である。

〔原　理〕

　牛乳のエマルジョンを硫酸によって破壊し、遠心分離によって脂肪と水溶性成分とを分離し、ブチロメーターの目盛りによって直ちに脂肪の重量％を求める。

〔主な器具および装置〕

① ゲルベル乳脂肪計（ブチロメーター）
② 遠心分離器（図3-2参照）
③ 1ml・10ml・11mlホールピペット
④ 電気恒温水槽

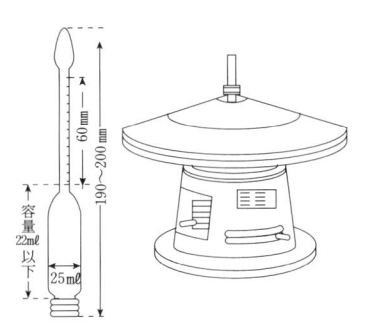

図3-2　ブチロメーターと遠心分離器
(資料) 小原哲二郎『四訂食品栄養化学実験書』建帛社　1993年

〔試　薬〕

① 硫酸（H_2SO_4（比重1.820～1.825、15℃））：
　H_2SO_4 500ml＋水50ml
② *n*-アミルアルコール（沸点128～129℃、比重0.815、25℃）

〔操作法〕

① **試料の秤取**：H_2SO_4および牛乳の温度を15℃前後にしてブチロメーターにH_2SO_4 10mlを硫酸用ホールピペットを用いて入れ、次に牛乳11mlを牛乳用ホールピペットを用い管壁に沿って硫酸層に混ざらないよう徐々に加える（手に薬品がつかないようにブチロメーターは試験管立にお

フローチャート

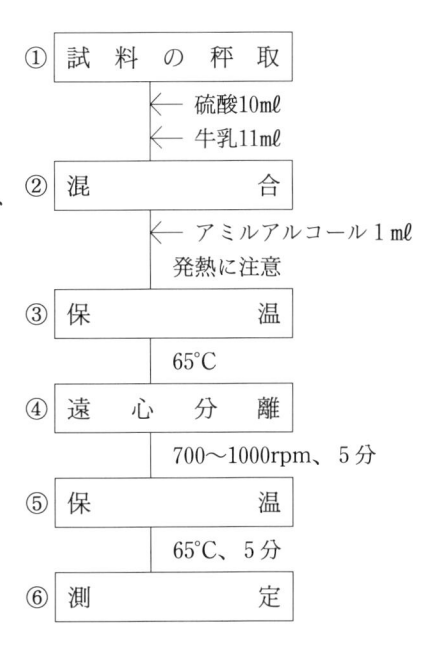

① 試料の秤取
　　← 硫酸10ml
　　← 牛乳11ml
② 混　合
　　← アミルアルコール1ml
　　発熱に注意
③ 保　温
　　65℃
④ 遠心分離
　　700～1000rpm、5分
⑤ 保　温
　　65℃、5分
⑥ 測　定

　　　　いて操作する)。
　②混　合：アミルアルコール1mlをアルコール用ホールピペットで加えてゴム栓を
　　　　して、ゴム栓を押さえながら数回転倒してよく混ぜる（この時著しく発熱するの
　　　　で乾いた雑巾で包んで操作する。またゴム栓が抜けて濃硫酸がもれないように注
　　　　意して操作する)。
　③保　温：牛乳がよく溶解した後、65℃の恒温水槽に15分間保つ。
　④遠心分離：ブチロメーターを恒温水槽から出して直ちに遠心分離器に700～1,000
　　　　rpmで5分間かけると脂肪が透明な層となって分離する。
　⑤保　温：ブチロメーターを65℃の恒温水槽に5分間浸し脂肪の温度を一定にする。
　⑥測　定：次に脂肪層の上下の目盛りを読み取る。上下の目盛りの差がそのまま脂
　　　　肪の重量％を示す。脂肪層の上下がブチロメーターの目盛りからはずれている場
　　　　合はゴム栓のしめ具合いを調節する。

---― ワンポイント　アドバイス ―---
　ゲルベル法で用いる硫酸は強酸性物質のひとつで、金属材料を腐食し、可燃性の水素
ガスを発生することがある。また皮膚や粘膜を腐食する作用が著しく強く、水に触れる
と発熱するなど、その取り扱いには十分注意が必要である。一般に硫酸を水で薄めるに
は、必ずかき混ぜながら水に硫酸を滴下することが必要で、逆に硫酸に水を加えると急
激に発熱し水蒸気となって液が飛び散ることがある。ゲルベル法では、硫酸へ水中油滴
型エマルジョンの牛乳を加えなければならないので、硫酸と水があまり混ざらないよう
に牛乳を管壁に沿って静かに流し入れる必要がある。硫酸が危険であるので、界面活性
剤を使う方法もある。

4　肉・卵・シイタケ中の核酸の検出と分離

〔目　的〕
　人間を含むあらゆる生物の細胞中には、生命現象の発現力となる核酸（リボ核酸
（RNA）、デオキシリボ核酸（DNA）および酸可溶ヌクレオチド）が含まれ、細胞の
分裂、成長、エネルギー生産までをコントロールしている。
　食品にも当然のことながら核酸が含まれている。この核酸は窒素を約15.3％含んで
いることから、食品のタンパク質を窒素量から求めるケルダール法では核酸量がその
中に含まれてしまうことになる。そのため、食品中の正確なタンパク質量を求めるに
は、核酸量を差し引いておく必要がある。また、プリン態塩基が、関節などに沈着し
て痛風を起こしたりする関連性から食品中の核酸含量が求められることがある。ここ
では、RNA、DNAの系統的分離法である『Schmidt, Thannhauser, Schneider（シュ
ミット、タンホイザー、シュナイダー）の方法』を行う。

〔試料および試薬〕
　①肉・卵・シイタケ、②5.0％、10.0％、60.0％過塩素酸(PCA)溶液またはトリ
クロロ酢酸(TCA)、③エチルアルコール・エチルエーテル混液（1：1）、④0.3
N(0.3M)水酸化カリウム(KOH)溶液、⑤6N(6M)塩酸(HCl)溶液

第 3 章　食品成分の分離と性質および成分変化

〔主な器具および装置〕
①0.5mℓ・5mℓメスピペット、②1mℓホールピペット、③メスシリンダー、④パスツールピペット、⑤ホモゲナイザー、⑥冷却遠心器、⑦恒温水槽、⑧分光光度計

〔方　法〕
①試料の調製：各食品の約500mgを精秤し、氷水8mℓ加えてホモゲナイズする。試料溶液量（Bmℓ）を求めておく。

②酸可溶ヌクレオチド（低分子ヌクレオチドなど）の抽出：試料溶液から1mℓを遠心管にとり、氷冷した10％PCA溶液を2.5mℓ加えてよく攪拌した後、0℃で20分間放置する。その後冷却遠心器（0℃）で3,000rpm10分間遠心分離して、上澄み液をパスツールピペットを用いて静かに取り分ける。次に沈殿部分に2mℓの氷冷した5％PCA溶液を加えて、ガラス棒で懸濁させて、15分間程度氷中に放置し、再度同じ条件で遠心分離をして、遠心分離で得られた1、2回目の上澄み液をあわせて酸可溶ヌクレオチドとする。合計容量（mℓ）を求めておく。

③脱　脂：沈殿物を3mℓのエチルアルコール・エーテル混液に再懸濁し、キャップをして50℃の恒温水槽に15分間入れ脂肪を抽出する。10分間氷冷した後、遠心分離（3,000rpm、10分間）を行い、上澄み液を捨てる。再び3mℓのエチルアルコール・エーテル混液で懸濁させ、室温に10分間放置後、同様に遠心分離する。

④RNAの抽出(アルカリによるRNA分解からの可溶成分抽出)：沈殿物を2mℓの0.3N KOH溶液に懸濁し、遠心管にふたをしてから37℃の恒温水槽にて18時間程度放置しRNAを分解する。6N HCl溶液0.1mℓを加えて中和し、次いで60％PCA溶液0.25mℓを加える。10分間氷中に放置後遠心分離（0℃ 3,000rpm、10分間）をして上澄み液を分取する。そして沈殿は再び5％PCA溶液2mℓで懸濁させて、10分間氷中で放置後、同様に遠心分離する。これらの上澄み液をあわせてRNAの抽出液とし、合計容量（mℓ）を求めておく。

⑤DNAの抽出(熱酸によるDNA分解からの可溶成分抽出)：沈殿物を5％PCA溶液2mℓで懸濁させて、ふたをしてから90℃で15分間加熱し、その後15分間氷中に放置後、遠心分離（0℃ 3,000rpm10分間）して上澄み液を分取する。沈殿は再び5％PCA溶液2mℓで懸濁させて遠心分離（0℃ 3,000rpm、10分間）する。これらの上澄み液をあわせてDNA抽出溶液とし、合計容量（mℓ）を求めておく。

⑥測　定(分光光度計による各溶液の濃度測定)：各溶液（②、④および⑤の溶液が濃い場合には適宜希釈する）は水をブランクにして260nmの吸光度を測定する。

〔結果・考察〕
核酸の吸光係数はすべて$E_{1cm}^{1\%}=286$として計算する。
吸光度/0.0286＝試料溶液1mℓ中のμg数（A）
また、分離抽出倍率は試料溶液量（Bmℓ）より1mℓ分取したため、次式のようになる。
分離抽出倍率＝Bmℓ/1mℓ

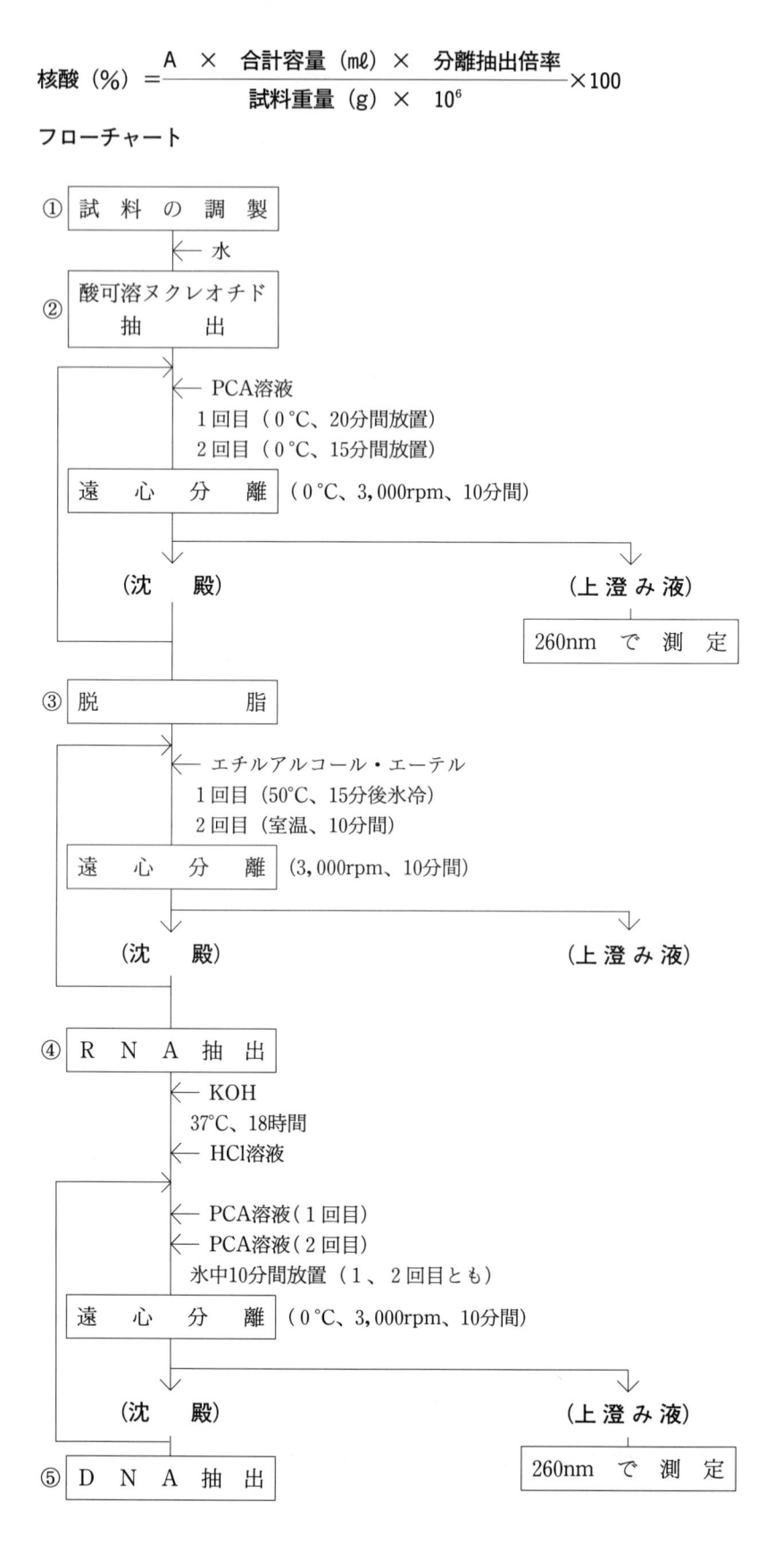

$$核酸(\%) = \frac{A \times 合計容量(ml) \times 分離抽出倍率}{試料重量(g) \times 10^6} \times 100$$

フローチャート

① 試料の調製
  ← 水
② 酸可溶ヌクレオチド抽出
  ← PCA溶液
   1回目（0℃、20分間放置）
   2回目（0℃、15分間放置）
  遠心分離（0℃、3,000rpm、10分間）
  →（沈殿）／（上澄み液）
  上澄み液：260nmで測定

③ 脱脂
  ← エチルアルコール・エーテル
   1回目（50℃、15分後氷冷）
   2回目（室温、10分間）
  遠心分離（3,000rpm、10分間）
  →（沈殿）／（上澄み液）

④ RNA抽出
  ← KOH
   37℃、18時間
  ← HCl溶液
  ← PCA溶液（1回目）
  ← PCA溶液（2回目）
   氷中10分間放置（1、2回目とも）
  遠心分離（0℃、3,000rpm、10分間）
  →（沈殿）／（上澄み液）
  上澄み液：260nmで測定

⑤ DNA抽出

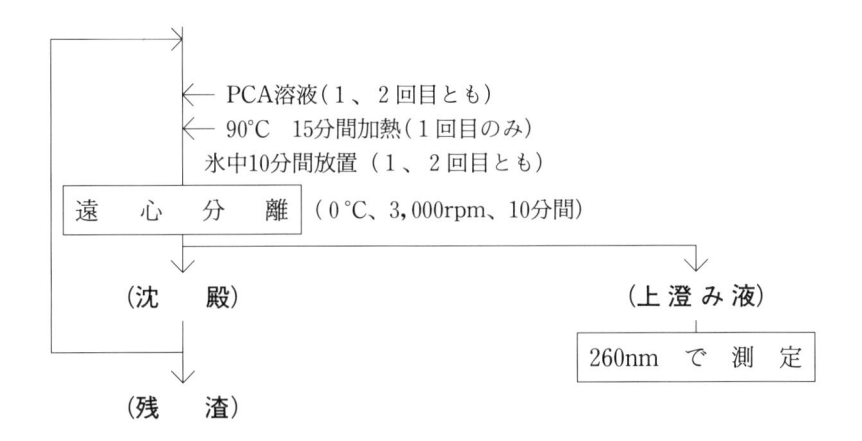

```
          ← PCA溶液（1、2回目とも）
          ← 90℃　15分間加熱（1回目のみ）
            氷中10分間放置（1、2回目とも）
┌─────────────┐
│ 遠 　心 　分 　離 │（0℃、3,000rpm、10分間）
└─────────────┘
       ↓                          ↓
   （沈　殿）                  （上澄み液）
                            ┌──────────┐
                            │ 260nm で 測 定 │
       ↓                    └──────────┘
   （残　渣）
```

5　かつお節中のイノシン酸の検出

〔目　的〕

　かつお節などの節類の呈味成分にはペプチド、遊離アミノ酸、核酸関連成分、有機塩基、有機酸、糖、無機成分などがある。特に5'-ヌクレオチドは遊離アミノ酸とともに呈味上重要な成分である。その中でもイノシン酸（5'-IMP）は最も多く、だし汁などの旨味の指標ともなる。イノシン酸の呈味効果はグルタミン酸との併用で飛躍的に向上することはよく知られている。だし汁中の旨味成分のひとつであるイノシン酸を高速液体クロマトグラフィーにより分離定量する。

〔試料および試薬〕

　①かつお節、②イノシン酸（5'-IMP）標準溶液(50・100・150・200μg/ml)、③移動相溶媒（30mM トリエチルアミンを含むクエン酸溶液(pH3.50)：30mM トリエチルアミン溶液にクエン酸を加えpH3.5に調整する、④内部標準物質（60μg/ml ρ-アミノ安息香酸）

〔主な器具および装置〕

　①高速液体クロマトグラフ装置(以下HPLC)、②メンブランフィルター（0.45μm）、③マイクロシリンジ、④標準ふるい

〔方　法〕

①試料の採取：かつお節をコーヒーミルなどで粉砕し、標準ふるいを通したのち、5.00gを精秤する。

②抽出・定容：調製した試料を500ml容三角フラスコに入れ約200mlの水を加え、還流冷却管を付して20分間煮沸したのちメスシリンダーまたはメスフラスコで250mlに定容する。

③試料溶液の調製：定容した抽出溶液を正確に10ml採取し、内部標準物質を150μl加えて0.45μmのメンブランフィルターでろ過する。

④標準溶液の調製：濃度の異なるイノシン酸標準溶液（50、100、150、200μg/mℓ）10mℓに③と同様に内部標準物質を加え、ろ過する。

⑤HPLC：標準溶液および試料溶液をマイクロシリンジで5μℓはかりとり、高速液体クロマトグラフィーに注入し下記の分析条件にて分析を行う。

分析条件

　　カラム　　　：ODS-2（4.6×150mm）
　　プレカラム　：ODS-2（4.6×50mm）
　　移動相　　　：30mM トリエチルアミンを
　　　　　　　　　含むクエン酸溶液（pH3.50）
　　流量　　　　：1.0mℓ/min
　　カラム温度　：40℃
　　検出器　　　：UV 254nm

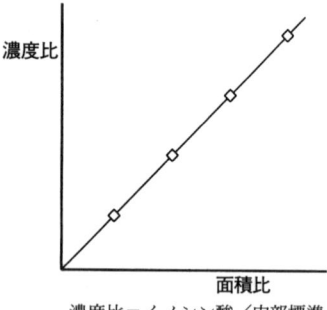

濃度比＝イノシン酸／内部標準
面積比＝イノシン酸／内部標準

図3-2　検量線（例）

フローチャート

```
①試料の採取
    │ 粉砕・ふるい
    │ 5.00g精秤
②抽出・定容
    │ 20分　煮沸・還流冷却
    │ 250mℓ定容
抽出溶液
    ├──────────────┐
③試料溶液の調製　④標準溶液の調製
    │←─内部標準物質─→│
⑤HPLC　　　　　　⑤HPLC
             │
           検量線
```

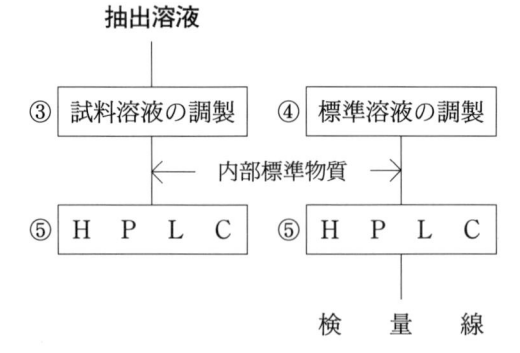

〔結果・考察〕

　4種類のイノシン酸標準溶液のクロマトグラムおよびクロマトデータが得られたら検量線を作成する。このように、内部標準物質を加えて、目的物質と内部標準物質との濃度比と面積比を変数に検量線を作成して定量する方法を内部標準法という（コラム　p.113参照）。

　次に、試料溶液のクロマトグラム（図3-3参照）およびクロマトデータから検量

線をもとに試料中のイノシン酸の濃度を求め、下の式よりかつお節100g当たりのイノシン酸量を計算する。

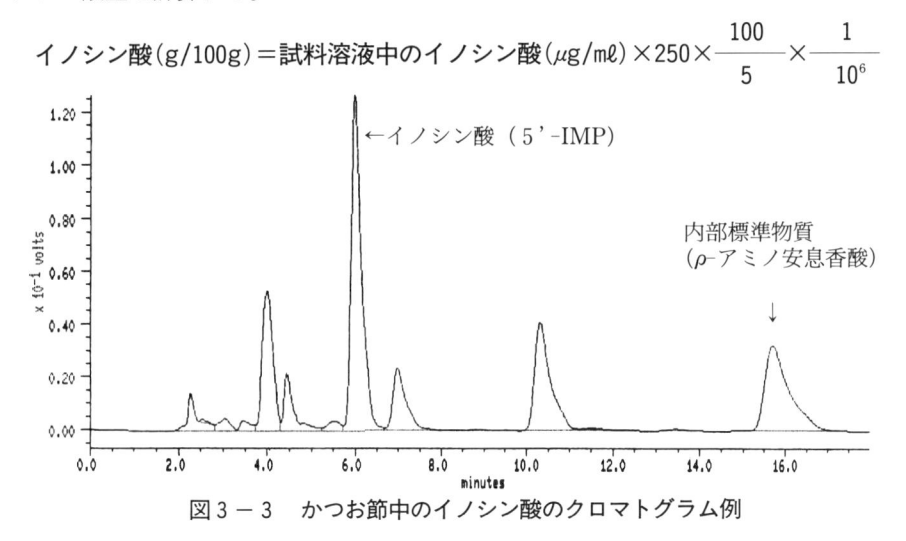

$$イノシン酸(g/100g) = 試料溶液中のイノシン酸(\mu g/mℓ) \times 250 \times \frac{100}{5} \times \frac{1}{10^6}$$

図3-3 かつお節中のイノシン酸のクロマトグラム例

―― コラム ――

内部標準法

　内部標準法とは、試料中に内部標準物質を添加し、あらかじめ求めた被測定成分の内部標準物質に対する相対感度と、試料に加えた内部標準物質の量から目的成分を定量するものである。

　一例として、試料中に含まれている成分Aの含有量を求める場合を考えてみる。まず、目的成分Aを含む標準溶液をつくり、これに内部標準物質Sを一定量添加する。こうして準備した混合物から、ほぼ一定量をとって分析し、A、Sのピーク面積A_A、A_Sを測定する。縦軸にAのSに対する量比（濃度比、質量比など）C_A/C_S（被検量成分量/内部標準物質量）をとり、横軸に面積比A_A/A_Sをとって検量線を作成する。そして、一定量の未知試料に対して内部標準物質を先と同様に一定量添加し、検量線を作成した時と同一条件で分析を行い面積比$A_{A'}/A_{S'}$を測定する。検量線から成分Aの内部標準物質に対する割合、試料中の濃度を知ることができる。

　なお、この場合ピーク面積のかわりにピーク高さを用いることもできる。

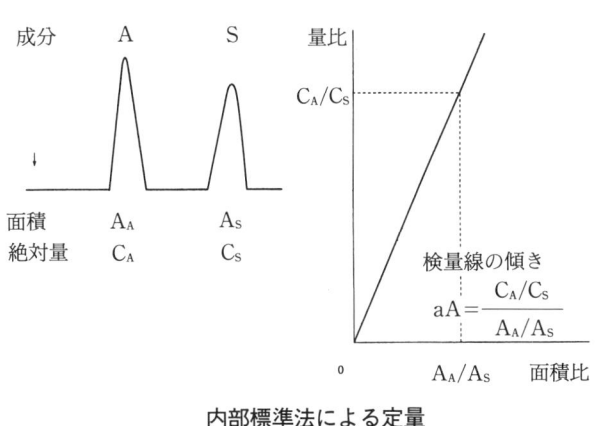

検量線の傾き
$$aA = \frac{C_A/C_S}{A_A/A_S}$$

内部標準法による定量

6 夏みかん果皮中のペクチンの分離

〔目　的〕
　ペクチンは植物に含まれるゲル化作用をもつ物質で、プロトペクチン、ペクチン酸とともにペクチン質と呼ばれる。ジャムやゼリーの凝固は、ペクチン、糖、酸の共同作用によるもので、プロトペクチンやペクチン酸はゼリー形成力をもたない。ペクチンはアルコールなどの有機溶媒に不溶であることを応用し、希酸で抽出し、これにアルコールを加えて沈殿させる。分離したペクチンの外観およびゼリー化をみる。

〔試料および試薬〕
　①夏みかん（果皮）50g程度、②0.2%クエン酸溶液およびクエン酸、③エチルアルコール（C_2H_5OH）、④活性炭、⑤酸性白土、⑥スクロース（ショ糖）

〔主な器具および装置〕
　①シャーレ、②200mℓ・500mℓビーカー、③さらし布、④ろ紙(No.2)、⑤ヌッチェおよび吸引ビン、⑥減圧濃縮装置

〔方　法〕
　①色素・苦味物質の除去：果皮50gを細かく切り、500mℓビーカーに入れ、水250mℓを加えてときどき混合しながら30分間煮沸した後、さらし布でろ過する。
　②抽　出：果皮を再びビーカーに戻し、0.2%クエン酸溶液250mℓを加えてときどき混合しながら30分間煮沸してペクチンを抽出する。
　③ろ　過：さらし布でろ過した後、ろ液に活性炭0.2gと酸性白土3gを加えて混合し脱色する。ろ紙を用いて再びろ過する。
　④濃縮・沈殿・ろ過：ろ液を60°Cで約1/3に減圧濃縮し、冷却後200mℓビーカーに移し、エチルアルコールを80%濃度になるまで加えると、白色綿状のペクチンが沈殿する。これをヌッチェを用いて吸引ろ過し、沈殿をろ紙ごとシャーレに広げて風乾する。

〔結果・考察〕
　分離したペクチンの外観を観察した後、次のようなゼリー化の確認実験を行う。
　①ペクチン0.2gとショ糖30gをビーカーにとり、水30mℓを加えてよく混合後、加熱溶解する。
　②クエン酸0.2gを加えて溶解後、全量を約50gになるまで煮詰める。

第3章　食品成分の分離と性質および成分変化

7　海藻中のマンニットの分離

〔目　的〕

　コンブの表面についた白い粉はマンニットで特有の甘味がある。自然界に最も多い糖アルコールの一種である。高等動物では消化吸収されにくく、ほとんどエネルギーとして利用されない。マンニットは細断したコンブの熱アルコール抽出で容易に無色針状結晶として得られる。マンニットは水に可溶で常温のエチルアルコールに難溶である。
　ここでは、マンニットを抽出し、外観、甘味および溶解性をみる。

〔試料および試薬〕

　①コンブ20g程度またはトロロコンブ5g程度、②エチルアルコール（C_2H_5OH）

〔主な器具および装置〕

　①200mℓ共栓三角フラスコ、②200mℓ三角フラスコ、③アーリン氏冷却器（還流用）、④さらし布、⑤ヌッチェおよび吸引ビン、⑥シャーレ、⑦ろ紙（No.2）、⑧冷蔵庫

〔方　法〕

①抽　出：コンブを細かく切り、200mℓ三角フラスコに入れる。エチルアルコール80mℓを加えてかき混ぜた後、アーリン氏冷却器を接続して沸騰湯煎中で1時間加熱する。
②ろ　過：エチルアルコール抽出液を熱いうちにさらし布でろ過する。
③冷　却：ろ液を200mℓ共栓三角フラスコに移して流水で十分に冷却した後、冷蔵庫中でさらに1時間冷却すると白色針状のマンニットの結晶が多量に析出する。
④ろ　過：吸引ろ過し、ろ紙上の結晶をエチルアルコール10mℓで洗浄する。結晶をろ紙ごとシャーレに広げて風乾する。

〔結果・考察〕

　結晶の外観をスケッチする。また、少量をミクロスパーテルでとり甘味や、水およびエチルアルコールへの溶解性を確認する。

8　牛乳中の乳糖・リン・カルシウムの検出

〔目　的〕

　牛乳には乳糖が4.6～4.8%含まれており、これは牛乳中の糖類の99.8%を占めている。乳糖は、乳に適度な甘さを付与しているだけでなく、有効なエネルギー源でもある。また、牛乳には無機質のNa、K、Cl、Ca、P、Mgが比較的多く含まれ、CaやPがバランスよく含まれている。そこで、牛乳中の乳糖・リン酸カルシウムを検出・確認する。

〔試料および試薬〕
①牛乳、②5％酢酸(CH_3COOH)溶液、③BCG試験紙、④フェーリング溶液(p.127参照)、⑤3.3％モリブデン酸アンモニウム試薬、⑥3％シュウ酸アンモニウム試薬、⑦濃硝酸（HNO_3）、⑧10％アンモニア（NH_3）溶液

〔主な器具および装置〕
①50mℓ・200mℓ・500mℓビーカー、②さらし布、③100mℓメスシリンダー、④加熱装置、⑤200mℓ三角フラスコ、⑥漏斗、⑦ろ紙（No.2）、⑧試験管、⑨湯煎器

〔方　法〕
① pH調整：牛乳100mℓを200mℓビーカーに入れ、ガラス棒でよくかき混ぜながら5％CH_3COOH溶液を滴下し、BCG試験紙を用いてpH4.5に調整する（カゼインと脂肪が沈殿する）。
② ろ　過：500mℓビーカーにさらし布を四重にして乗せ、これに沈殿をろ過する（液が落ちなくなったら軽く絞る）。
③ 加　熱：このろ液を加熱して沸騰させる。
④ ろ　過：冷却後、ろ紙（No.2）でろ過する。
⑤ 検　出：ろ液を試験管と50mℓビーカー2つ（乳糖、P、Ca）に3等分に分取し（図3-3参照）、乳糖、P、Caを検出する。

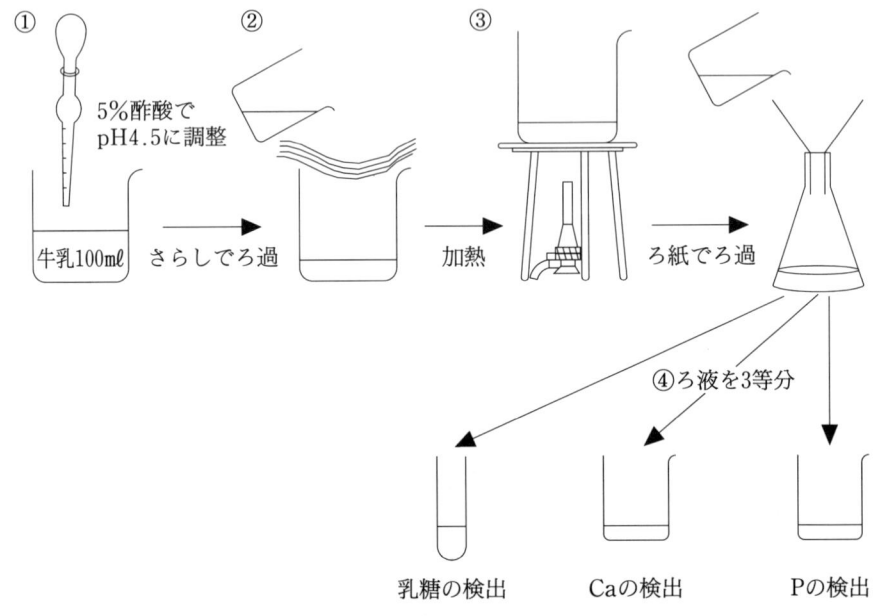

図3-3　実験のアウトライン

乳糖の検出
フェーリング液を5㎖加えて沸騰湯煎中で1分間加熱する。乳糖が含まれていれば赤褐色の沈殿を生じる（p.127参照）。

Pの検出
濃硝酸を0.5㎖加え、さらにモリブデン酸アンモニウム試薬を2㎖加える。Pが含まれていれば黄色のリンモリブデン酸アンモニウムが沈殿する。

Caの検出
10％NH_3溶液を0.5㎖加えて塩基性とし、これにシュウ酸アンモニウム試薬を2㎖加える。Caが含まれていれば白色のシュウ酸カルシウムが沈殿する。

〔結果・考察〕
乳児はデンプンに対し消化能力がなくもっぱらそのエネルギー源は乳糖にたよるが、その理由や乳糖不耐症について調べてみる。また、牛乳100g中の各無機質の含有量を調べる。さらに、他の動物の乳汁中の乳糖量やカルシウム量などについても調べ比較する。

9 緑黄色野菜中の色素の分離

〔目　的〕
ホウレン草およびにんじんから色素成分を抽出し、カラムクロマトグラフィーによってクロロフィル、キサントフィル、カロテンを分離する。

〔試料および試薬〕
①ホウレン草・にんじん（それぞれ10g程度）、②石油ベンジン、③ベンゼン（C_6H_6）、④メチルアルコール（CH_3OH）、⑤展開溶媒（石油ベンジン：ベンゼン＝4：1混合溶媒）混合溶液、⑥クロマト用活性アルミナ、⑦炭酸カルシウム（$CaCO_3$）：150℃、5時間乾燥、⑧乳糖：150℃、5時間乾燥、⑨無水硫酸ナトリウム（Na_2SO_4）

〔主な器具および装置〕
①分液漏斗、②シャーレ、③クロマト用カラム管（内径1cm、長さ20cmのガラス管で底部を少し丸めて充填物を出にくくしたもの、図3－5参照）、④脱脂綿、⑤乳鉢およびおろし金、⑥ろ紙（No.2）、⑦100㎖・200㎖三角フラスコ、⑧吸引ビン

〔方　法〕
①**試料の調製**：ホウレン草の葉身部およびにんじんを各々10gとり乳鉢またはおろし金で摩砕する。それぞれについて同じように以下の操作を行う。摩砕物を200㎖三角フラスコに移し石油ベンジン45㎖、C_6H_6 5㎖、CH_3OH 15㎖を加えて混合し、30分間放置する。この間、ときどきかき混ぜて色素を抽出する。抽出液をヒダ折りろ紙でろ過しながら分液漏斗に移す。抽出液に水20㎖を加えてよく振り混

ぜ、静置後二層に分離したら下層液を捨てる。同様の操作を5回繰り返し行う。これで混在するCH₃OHが除かれる。上層(石油ベンジン・ベンゼン層)を乾燥した100mℓ三角フラスコに移し、無水Na₂SO₄約5gを加え、かき混ぜて脱水する。無水Na₂SO₄ははじめ水を吸って固まるので、さらさらの状態になるまで加える。この上澄み液を試料溶液とする。

②**クロマト用カラム管の調製**：カラム用ガラス管の下端に脱脂綿を詰める。管の下端や側面を指先や実験台などで軽くたたきながら、カラム管中にクロマト用活性アルミナを2cmの高さに均一に詰める。以下同様に、CaCO₃ 4cm、乳糖6cm、無水Na₂SO₄ 0.5cmを順に詰める（図3-4参照）。

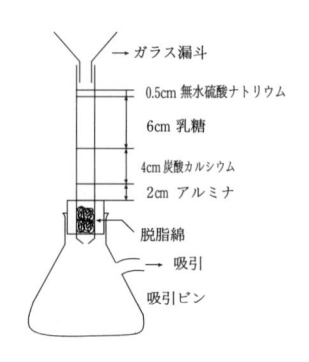

図3-4 カラムクロマトグラフィー

③**吸着・展開**：調製したカラム管を吸引ビンに接続し、アスピレーターで軽く吸引しながら石油ベンジン10mℓを流し込む。石油ベンジンが浸透し、カラム管の下端から液が落ちはじめる。吸着剤の上部に石油ベンジンがほとんどなくなったら、試料溶液5mℓを流し込む。上部に試料溶液がほとんどなくなったら、展開溶媒(石油ベンジン・ベンゼン混合溶媒) 5mℓを流し込む。

〔結果・考察〕

各色素は図3-5のように色素帯となって展開する。にんじんの色素はカロテンが主体であるので、その色素帯の位置からホウレン草のカロテンの位置を確認できる。吸着柱をカラム管から押し出し、吸着帯ごとに分けて展開溶媒で再び抽出すればクロロフィルとカロテノイドが別々に分離できる。

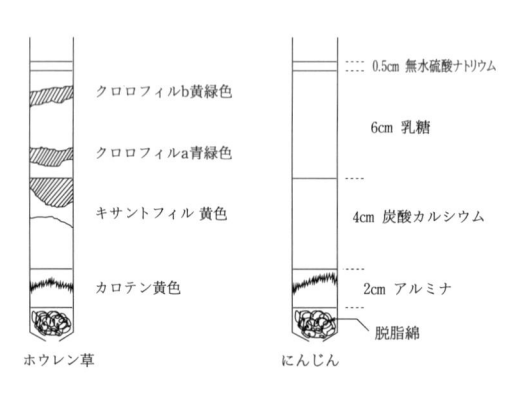

図3-5 展開後の色素の分離

───── コラム ─────

　カロテノイド系色素は動植物性食品にみられる黄色、橙色、赤色の色素であり、カロテン類とキサントフィル類がある。カロテン類は炭素と水素のみからできていて、石油エーテルに可溶でエチルアルコールに難溶である。にんじん、ホウレン草、かぼちゃなどの緑黄色野菜に多く含まれ、カロテンやリコピンなどがこの仲間である。キサントフィルは炭素と水素のほかに酸素を含み、エチルアルコールに可溶である。緑葉中のルテイン、エビやカニのアスタキサンチンなどがこの仲間である。カロテノイドの色はクロロフィルが存在する場合、その緑色にかくされているが、果実の成熟や葉の紅葉のようにクロロフィルが分解してくると表に現れてくる。エビやカニをゆでると赤くなるのは、色素アスタキサンチンが生の状態ではタンパク質と結合していて黒ずんだ色であるが、熱で結合が切れるとアスタキサンチン本来の赤色が現れるからである。

10　みかん果皮中のフラボノイド系色素の分離と確認

〔目　的〕

　フラボノイドは無色～淡黄色の色素で、食品の外観からはその存在を知ることができにくいが、抽出液をアルカリ性にすると濃い黄色～橙黄色になる。また、フラボノイドは多くの場合、ベンゼン環に水酸基を有するので、フェノールとしての塩化鉄（Ⅲ）反応を呈する。すなわち、ほぼ中性の抽出液に1％の塩化鉄（Ⅲ）または鉄ミョウバンの水溶液を加えると、錯塩を形成して青、紫、褐色混合色を呈色する。この実験では、このような性質を利用してみかんからフラボノイドを抽出し、確認する。

〔試料および試薬〕

　①温州みかん果皮（外果皮：黄色、中果皮：白色）約2g、②メチルアルコール（CH_3OH）、③2％塩酸－メチルアルコール混液：2N 塩酸（HCl）28mlにCH_3OHを加えて全量を100mlにする、④10％炭酸ナトリウム（Na_2CO_3）溶液、⑤1％塩化鉄（Ⅲ）（$FeCl_3$）溶液

〔主な器具および装置〕

　①上皿天秤、②100ml三角フラスコ、③メスシリンダー、④コルク栓つき冷却用ガラス管（長さ1.2m）、⑤湯煎器、⑥ろ紙（JIS 2種）、⑦漏斗、⑧試験管、⑨駒込ピペット

〔方　法〕

①色素の抽出：温州みかん果皮2gを細切して100ml三角フラスコに入れ、CH_3OH 30mlを加える（中果皮を使用したほうがよい）。次に、冷却用ガラス管をつけたコルク栓をして湯煎上で30分間煮沸し、色素を抽出する。冷却後にろ過する。

②色素溶液のpH変化およびFe^{3+}による変色：色素抽出液3mlずつを4本の試験管にとり、図3－6にしたがって各々の試薬を加え、色の変化を観察する。

```
    ┌───┐ 3mℓ    ┌───┐ 3mℓ    ┌───┐ 3mℓ    ┌───┐ 3mℓ
    └───┘        └───┘        └───┘        └───┘
     対照      2%HCl-CH₃OH混液滴下  10%Na₂CO₃溶液滴下   1%FeCl₃溶液1滴滴下
                  (酸性)            (塩基性)           (錯塩形成)
      │            │                │                  │
              色が薄くなる        濃い黄色              暗色
```

図3－6　フラボノイド系色素の検出法

― コラム ―

　フラボノイドはC_6-C_3-C_6の基本構造をもつフェノール誘導体で、中間のC_3が両端のベンゼン環(C_6)を結びつける形をとっている。このうち4位の炭素がC＝Oになったものを狭義のフラボノイドとよぶ。植物体中ではほとんどが配糖体として存在する。

　みかん類にはフラボノイドとしてヘスペレチン、ヘスペリジン（配糖体）、ナリンジン（配糖体）が含まれている。これらは果皮に多いが果肉にも含まれ、ビタミンCが酸化されるのを防いでいる。また、ヘスペリジンはビタミンPとしての効果があり、ナリンジンはみかんの苦味成分として知られている。

　ヘスペリジンのようなフラバノン類は希アルカリ性下で開環してヘスペリジンカルコンになる。みかん缶詰製造時のアルカリ剥皮液が黄橙色になるのはこのためである。中華めんの黄色は小麦粉フラボノイド色素トリチン（淡黄色）にかん水（K_2CO_3）を加えたためである。ヘスペリジンは、温州みかん缶詰の白濁の原因物質でもある。また、同様の方法により玉ねぎの外皮を用いてケルセチンの存在を知ることができる。

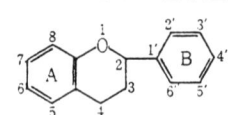

　　　フラボノイドの基本型　　　　狭義のフラボノイド

11 ナス中のアントシアン系色素の分離と確認

〔目　的〕

　アントシアン系色素は水溶液中では水素イオン濃度により色調が退色あるいは赤色系から青色系に変化する。B環の水酸基はFe、Al、Mgなどの金属イオンが存在すると、錯体を形成して青変する(例、ナスのミョウバン漬け)。これらの性質を利用してナスの表皮に含まれるアントシアンの抽出と確認を行う。

〔試料および試薬〕

　①ナスの表皮約3g、②2％塩酸－メチルアルコール混液：2N 塩酸（HCl）28mℓにCH_3OHを加えて全量を100mℓにする、③10％炭酸ナトリウム（Na_2CO_3）溶液、④1％塩化鉄(Ⅲ)（$FeCl_3$）溶液

〔主な器具および装置〕

　①上皿天秤、②100mℓ共栓つき三角フラスコ、③メスシリンダー、④ろ紙（JIS 2種）、⑤漏斗、⑥試験管、⑦駒込ピペット、⑧pH試験紙

第3章　食品成分の分離と性質および成分変化

〔方　法〕

① 色素の抽出：ナスの表皮約3gを細切りして100ml共栓つき三角フラスコに入れ、2％塩酸-メチルアルコール混液20mlを加える。ときどき攪拌して色素を抽出した後、ろ過する。

② 色素溶液のpH変化およびFe^{3+}による変色：色素抽出液3mlずつを3本の試験管にとり、図3－7にしたがって各々の試薬を加え、色の変化を観察する。

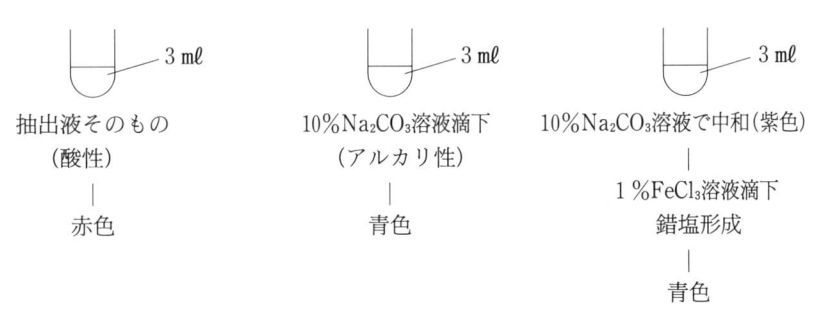

```
   ┌──┐               ┌──┐                ┌──┐
   │  │─3ml          │  │─3ml           │  │─3ml
   └──┘               └──┘                └──┘
抽出液そのもの      10％Na₂CO₃溶液滴下    10％Na₂CO₃溶液で中和(紫色)
  (酸性)              (アルカリ性)
    │                    │                    │
   赤色                  青色            1％FeCl₃溶液滴下
                                            錯塩形成
                                               │
                                             青色
```

図3－7　アントシアン系色素の検出法

――― コラム ―――

　アントシアン系色素は植物の細胞内の液胞中に配糖体として存在し、組織を青色～紫色～赤色に染めている水溶性色素である。配糖体（アントシアニン）と配糖体以外の部分であるアグリコン（アントシアニジン）を合わせてアントシアンとよんでいる。アントシアニジンはフラボノイドの基本構造C$_6$-C$_3$-C$_6$をもつが、フラボノイドと異なって1位の酸素が3価で＋に荷電しており（オキソニウム構造）、pHにより色が変化する。すなわち、酸性ではオキソニウム構造で赤色であり、これを中和していくと、＋の荷電を失ってキノイド構造をとり（中性では紫色）、さらに、アルカリ性にすると青色の陰イオンとなる。

　ナスの表皮に含まれるナスニンのアントシアニジンは、B環の3'、4'および5'位に水酸基が結合しているデルフィニジンである。

　赤カブの酢漬、シソを用いた梅干（漬）などの赤色はアントシアンの酸性色である。アントシアンは一般には不安定であるため、ナス漬の場合はミョウバンを添加、黒豆を煮る場合は鉄釘を加えて金属キレートをつくり色を安定させる。

デルフィニジン

陽イオン型　赤色（pH3以下）　⇄（-H$^+$/+H$^+$）　陰イオン型　青色（pH11以上）

12　β-カロテンの定量

　食品中にはプロビタミンAとしてβ-カロテンが最も多く含まれて活性も高く、α-カロテンはβ-カロテンの半分の活性といわれている。「五訂日本食品標準成分表」におけるカロテンとはβ-カロテン当量としてあらわされ、β-カロテン以外にα-カロテン、クリプトキサンチンも計算して加えられている。ここでは、吸光度法に

よるβ-カロテンの定量を取り上げる。

〔原　理〕
　脂質含量の少ない食品はケン化を省略するが、脂質含量の多い食品はケン化し、β-カロテンを含む不ケン化物を有機溶剤を用いて抽出して比色定量する。

〔主な器具および装置〕
　①ホモゲナイザー、②分液漏斗、③100mlナス型フラスコ、④ロータリーエバポレーター、⑤カラムクロマト管（10mmϕ×100～200mm、活栓つきガラス製）、⑥ガラスろ過器、⑦分光光度計、⑧10ml・100ml・200mlメスフラスコ、⑨25mlまたは50mlホールピペット

〔試　薬〕
　①β-カロテン
　②石油エーテル・エーテル（１：１）混合液
　③石油エーテル・メチルアルコール
　④エーテル（過酸化物を含まない）
　⑤n-ヘキサン
　⑥10％アスコルビン酸ナトリウム溶液
　⑦水酸化カリウムメチルアルコール溶液：水酸化カリウム（KOH）18gを水10mlに溶かし、無水メチルアルコールで100mlに定容する。
　⑧活性アルミナ：カラムクロマト用アルミナを３倍容量の水で３回洗浄し80～100℃で５時間、800℃で３時間加熱して活性化し、デシケーター内で保存しておく。
　⑨調製カラムクロマト用アルミナ：使用前日に⑧の活性アルミナ10gを採取し、10％アスコルビン酸ナトリウム溶液１mlを加え、よく振り混ぜる。コレステロール10mgを含むn-ヘキサン20mlを加えて混和する。
　⑩エーテル・リグロイン（５：95）混液
　⑪エーテル・リグロイン（25：75）混液

〔操作法〕
　①試料溶液の調製：脂質含量の多少により以下のように試料を調製する。
　　脂質含量の少ない試料：細切りした試料約５gを精秤し、石油エーテル・エーテル（１：１）混合液50mlを加え、ホモゲナイザーにて摩砕抽出する。抽出液をガラスろ過器でろ過し、残渣を水飽和エーテル10mlずつで数回洗い色素を抽出し、エーテルで200mlに定容する。この内の50mlを正確にとり、ロータリーエバポレーターで減圧しながら溶媒を蒸発させ、残留物をn-ヘキサンに溶解させて10mlに定容して、試料溶液とする。
　　脂質含量の多い試料：細切りした試料約５gをナス型フラスコに精秤し、10％ア

スコルビン酸ナトリウム溶液2mℓ、KOHメチルアルコール溶液15mℓを加えて、還流冷却器をつけ、60～70℃で20分間ケン化し、メチルアルコール100mℓを加えて混和する。ケン化液を分液漏斗に移し、ケン化フラスコ内をメチルアルコール40mℓで洗い、分液漏斗に入れる。水10mℓを加えて混和し、石油エーテル100mℓを加えて振り混ぜ、石油エーテル層を別の分液漏斗に移し、水10mℓで洗浄する。これを石油エーテルで100mℓに定容する。この内の10mℓを正確にとり、ロータリーエバポレーターにて減圧しながら溶媒を蒸発させ、残留物をn-ヘキサンに溶解させて10mℓに定容して、試料溶液とする。

② **定量用試料溶液の定容**：カラムクロマト管の底部にガラスウールを詰め、n-ヘキサンに混濁させた調製カラムクロマト用アルミナをそそぎ、n-ヘキサンの流量を2～3滴/秒に調整し、カラムの高さを約100mmとする。カラムの上部にろ紙をおく。試料溶液10mℓをそそぎ、次いで試料溶液の入った容器をn-ヘキサンで洗浄し、洗液もカラムにそそいで、吸着させる。エーテル・リグロイン（5：95）混液100mℓで他の色素を溶出させた後、受器をかえてエーテル・リグロイン（25：75）混液約500mℓでβ-カロテンを溶出させる。β-カロテン溶出液全量をロータリーエバポレーターにて減圧しながら溶媒を蒸発させ、残留物をn-ヘキサンに溶解させて10mℓに定容して、定量用試料溶液を得る。

③ **吸光度測定**：定量用試料溶液の453nmにおける吸光度をn-ヘキサンを対照に測定する。

④ **計　算**：検量線（β-カロテン1、2、3、4、5μg/mℓ n-ヘキサン溶液）を用いて定量用試料溶液1mℓ中のβ-カロテン量を求める。試料100g中のβ-カロテン量（μg）は、次式によって求める。

$$\beta\text{-カロテン}(\mu g/100g) = a \times D \times \frac{V_1}{V_2} \times \frac{100}{S}$$

a：試料溶液1mℓ中のβ-カロテン量（μg）
D：試料溶液量（mℓ）
V_1：最初の色素抽出溶媒全量（mℓ）
V_2：色素抽出溶媒量のうちクロマトグラフィーに用いた溶媒量（mℓ）
S：試料の採取量（g）

フローチャート

① 試料溶液の調製

〔脂質含量の少ない試料〕
　石油エーテル・エーテル(1:1)混液で抽出

〔脂質含量の多い試料〕
　KOH-メチルアルコール混液、還流冷却器
　20分間ケン化
　石油エーテルで抽出

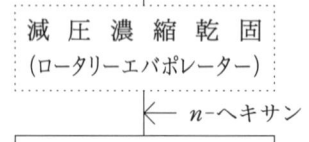

減圧濃縮乾固
(ロータリーエバポレーター)
　← n-ヘキサン

② 定量用試料溶液の定容
　アルミナカラム
　← エーテル・リグロイン(5:95)混液で洗浄
　← エーテル・リグロイン(25:75)混液

（溶 出 液）

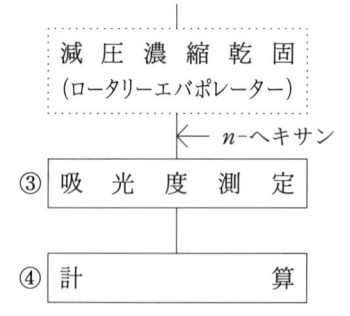

減圧濃縮乾固
(ロータリーエバポレーター)
　← n-ヘキサン

③ 吸 光 度 測 定

④ 計　　　算

──── ワンポイント　アドバイス ────
エーテル・リグロイン（5：95）混合液で主にシスα-カロテンが溶出する。
β-カロテンの定量に用いるガラス器具は褐色が望ましい。試験操作はすべて直射日光を避けて行う。

13　タンパク質・アミノ酸の定性反応

〔目　的〕
　タンパク質を含む検液にタンパク質・アミノ酸に関する呈色反応および沈殿・凝固反応を行い、構成アミノ酸や高分子としての特徴を考察して、検液に含まれるタンパク質名を推定する。

〔試料および試薬〕
①検液A～E：グルタミン酸ナトリウム、ゼラチン、アルブミン（卵白）、グロブリン、カゼインの各々1～5％溶液、②10%,30%水酸化ナトリウム（NaOH）溶液、

③0.5％硫酸銅（CuSO₄）溶液、④濃硝酸（HNO₃）、⑤0.1％ニンヒドリン溶液、⑥酢酸鉛（Pb(CH₃COO)₂）溶液、⑦1％酢酸（CH₃COOH）溶液、⑧メチルアルコール（CH₃OH）、⑨飽和硫酸アンモニウム（(NH₄)₂SO₄）溶液、⑩結晶（NH₄)₂SO₄、⑪10％スルホサリチル酸溶液

〔主な器具および装置〕
①試験管、②湯煎器、③三脚、④漏斗、⑤ろ紙（No.2）

〔方　法〕
　検液A〜E 3 mℓをそれぞれ試験管にとり、①〜④の呈色反応および⑤〜⑧の凝固・沈殿反応を行う。

①ビウレット反応：検液に10％NaOH溶液3 mℓを加えよく混合する。これに0.5％CuSO₄溶液5〜6滴を加える。タンパク質の存在で青〜赤紫色を呈する。

②キサントプロテイン反応：検液にHNO₃ 1 mℓを加えよく混合した後、沸騰湯煎中で5分間加熱する。芳香族アミノ酸を含むタンパク質の存在で黄色を呈するか、もしくは沈殿を生成する。

③ニンヒドリン反応：検液に0.1％ニンヒドリン溶液1 mℓを加えよく混合した後、沸騰湯煎中で5分間加熱する。遊離アミノ酸の存在で極めて鋭敏に、またタンパク質の存在でわずかに青〜青紫色を呈する。

④硫化鉛反応：検液に10％Pb（CH₃COO）₂溶液1滴を加え、よく混合する。次に、30％NaOH溶液を1滴ずつ加えて、タンパク質を溶解させる。これを湯浴上で約10分間加熱する。タンパク質の存在で黒色の硫化鉛（PbS）の沈殿を生ずる。

⑤熱凝固反応：検液に1％CH₃COOH 2〜3滴を加えて混合した後、沸騰湯煎中で5分間加熱する。アルブミンおよびグロブリンが存在すると白濁する（ワンポイント　アドバイス① p.126参照）。

⑥有機溶媒による沈殿反応：検液にCH₃OH 3〜6 mℓを加える。タンパク質の存在で白濁する（ワンポイント　アドバイス② p.126参照）。

⑦濃厚塩類による沈殿反応(塩析)：検液に飽和(NH₄)₂SO₄溶液3 mℓを加える。グロブリンの存在で沈殿を生成する。沈殿をろ過した後、ろ液に結晶(NH₄)₂SO₄を飽和させた後、CH₃COOH溶液を1滴加える。アルブミンの存在で白濁する(ワンポイント　アドバイス③ p.126参照)。

⑧有機試薬による沈殿反応：検液に10％スルホサリチル酸溶液1〜2滴を加え混合する。タンパク質の存在で沈殿を生成する（ワンポイント　アドバイス④ p.126参照）。

―――― ワンポイント　アドバイス ――――
①酢酸を加えてpHを等電点付近にすると凝固しやすくなる。
　また方法の②、③の加熱後の観察からも推定できる。
②水と混和する有機溶剤(アセトン、エチルアルコールなど)で認めらる。
　沈殿の生成は、少量の塩化ナトリウムを加えるとより鮮明である。
③硫酸ナトリウム、塩化ナトリウムを用いてもよい。
　なお、硫酸アンモニウムの溶解度は74g/100g・15℃である。
④タンパク尿の検出にも用いられる鋭敏な反応である。

〔結果・考察〕

　検液A〜Eについての実験結果を反応ごとにまとめる。また反応の原理を理解する。
　試料に用いた食品に含まれるタンパク質について、アミノ酸組成等の特徴を調べ、検液に含まれるタンパク質を推定する。

―――― コラム ――――

　タンパク質の呈色反応の多くは、構成アミノ酸側鎖に基づく反応である。一方、沈殿・凝固反応はタンパク質の極性基に水和している水をとりさる反応が多い。

・ビウレット反応は、ペプチド結合（-CONH-）を2つ以上もつペプチドがCu^{2+}と赤紫〜青紫色の錯化合物を生成する反応である。
　　また、発色の強さとタンパク質含量は比例するので、定量分析にも用いられている。
・キサントプロテイン反応は、チロシン・トリプトファンなどの芳香核が硝酸によりニトロ化されて起こる。ただし、フェニルアラニンは反応しない。
・ニンヒドリン反応は、α-アミノ酸が示す反応であるが、ペプトンやペプチドも反応する。呈色は一般に紫〜青紫であるが、プロリンは黄色、オキシプロリンは赤黄色である。また、発色の強さとアミノ酸含量は比例するので、定量分析にも用いられている。
・加熱（60〜80℃）でアルブミン・グロブリンは凝固するが、カゼイン・ゼラチンは凝固しない。

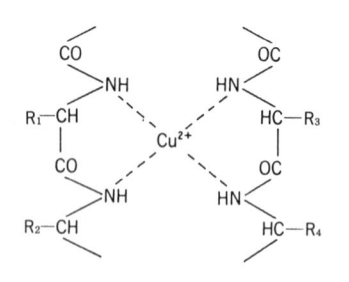

ペプチド-銅錯化合物

ビウレット反応の呈色生成物

14　糖質の定性反応

〔目　的〕

　①糖質全体に共通する反応(モーリッシュ反応)、②還元糖に特有の反応（フェーリング反応）、③単糖と還元性二糖を区別する反応（バーフォード反応）、④アルドースとケトースを区別する反応（セリワーノフ反応）、⑤ペントースとヘキソースを区別する反応(スカトール反応)を用いて、未知試料がどのような糖質であるかを判別する。

1 ───モーリッシュ反応

すべての糖質に共通の反応である。糖質が濃硫酸によって脱水されフルフラール誘導体となり、これが α‐ナフトールと結合して赤紫色の色素を生じる（図3－8）。

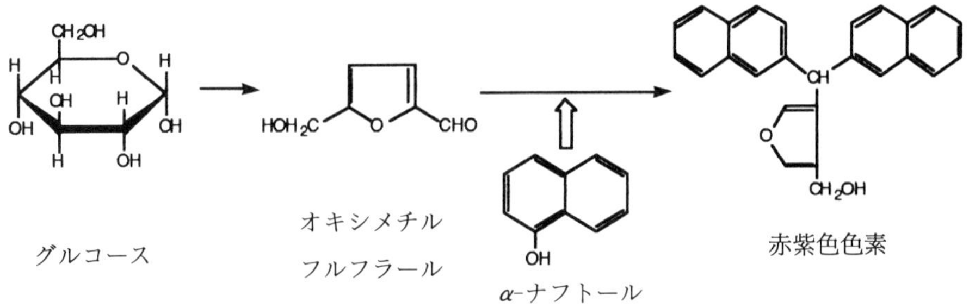

図3－8　モーリッシュ反応

〔試料および試薬〕
①リボース、グルコース、フラクトース、マルトース、シュークロース、デンプンなどの糖質と、アミノ酸であるグルタミン酸の各1％溶液を未知試料とする（以下、フェーリング、バーフォード、セリワーノフ、スカトールの各反応共通）。
②モーリッシュ試薬：α‐ナフトール5gを100mlエチルアルコールに溶かしたもの。

〔操　作〕
試験管に検液1mlをとり、これに2～3滴のモーリッシュ試薬を加えよく混合する。この中に濃硫酸1～2mlを試験管壁にそって流し込む。濃硫酸は密度が高いので下の方に沈み込み上層の検液との接触面に赤紫色の環が生じればその検液は糖液である。

2 ───フェーリング反応

還元糖がフェーリング溶液中の2価の銅イオンCu^{2+}を還元して、黄色または赤褐色の酸化銅（Ⅰ）(Cu_2O)の沈殿を生じる。非還元糖はこの反応を起こさない。

〔試料および試薬〕
①フェーリングⅠ液：硫酸銅$CuSO_4・5H_2O$ 69.3gを水に溶かして1ℓとする、②フェーリングⅡ液：酒石酸カリウム・ナトリウム346gと、NaOH 100gを水に溶かして1ℓとする。

〔操　作〕
試験管にフェーリングⅠ液およびⅡ液を5mlずつとり、よく混合し、さらに検液1mlを加えてまた混合し、沸騰湯煎中で5分間加熱する。検液に還元糖が含まれていれば赤褐色の沈殿を生じる。

3 ───バーフォード反応

フェーリング反応と同様、還元糖が2価の銅イオンを還元して赤褐色のCu_2Oの沈

殿を生じる反応であるが、この反応のような弱酸性溶液中では、単糖類の方が還元性二糖類よりも早く反応するので単糖類と還元性二糖類との区別に用いられる。

〈バーフォード反応〉

$$2(CH_3COO)_2Cu + 還元糖 \longrightarrow 2\,CuOOCCH_3 + 2\,CH_3COOH + 糖の酸化生成物$$
$$\downarrow$$
$$Cu_2O \downarrow$$

〔試料および試薬〕

バーフォード試薬：酢酸銅 $(CH_3COO)_2Cu$ 13.3gを水200mℓに加熱しながら溶かし、完全に溶解したのを確認し、氷酢酸 (CH_3COOH) 1.8mℓを加えよく混合する。

〔操　作〕

試験管にバーフォード試薬5mℓを入れ、バーナーの火炎上で直接煮沸した後、検液0.5mℓを加え沸騰湯煎中で加熱し、赤褐色沈殿の生じるのを観察する。単糖類は約5分以内で、還元性二糖類では約20分で沈殿が生成するので、1～2分ごとに少なくとも30分間は観察する。

4 ——— セリワーノフ反応

ケトースまたはケトースを含む糖類に塩酸(HCl)を作用させるとオキシメチルフルフラールをつくり、これを酸性化でレゾルシンと反応させると赤色を呈する。

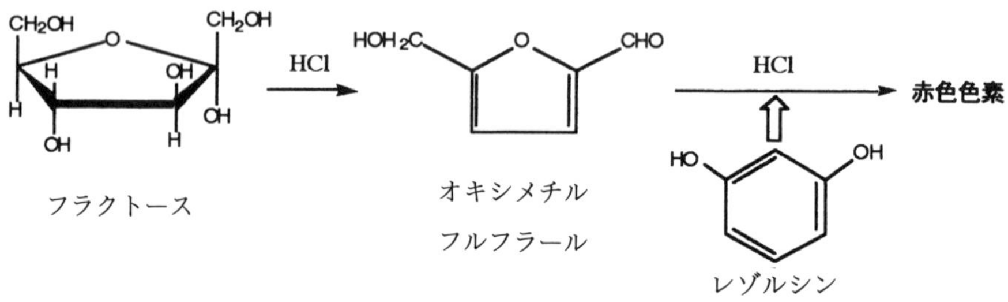

図3－9　セリワーノフ反応

〔試料および試薬〕

セリワーノフ試薬：レゾルシン0.05gを希塩酸（1：2）100mℓに溶かす。

〔操　作〕

試験管にセリワーノフ試薬2mℓと検液0.5mℓをとり、よく混合後、沸騰湯煎中で加熱する。ケトースおよびケトースを含む糖類は約3分後に赤色を呈し、やがて暗赤色の沈殿を生じる。一方、アルドースは薄い赤橙色を呈するのでケトースとアルドースの区別ができる。

5 ── スカトール反応

〔試料および試薬〕

スカトール試薬：スカトール0.5gを100mℓエチルアルコールに溶かす。

〔操 作〕

試験管中で検液0.2mℓ、濃塩酸2mℓ、およびスカトール試薬0.1mℓを混合し、沸騰湯煎中で約3分間加熱する。加熱後の呈色はヘキソースおよびヘキソースを含む多糖は濃い紫色、一方ペントースおよびペントースを含む多糖は濃い褐色である。この呈色の違いによりヘキソースとペントースを区別できる。

15 茶葉中のタンニンの定量とカフェインの単離と確認

1 ── 茶葉中のタンニンの定量

〔目 的〕

タンニンは果実、野菜、茶など植物界に広く分布している一連のポリフェノール化合物の総称である。タンニンは存在する植物によりさまざまであるし、一つの植物がいくつかのタンニン類を含むのが普通である。植物の名をつけて、「茶タンニン」「柿タンニン」などと呼ぶこともある。

茶タンニンは渋味成分、薬効成分として知られているものや、紅茶では色素生成にも関係している。茶葉に含まれるタンニンは、主に、没食子酸が結合したカテキン類でエピガロカテキン、エピカテキンなど6種が知られている。それぞれの存在や量を知るにはHPLC（高速液体クロマトグラフィー）により分別定量が行われるが、タンニン総量は、鉄イオンと反応して着色物質を定量的に生成することに基づく比色法で求めることもできる。食品成分表では比色法として酒石酸鉄吸光度法とフォーリン・デニス法が用いられ、前者は緑茶に、後者はコーヒーや発酵茶、ワインの分析に採用されている[52]。ここでは、酒石酸鉄吸光度法による茶葉中のタンニン定量を扱う。

〔試料および試薬〕

①緑茶類
②酒石酸鉄試薬（発色溶液）：硫酸鉄（Ⅱ）7水和物（$FeSO_4・7H_2O$）100mgと酒石酸カリウムナトリウム（ロッセル塩、$KNaC_4H_8O_6・4H_2O$）500mgを水に溶かして100mℓとする（用時調製）。
③リン酸緩衝液（1/15M、pH7.5）：1/15M リン酸水素二ナトリウム（$Na_2HPO_4・12H_2O$、23.876g/ℓ）溶液と1/15M リン酸水素一カリウム（KH_2PO_4、9.073g/ℓ）溶液を混合（体積比、84：16）し、pHメーターで、pH7.5となるよう微調整する。
④没食子酸エチル標準溶液：没食子酸エチルの5、10、15、20、25mg/100mℓ水溶液を調製する。

〔主な器具および装置〕
①ビーカー、②メスフラスコ、③漏斗、④ウォーターバス、⑤分光光度計

〔方　法〕
①試料の調製：茶葉を乳鉢ですり潰し、その0.1gを三角フラスコにはかりとる（Wg）。

②タンニン抽出：熱水50～60mℓを加えて、80℃以上の湯浴中で30分加熱した後、室温まで冷却する。

③定容・ろ過：100mℓ容メスフラスコに移し、定容（Vmℓ）としたのち、ろ紙を用いてろ過をする。この時、最初の約20mℓは捨て（ろ紙にタンニンが吸着され、測定値が低くなるのを避けるため）、以後のろ液を集め、試料溶液とする。

④ろ液採取・発色・定容：試料溶液2～5mℓ（Bmℓ）を25mℓ用メスフラスコにとり、発色溶液5mℓを加え、リン酸緩衝液で定容とし、よく混和して発色させる。5分以上放置する。

⑤標準溶液採取・発色・定容：それぞれの濃度の没食子酸エチル標準溶液5mℓを25mℓ容メスフラスコにとり、④と同様に発色させる。

⑥吸光度測定：試料溶液の代わりに水5mℓを用いて、④と同様に処理したものを対照として、④と⑤の540nmにおける吸光度（OD）を測定する。

⑦検量線作成：横軸に没食子酸エチル濃度、縦軸に540nmの吸光度をプロットして検量線を作成する。

⑧タンニン量算出：試料溶液の吸光度と検量線から、没食子酸エチル量を求め、それを1.5倍（没食子酸エチル1mgの示す吸光度は茶タンニンの1.5mgに相当する）にしたものをタンニン量とする。さらに、抽出に用いた茶葉の重量、測定時に希釈した場合には希釈度も考慮（Vの値に反映させる）して、次式で茶葉100g中のタンニン量を求める。

$$タンニン量（mg/100g）=\frac{A \times 1.5}{B} \times V \times \frac{1}{W} \times 100$$

A：検量線から求めた没食子酸エチル量（mg）
B：発色に供した試料液量（mℓ）
V：抽出液の定容量（mℓ）
W：茶葉秤取量（g）

フローチャート

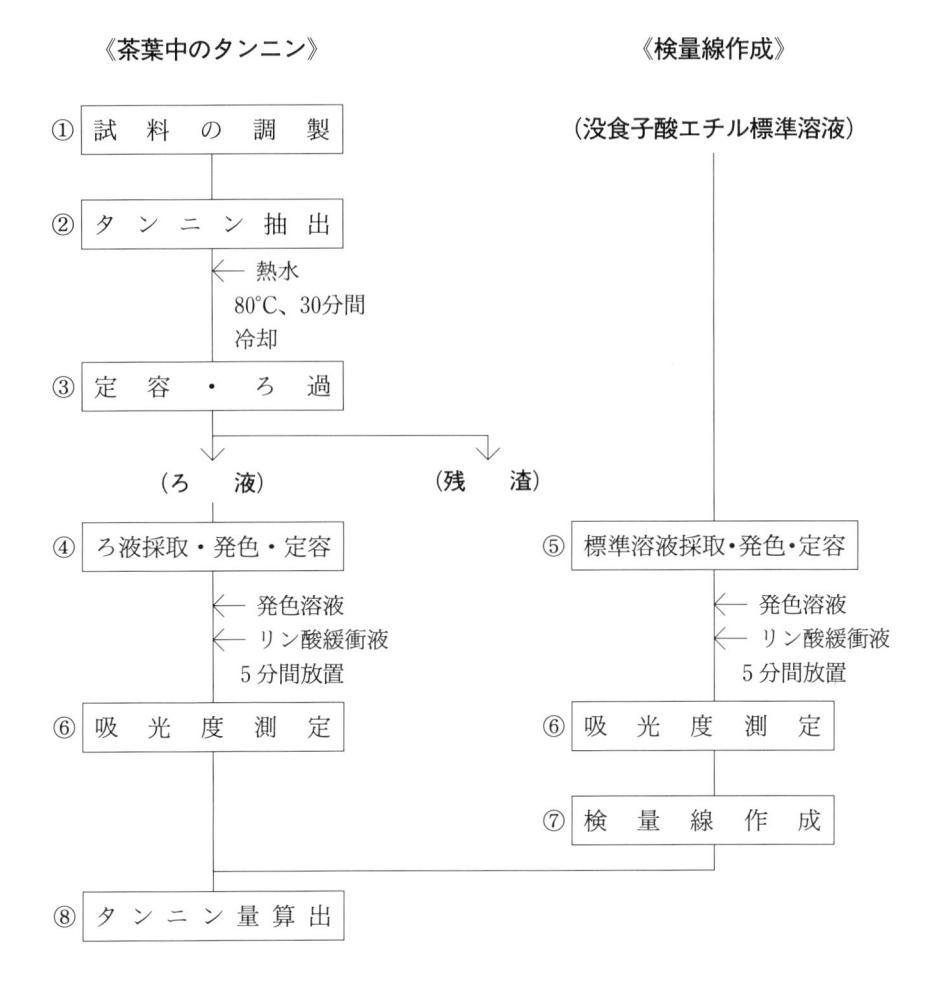

《茶葉中のタンニン》

① 試料の調製
↓
② タンニン抽出
← 熱水
　80℃、30分間
　冷却
↓
③ 定容・ろ過
↓
（ろ液）　　（残渣）
↓
④ ろ液採取・発色・定容
← 発色溶液
← リン酸緩衝液
　5分間放置
↓
⑥ 吸光度測定
↓
⑧ タンニン量算出

《検量線作成》

（没食子酸エチル標準溶液）
↓
⑤ 標準溶液採取・発色・定容
← 発色溶液
← リン酸緩衝液
　5分間放置
↓
⑥ 吸光度測定
↓
⑦ 検量線作成

2 ── 茶葉中のカフェインの単離と確認

〔目　的〕

　カフェインは茶葉やコーヒーに含まれるアルカロイドの一種で、茶葉では2～4％含まれる。カフェインは苦味があり、神経興奮、利尿、鎮痛などの薬理作用が知られている。カフェインは、冷水やアルコールにはわずかに溶ける程度であるが、熱水、クロロホルム、酢酸エチルなどにはよく溶ける。ここでは、有機溶媒易溶性を利用して、紅茶からカフェインの抽出を行う。カフェインは178℃で昇華するので、昇華法によりカフェインをとり出すことも可能である（ワンポイント　アドバイスp.133参照）。

　食品成分表におけるカフェイン量は、n-ヘキサン-酢酸エチル（2：8）混液による抽出液のHPLC（高速液体クロマトグラフィー）による分析値が示されている。また、カフェインを多く含む食品（チョコレート類、茶類およびコーヒー・ココア類）については、タンパク質量算出にあたって、全窒素量からカフェイン由来の窒素量を差し引いたもので計算されている[52]。

〔試料および試薬〕

①紅茶（ティーバッグ）、②硫酸カリウムアルミニウム（カリミョウバン、AlK(SO$_4$)$_2$・12H$_2$O）、③酢酸エチル（CH$_3$COOC$_2$H$_5$）④硫酸ナトリウム（無水）(Na$_2$SO$_4$) ⑤2N 水酸化ナトリウム（NaOH）溶液：NaOH 8 gを水に溶かして100mlとする。⑥5％塩酸（HCl）溶液、⑦5％アンモニア（NH$_3$）溶液、⑧3％過酸化水素水（H$_2$O$_2$）溶液

〔主な器具および装置〕

①ビーカー、②分液漏斗、③ろ紙（No.2）、③ロータリーエバポレーター、④ナスフラスコ

〔方　法〕

①**試料の調製**：300ml容ビーカーに紅茶のティーバッグ4袋（8 g）と200mlの水を入れ、5分間沸騰させ、濃いめの紅茶を作る。

②**タンニンのろ別**：共存するタンニンを除去するために、硫酸カリウムアルミニウム5 gを加えてかき混ぜる。さらに2N NaOH溶液4 mlを加えてよくかき混ぜ、5分間放置した後、ろ過する。

③**酢酸エチル抽出**：ろ液に2N NaOH溶液を加える。加えはじめに水酸化アルミニウムの沈殿が生成するが、この沈殿が再び溶解するまで2N NaOH溶液を加える。これをよく冷やしてから、分液ロートを用いて酢酸エチル30mlで2回抽出する。

④**脱　水**：酢酸エチル層を合わせて、Na$_2$SO$_4$を加え、水分を吸収する。

⑤**濃縮乾固**：④を脱脂綿の小塊を詰めた漏斗を用いて、Na$_2$SO$_4$をろ別したのち、ロータリーエバポレーターで酢酸エチルを留去すると、粗製カフェインの結晶が得られる。

⑥**定性試験**：粗製カフェイン数mgに、3％H$_2$O$_2$溶液5滴および5％HCl溶液1滴を加えて水浴上で蒸発乾固させ、これにNH$_3$溶液を加える（赤紫色になれば陽性である）。

⑦**再結晶化**：粗製カフェインをごく少量の熱湯に溶かし、溶液が熱いうちに手早くろ過をし、氷水で冷却して結晶を成長させる（結晶が析出しない時は、スパーテルなどで器壁をこすって結晶化を促す）。

第3章 食品成分の分離と性質および成分変化

フローチャート

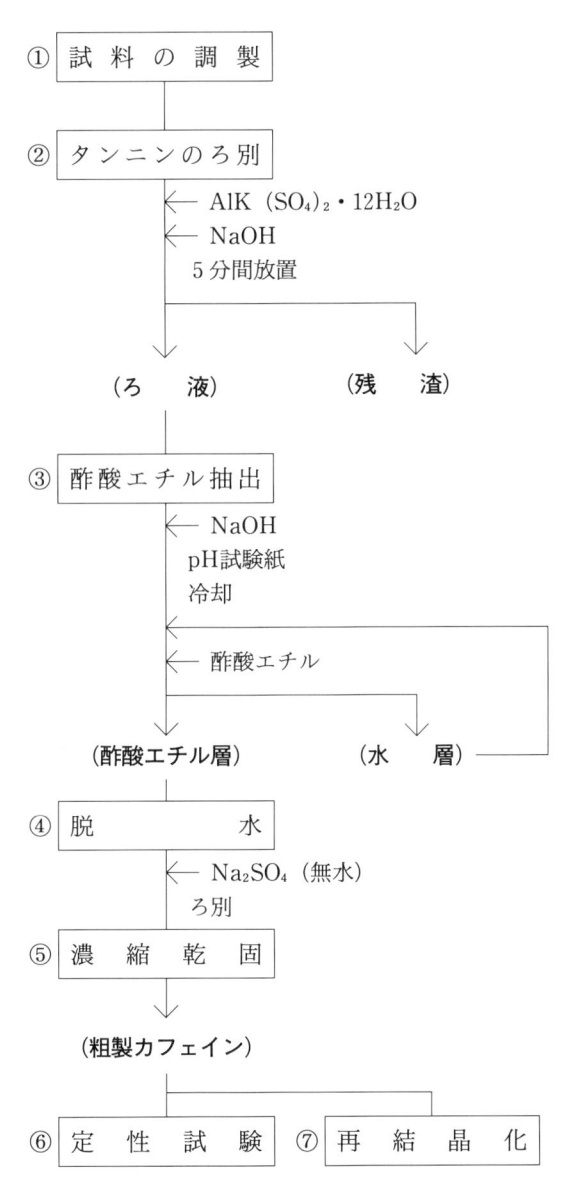

① 試料の調製
　↓
② タンニンのろ別
　　← AlK(SO₄)₂・12H₂O
　　← NaOH
　　5分間放置
　↓
（ろ液）　　　（残渣）
　↓
③ 酢酸エチル抽出
　　← NaOH
　　pH試験紙
　　冷却
　　← 酢酸エチル
　↓
（酢酸エチル層）　　（水層）
　↓
④ 脱水
　　← Na₂SO₄（無水）
　　ろ別
　↓
⑤ 濃縮乾固
　↓
（粗製カフェイン）
　↓
⑥ 定性試験　⑦ 再結晶化

ワンポイント アドバイス

①ムレキシド試験（カフェインなどの尿酸誘導体に対する定性試験）は試料に過酸化水素などの酸化剤を加熱下で作用させて、蒸発乾固した後、アンモニア水を加えると赤紫色を呈する反応である。カフェインは酸化されてアマリン酸を生じ、次にアンモニア水でムレキソインとなる。このムレキソインが赤紫色を呈する。

②カフェインは100℃の熱湯1mlに667mg溶解するが、常温の水1mlには22mgしか溶解しない。この温度による溶解度の差を利用して再結晶化が行われる。

③カフェインの昇華：よく乾燥させた紅茶（煎茶でもよい）の葉1g（できれば、乳鉢ですりつぶしたもの）をホットプレート（アルミ箔をかぶせておく）上にうすく広げ、その上にロートをかぶせ、ホットプレートを約180～200℃に加熱する。カフェインが昇華して徐々にロートの内側で冷やされて針状結晶に成長するのが認められる。

2 食品成分の性質

1 食品の無機成分の特性

〔目 的〕

食品の無機質を構成している元素のうち、Na、K、Ca、Mgなどのアルカリ生成元素がS、P、Clなどの酸生成元素より多い食品をアルカリ性食品、またその逆の食品を酸性食品という。

食品のアルカリ度（または酸度）は、100gの食品を燃焼して得られる灰分の水溶液を中和するのに要する1M 塩酸(HCl)溶液（または1M 水酸化ナトリウム(NaOH)溶液）のmℓ数で表す。

日常摂取する食品のアルカリ度・酸度を測定して無機質の組成について理解を深める。

〔試料および試薬〕

①試料：小麦粉、米、大豆(きなこ)、スープの素、ビスケット、砂糖、塩、紅茶、コーヒーなど1～2g、②0.05M 塩酸（HCl）標準溶液または0.05M 水酸化ナトリウム（NaOH）標準溶液、③BTB（ブロムチモールブルー）指示薬

〔主な器具および装置〕

①ルツボ、②マッフル炉、③三脚、④ルツボばさみ、⑤ビュレット（ガイスラーまたはモール型）、⑥200mℓ三角フラスコ、⑦スターラー、⑧撹拌子、⑨湯煎器、⑩漏斗、⑪ろ紙（No.2）

〔方 法〕

①**試料の調製**：標準溶液の力価検定（p.33参照）をする。

②**灰 化**：ルツボに試料約2gを精秤し、粗灰分定量法（p.48参照）にしたがい試料を灰化する（粗灰分の定量実験で得た"灰分"を使用するとよい）。

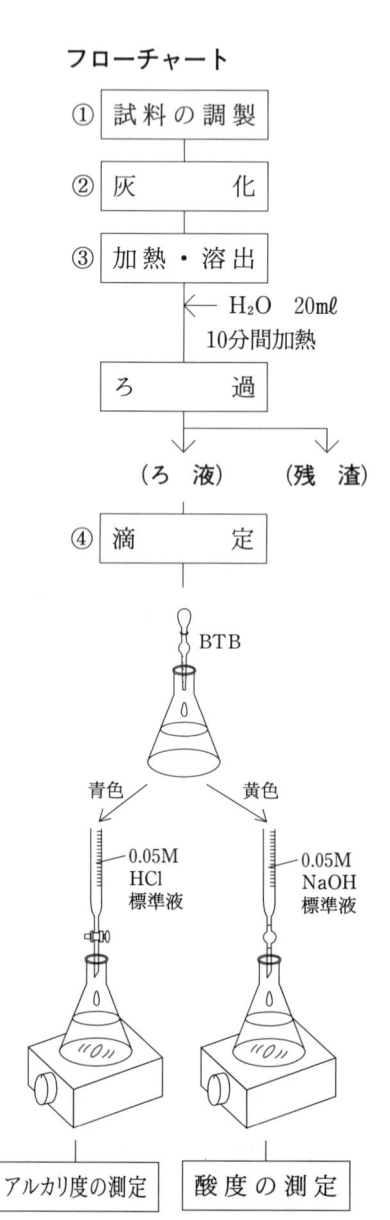

フローチャート

① 試料の調製
② 灰　　化
③ 加熱・溶出　← H₂O 20mℓ 10分間加熱
　 ろ　　過
　 （ろ液）　（残渣）
④ 滴　　定

BTB
青色　　　　　　黄色
0.05M HCl標準液　　0.05M NaOH標準液

アルカリ度の測定　　酸度の測定

③ 加熱・溶出：水をルツボに半量ほど入れるか約20mℓの水でルツボ内の灰分を完全にビーカーに移し、沸騰湯煎上で10分間加熱して水溶性灰分を溶出させる。なおこの時、不溶物を認めた場合には三角フラスコを受器として、不溶物をろ別し、除去する。

④ 滴　定：③で得た水溶液にBTB指示薬2～3滴を加える。水溶液が黄色を呈した場合は0.05M NaOH標準溶液で、青色を呈した場合は0.05M HCl標準溶液で滴定し、緑色を呈するところを終点として使用した標準溶液の消費量を読み取る。

〔結果・考察〕

水溶性灰分の中和に要した標準溶液の消費量からアルカリ度（または酸度）を求める（換算…試料の重量を100g、標準溶液の濃度を1N（F＝1.000）に）。また、いろいろな食品のアルカリ度・酸度、無機質の元素組成などを調べ、アルカリ性食品・酸性食品の特徴や摂食する意義を考察する。

─── コラム ───

食品のアルカリ度・酸度はあくまでもその食品の無機質の元素組成による区分けであり、味覚とは関係ない。また、血液のpHは緩衝作用により常に7.5付近に保たれており、食事がアルカリ性食品または酸性食品の摂取に偏ったからといって直ちに血液のpHに変化が認められることはない。

現在の食事はどちらかというと卵・肉類などの酸性食品の摂取頻度が高い。野菜類・豆類などのアルカリ性食品は、酸性食品に不足がちな繊維などの栄養素を多く含むので、摂取栄養素のバランスを保つ点からもアルカリ性食品の摂食意義は大きい。

摂取頻度が高い食品のアルカリ度・酸度

アルカリ性食品（アルカリ度）	酸性食品（酸度）
りんご　　（1.4）	白米飯　　（2.6）
にんじん　（8.7）	パン　　　（2.2）
枝　豆　　（3.8）	さば　　　（12.7）
じゃがいも（5.4）	牛肉　　　（18.5）
ほうれん草（18.2）	鶏卵　　　（16.2）
牛　乳　　（3.9）	

（桜井芳人『総合食品事典』同文書院 1999年より抜粋）

2 食品の糖度の測定

〔目　的〕

糖度は食品に含まれるショ糖の含有量を百分率（％）で表したものである。果実缶詰、ジャムなど多量の砂糖、ブドウ糖、水あめを含む食品では、糖度がその製品の品質を左右する要素のひとつとなる。各種食品はそれぞれ原料となる糖の種類も異なるため、厳密に糖量を測定するには、その製品に適した試験方法によらなければならない。しかし、同一食品について品質を管理する場合、個々の糖量はわからなくても全糖度がわかれば十分目的が達せられる場合が多い。ここでは、現場での品質管理で用いられている簡易糖度測定法について学ぶ。

〔試料および試薬〕
清涼飲料水やシロップなどを試料とする。

〔主な器具および装置〕
①比重計、②100mℓメスシリンダー、③温度計、④屈折糖度計、⑤デジタル糖度計、⑥駒込ピペット

〔方　法〕
(1)　比重計による糖度の測定
　試料をメスシリンダーにとり、比重計をシリンダーの中央に静かに入れる。比重計が静止した時、メニスカスの上端を読む。比重測定は15℃で行う。求めた比重値より糖度(%)を求める（表3－1参照）。

表3－1　糖度と比重の関係

糖度(%)	比　重	糖度(%)	比　重	糖度(%)	比　重
0	1.000	8	1.032	16	1.064
1	1.004	9	1.036	17	1.068
2	1.008	10	1.040	18	1.072
3	1.012	11	1.044	19	1.076
4	1.016	12	1.048	20	1.080
5	1.020	13	1.052	21	1.084
6	1.024	14	1.056	22	1.088
7	1.028	15	1.060	23	1.092

(2)　屈折糖度計による糖度の測定
　本器は光の屈折率を利用して、次の操作により糖度（Brix%）を求める。
①ゼロあわせ：屈折糖度計のプリズム面と反射板面をキムワイプのような柔らかい布できれいに拭く。次に、プリズム面に水を2～3滴そそぎ、反射板面をあわせ、入射光窓を上方に向け、明るい方向に向いて接眼部よりのぞき、目盛りがはっきり見えるように調節する。目盛り上に明暗の境界線がみえるので、調節ねじを回して0%にあわせる。
②測　定：反射板面を開き、水滴を拭き取った後、プリズム面に試料を2～3滴そそぎ、反射板面をあわせ、明暗の境界線の目盛りを読みとる。表3－2により温度補正して20℃における糖度(%)で表す。測定後は試料をきれいに拭き取る。

(3)　デジタル糖度計による糖度の測定
　デジタル糖度計は屈折糖度計をデジタル化したもので、簡易で迅速に糖度を測定できる（図3－10参照）。
①ゼロあわせ：デジタル糖度計のプリズム面をキムワイプのような柔らかい布できれいに拭く。次に、プリズム面をおおうように水を滴下する。ゼロセット・スイッチを押す。表示画面に「000」が3回点滅後、「000」を表示し、ゼロあわせが完

了する。プリズム面の水を拭き取る。

②測　定：プリズム面に試料を滴下し、スタート/オフ・スイッチを押す。矢印が3回点滅した後、試料の糖度(%)が表示される。測定後は試料を拭き取り、水を含ませたキムワイプでプリズム面をきれいに拭く。終了する場合は、スタート/オフ・スイッチを2秒以上押し続ける。

表3－2　測定温度による糖度補正表

°C＼％	5	10	15	20	25	30	40	50	60	70
\multicolumn{11}{c}{読みとった数より差し引く数}
15	0.29	0.31	0.33	0.34	0.34	0.35	0.37	0.38	0.39	0.40
16	0.24	0.25	0.26	0.27	0.28	0.28	0.30	0.30	0.31	0.32
17	0.18	0.19	0.20	0.21	0.21	0.21	0.22	0.23	0.23	0.24
18	0.13	0.13	0.14	0.14	0.14	0.14	0.15	0.15	0.16	0.16
19	0.06	0.06	0.07	0.07	0.07	0.07	0.08	0.08	0.08	0.08
20	0	0	0	0	0	0	0	0	0	0
\multicolumn{11}{c}{読みとった数に加える数}
21	0.07	0.07	0.07	0.07	0.08	0.08	0.08	0.08	0.08	0.08
22	0.13	0.14	0.14	0.15	0.15	0.15	0.15	0.16	0.16	0.16
23	0.20	0.21	0.22	0.22	0.23	0.23	0.23	0.24	0.24	0.24
24	0.27	0.28	0.29	0.30	0.30	0.31	0.31	0.31	0.32	0.32
25	0.35	0.36	0.37	0.38	0.38	0.36	0.40	0.40	0.40	0.40
26	0.42	0.43	0.44	0.45	0.46	0.47	0.48	0.48	0.48	0.48
27	0.50	0.52	0.53	0.54	0.55	0.55	0.56	0.56	0.56	0.56
28	0.57	0.60	0.61	0.62	0.63	0.63	0.64	0.64	0.64	0.64
29	0.66	0.68	0.69	0.71	0.72	0.72	0.73	0.73	0.73	0.73
30	0.74	0.77	0.87	0.79	0.80	0.80	0.81	0.81	0.81	0.81

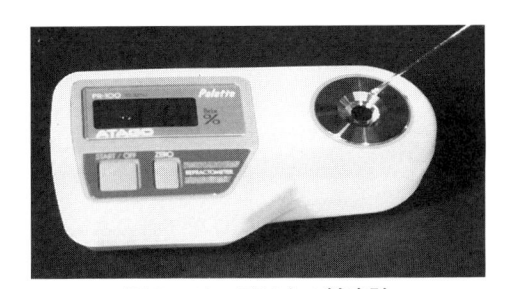

図3－10　デジタル糖度計

③　油脂のヨウ素価およびケン化価の測定

　油脂とはグリセリンと脂肪酸のエステルをいう。動・植物に含まれる油脂の大部分はトリグリセリドである。油脂の化学的、物理的性質はそれぞれの油脂を構成するトリグリセリドの種類と組成により、さらにトリグリセリドの性質はそれを構成する脂肪酸の種類に依存する。これらの油脂の脂肪酸の化学的性質を反映するヨウ素価やケン化価は、新鮮な油脂では特有の値を示し、油脂の化学的特数とよばれる。したがっ

て、油脂のこれらの特数を測定することにより油脂の種類を推定することも可能である（表3-4）。

1 ── ヨウ素価（Iodine Value：IV）

〔目　的〕

　ヨウ素価は油脂100gに吸収されるハロゲンの量をヨウ素（I_2）に換算してそのg数で表す。油脂の脂肪酸部分の不飽和度を示す数値であり、油脂の種類、水素添加（硬化）の状態、加熱劣化などの指標となる。

　測定原理は、不飽和脂肪酸にハロゲンを作用させると、二重結合部分1か所に2原子のハロゲンの吸収（付加反応）が容易に起こることを利用して、吸収されるハロゲン量を測定することに基づいている。一般的な方法としては、一塩化ヨウ素（ICl）を用いるウイス（Wijs）法が用いられる。

　ウイス法は、油脂に一定過剰のウイス液（主成分はICl）を作用させ、十分付加反応を行わせたのち（反応式1）、残存するIClにKIを作用させてI_2とし（反応式2）、I_2量をチオ硫酸ナトリウム（$Na_2S_2O_3$）による滴定（間接ヨウ素滴定）で知り（反応式3）、添加量から残存量を差し引いて付加に使用された量とするものである。

反応式1　　〜−CH＝CH−〜＋ICl→〜−C(Cl)(H)−C(H)(I)−〜

反応式2　　$ICl + KI \rightarrow KCl + I_2$

反応式3　　$I_2 + 2\,Na_2S_2O_3 \rightarrow 2\,NaI + Na_2S_4O_6$

〔試料および試薬〕

①食用油

②四塩化炭素（CCl_4）

③塩酸（HCl）

④ウイス液：三塩化ヨウ素（ICl_3）7.9gとヨウ素（I_2）8.7gを別々に温氷酢酸に溶かし、両者を混合して氷酢酸で1ℓとする（市販品の入手可能）。

⑤10％ヨウ化カリウム（KI）溶液：10gのKIを90mℓの水に溶かす。

⑥デンプン指示薬：可溶性デンプン1gを水100mℓに懸濁し、加熱して完全に溶かす。

⑦二クロム酸カリウム（$K_2Cr_2O_7$、容量分析用）

⑧1/10N チオ硫酸ナトリウム（$Na_2S_2O_3$）標準溶液：$Na_2S_2O_3$・$5\,H_2O$約26gと炭酸ナトリウム（Na_2CO_3）0.2gを1ℓの水（煮沸させて炭酸ガスを除いてあるのが望ましい）に溶かす。力価（F）を次の手順で標定しておく。

　標定：200〜300mℓ容三角フラスコに、1/10N $K_2Cr_2O_7$標準溶液（約4.9gを1ℓ容メスフラスコに精秤（Wg）し、水で定容とする）の25mℓをホールピペットでとり、これに濃塩酸5mℓ、10％KI溶液20mℓを加え、ゴム栓をして時々軽く揺り

動かしながら10分間放置する。水100mlを加え、1/10N Na₂S₂O₃溶液で滴定し、溶液の色が淡黄色になったら、デンプン指示薬を1ml加えて、さらに滴定を続ける。ヨウ素デンプン反応の黒青色が消えた点（3価クロムの明るい青色）を終点とする（滴定値Vml）。

1/10N K₂Cr₂O₇標準溶液の力価（F'）は、K₂Cr₂O₇（分子量294.185）の秤取量Wgを理論値4.9032g（この条件下ではK₂Cr₂O₇は6価として作用する）で除して（F'＝W/4.9032）求められる。1/10N Na₂S₂O₃溶液の力価（F）はF'と滴定値VからF＝F'×25/Vにより求める。

〔主な器具および装置〕
①共栓三角フラスコ、②ビーカー、③ビュレット（50ml）、④メスシリンダー、⑤ピペット類、⑥安全ピペッター

〔方 法〕
①**試料の調製（本試験）**：試料0.12～1g（推定されるヨウ素価により、表3－3による適宜量）を300ml容共栓三角フラスコに精秤する（Sg）。これにCCl₄10mlをメスシリンダーで加え、静かに振り混ぜて、試料を溶解する。溶液が溶けきらない場合は、さらにCCl₄を適当量加え、完全に溶かす。

②**ハロゲン化**：ウイス溶液25mlをホールピペット（安全ピペッター使用）で加え、フラスコの栓をして静かに振りまぜる。ヨウ素価150以下の試料は1時間、150以上の試料では2時間、20～30℃の暗所に放置し、その間、時々共栓を開けて充満したガスを放散させるとともに振り混ぜる。

③**滴 定**：10%KI溶液20mlおよび水100mlを加え、1/10N Na₂S₂O₃標準溶液で滴定し、溶液が淡黄褐色になったら、デンプン指示薬を加え、さらにヨウ素デンプン反応による青色が消失して、無色になるまで滴定を行う。このとき、CCl₄中にI₂が溶け込んでいるので、終点近くで共栓をして激しく振ってI₂を水層に転溶させ、さらに無色になるまで滴定を続ける。滴定値をamlとする。

④**試料の調製（空試験）**：空試験として、300ml容三角フラスコにCCl₄10mlと試料油脂に使用したと同量のウイス溶液（25ml）をとり、10%KI溶液20mlおよび水100ml加え、③と同様1/10N Na₂S₂O₃標準溶液で滴定する。滴定値をbmlとする。

⑤**ヨウ素価の算出**：1/10N Na₂S₂O₃標準溶液の滴定値から、添加したICl（空試験）および残存ICl（本試験）の当量を求め、その差（空試

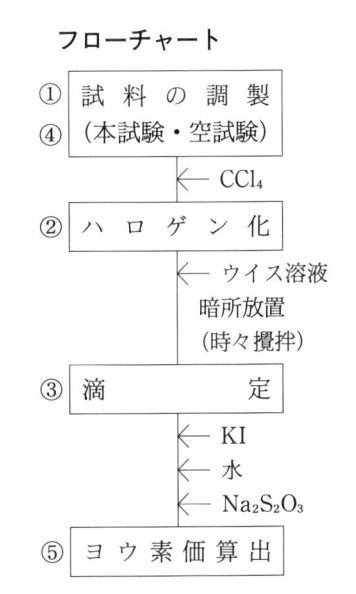

フローチャート

① 試料の調製（本試験・空試験）
　↑ CCl₄
② ハロゲン化
　↑ ウイス溶液
　　暗所放置
　　（時々攪拌）
③ 滴 定
　↑ KI
　↑ 水
　↑ Na₂S₂O₃
⑤ ヨウ素価算出

験－本試験）を消費（吸収）された量として、それをヨウ素のg数に換算して求める。

$$\text{ヨウ素価（IV）} = 126.9 \times \frac{1}{10} \times \frac{1}{1,000} \times F \times (b-a) \times \frac{1}{S} \times 100$$

$$= 0.01269 \times F \times (b-a) \times \frac{1}{S} \times 100$$

0.01269：1/10N Na₂S₂O₃標準溶液（F＝1.000）1 mlに相当するヨウ素のg数
a：本試験滴定値（ml）
b：空試験滴定値（ml）
S：試料秤取量（g）
F：1/10N Na₂S₂O₃の力価

表3－3　ヨウ素価測定試料の採取基準量

ヨウ素価	＞30	30～50	50～100	100～150	150～200	200＜
試料採取料(g)	1.0	0.6	0.3	0.2	0.15	0.12

2 ――― ケン化価（Saponification Value：SV）

〔目　的〕

　ケン化価は、油脂1gを完全にケン化するのに要するKOH（水酸化カリウム）のmg数で表すと定義されている。ケン化価は、油脂を構成している脂肪酸の平均的な分子量を知る目安になる数値である。すなわち、加水分解（ケン化）されて遊離してくる脂肪酸1分子は、分子量の大小にかかわらずKOH1分子と塩を作るので、単位重量あたりの油脂の加水分解で消費されるKOH量の大小は構成脂肪酸の分子量に逆比例することになる。

　油脂は一定過剰のアルコール性水酸化カリウム（KOH）溶液の存在下で加熱（ケン化）されるとき、遊離してくる脂肪酸の量に対応してKOHを塩（石けん）生成に消費する。したがって、添加したKOHと残存するKOHの量を酸による中和滴定により求め、その差を塩生成に消費されたKOH量とするものである。

　ケン化価はそれぞれの油脂に特有の数値であるが、酸価（はじめから含まれている遊離脂肪酸の量に依存する）の高い油脂ではKOHが遊離脂肪酸を中和するのに一部が消費されるので、見かけ上、高いケン化価となる。ケン化価から酸価を差し引いた値をエステル価（ester value）という。

$$\begin{array}{l}CH_2OCOR_1\\|\\CHOCOR_2\\|\\CH_2OCOR_3\end{array} \xrightarrow[\text{ケン化}]{3\,KOH} \begin{array}{l}CH_2OH\\|\\CHOH\\|\\CH_2OH\end{array} + \begin{array}{l}KOOCR_1\\KOOCR_2\\KOOCR_3\end{array}$$

　　トリグリセリド　　　　　　　　グリセリン　　脂肪酸のK塩（石けん）

〔試料および試薬〕

①食用油

②1/2N 水酸化カリウム(KOH)-エチルアルコール溶液：28gのKOHを少量の水

に溶かし、エチルアルコール（C₂H₅OH）を加えて1ℓとする。
③1/2N 塩酸（HCl）標準溶液：市販濃塩酸を純水で約24倍に薄める。水酸化ナトリウム（NaOH）標準溶液（指示薬：フェノールフタレイン）または炭酸ナトリウム（Na₂CO₃）標準溶液（指示薬：メチルオレンジ）で標定し、力価（F）を求めておく。
④フェノールフタレイン指示薬：フェノールフタレイン1gを95%C₂H₅OH100mℓに溶かす。

〔主な器具および装置〕
①三角フラスコ、②ホールピペット、③安全ピペッター、④ビーカー、⑤ビュレット（25mℓ容）、⑥ガラス管（φ0.6cm、100cm）、⑦ウォーターバス

〔方　法〕
①試料の調製（本試験）：試料1.5～2gを200mℓ容三角フラスコに精秤する（Sg）。
②ケン化：1/2N KOH-C₂H₅OH溶液25mℓをホールピペットで加え（安全ピペッター使用）、沸騰石数個を入れて、空気冷却器（内径0.6cm、長さ100cmのガラス管）または環流冷却器を付し、湯浴中で微沸する程度に30～40分間加熱する。
③滴　定：フェノールフタレイン指示薬を2、3滴加え、1/2N HCl標準溶液で滴定し、桃色が消失し、1分間放置しても着色（復色）しないところを終点とする。滴定値を a mℓとする。
④試料の調製（空試験）：空試験として、三角フラスコに本試験に用いたと同量の1/2N KOH-C₂H₅OH溶液（25mℓ）をとり、③と同様に1/2N HCl標準溶液で滴定する。滴定値を b mℓとする。
⑤ケン化価算出：添加したKOH（空試験）および残存KOH（本試験）の当量をHCl標準溶液の滴定値から当量を知り、その差を消費されたKOH量として、mg数に換算する。

$$ケン化価（SV）=56.1\times\frac{1}{2}\times\frac{1}{1000}\times F\times(b-a)\times\frac{1}{S}\times1000$$

$$=28.05\times F\times(b-a)\times\frac{1}{S}$$

28.05：1/2N HCl標準溶液（F=1.000） 1mℓに相当するKOHのmg数
a：本試験滴定値（mℓ）
b：空試験滴定値（mℓ）
S：試料秤取量（g）
F：1/2N HClの力価

フローチャート

① 試料の調製
④ （本試験・空試験）
　　↓
② ケン化 ← KOH-C₂H₅OH
　　　　　加熱30～40分
　　↓
③ 滴定 ← フェノールフタレイン指示薬
　　　　← HCl
　　↓
⑤ ケン化価算出

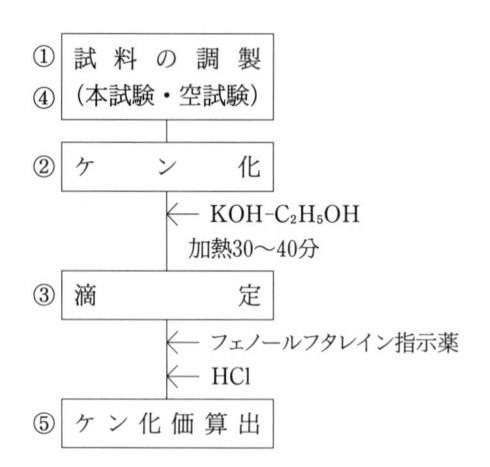

表3-4　おもな食用油脂の化学的特数

油脂名	ケン化価	ヨウ素価
牛　　脂	190-202	25-60
豚　　脂	193-202	46-70
牛 酪 脂	210-245	25-47
大 豆 油	188-196	114-138
ナタネ油	167-180	94-107
トウモロコシ油	187-198	88-147
綿実油（種）	189-199	88-121
米ヌカ油	179-196	99-103
ヒマワリ種子油	186-194	113-146
アマニ油	187-197	168-190
オリーブ油	185-197	75-90
ヤ　シ　油	245-271	7-16

（資料）日本油化学協会編『油脂化学便覧改訂二版』丸善　1971年

4　食品の粘度測定

〔目　的〕

　食品の嗜好特性で重要視される要素に、味・色・香りとならび、物理的特性として滑らかさ・粘り・弾力などの触感、つまりテクスチャーがある。この物理的特性の多くは、粘性（加えられた力に抵抗しようとしておこる内部摩擦力）と弾性（力を加えて生じた変形が力を除くと元の形にもどる性質）が組み合わされて生じる。中でも粘性の程度を示す粘度は、最も基礎的な食品のレオロジー的特性である。例えば、液体の粘度は、溶質の種類・濃度・分子量、また溶媒の種類・温度・圧力などにより変化する。

　液体の粘度におよぼす溶質濃度や温度の影響を、スクロース溶液を用いて測定する。

〔試料および試薬〕
　①10％および20％スクロース溶液、②精製水（イオン交換水）、③氷

〔主な器具および装置〕
　①比重計、②温度計、③オストワルド粘度計、④ストップウォッチ、⑤5ℓビーカー、⑥試験管（φ3cm）、⑦10mℓホールピペット、⑧スタンド

〔方　法〕
　①恒温水槽の準備：水道水（20℃）を入れたビーカー（5ℓ）に試験管（φ3cm）、オストワルド粘度計および温度計を固定する。この時粘度計はb部分より2～3

第3章　食品成分の分離と性質および成分変化

cm上まで水中に浸るようにする。

②試料・精製水の秤取：試料溶液（10％および20％スクロース溶液）を、試験管に約30mℓおよびオストワルド粘度計のgから試料だめfにホールピペットで10mℓ入れる。精製水も同様に秤取して、以下同様に操作する。

③静　置：ビーカー内の水温を20℃に調節した後、試料溶液の温度が測定温度（20℃）になるまで約10分間保つ。なお実験中、水温が変化しないように注意する。

④比重の測定：比重計を静かに試験管内に浮かべ比重を読み取る（比重計が試験管内壁に触れないようにする）。

⑤粘度の測定：粘度計のaに接続したゴム管から粘度計内の試料溶液を標線bより上まで吸い上げ（この時cに空気が残らないように注意する）、ゴム管の吸い口を押さえ密閉する。aを開放し、液面が標線bを通過した時から標線dを通過するまでの流下時間をストップウォッチで測定する。測定は数回行い、平均値を求める。

⑥恒温水槽の準備：ビーカー内の水道水を氷水（0℃）に変え③～⑤に準じ測定する。

⑦洗浄・乾燥：粘度計をビーカーから取り出し、中の溶液を除き、アルコール→アセトンで粘度計内を乾燥する。また、試験管および比重計も乾燥する。

フローチャート

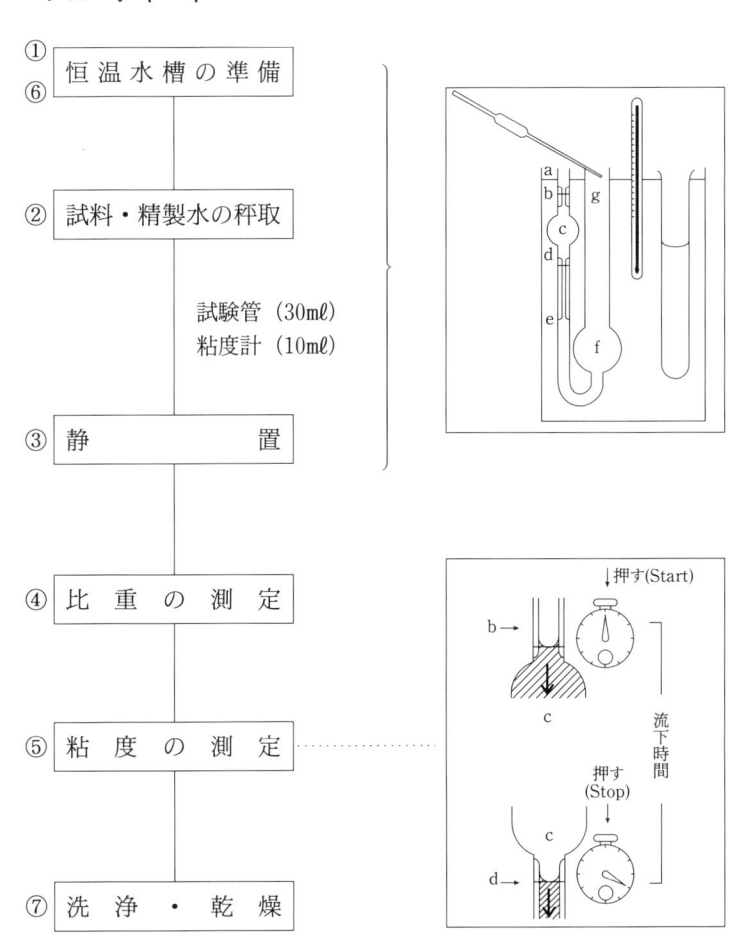

―――― ワンポイント　アドバイス ――――
粘度計は、流下時間が30秒前後となるものが扱いやすい。
粘度計の毛細管内 e のホコリなどは測定値に大きな影響を与えるので、十分洗浄が必要。

〔結果・考察〕

　20℃および0℃における10%および20%スクロース溶液の粘度を精製水に対する相対粘度として求める。

$$相対粘度（測定温度）＝\frac{試料の比重×試料の流下時間（秒）}{水の比重×蒸留水の流下時間（秒）}$$

また、溶質の濃度および液温が粘度におよぼす影響について考える。

―――― コラム ――――
　人の感覚による特性であるテクスチャーは、弾力・硬さ・粘り・もろさなどさまざまな物理性を含んでおり、明確に分類することは難しい。人の感覚による判断とレオロジー的見解から、下表のようなテクスチャーの測定が提案されている。

食品の物性と機器測定

測定の特徴	測定機器
テクスチャーを物性値で求める（基礎的なレオロジー的性質の測定）	毛細管粘度計（粘性）、クリープ測定装置（粘弾性）、インストロン（破断特性）
経験的にテクスチャーと関係づけられる特性値を測定	硬度計、カードメータ
実際に食品を扱うような条件（こねる・のばす・咀嚼するなど）で測定	テクスチュロメータ、アミログラフ

（川端晶子『食品物性学レオロジーとテクスチャー』建帛社　1989年　より抜粋）

5　食肉の歯ごたえの測定

〔目　的〕

　食肉の硬さは、歯ごたえとして、肉のおいしさに大きく関与する。鶏においても品種によって、鶏肉の硬さは異なることが一般的に認められている。鶏肉の硬さを破断強度として測定し、鶏肉の歯ごたえを調べる。

〔試料および試薬〕

　市販の鶏肉と地鶏の鶏肉（屠殺後の冷蔵時間の判明している鶏肉の皮膚・皮下脂肪および骨を取り除いたもも肉を用いる。鶏肉の死後硬直の最大時期は、4℃の冷蔵温度で屠殺後約2〜3時間である。したがって鶏肉の死後硬直の冷蔵時間が、破断強度の測定に大きく影響することに注意する。）

第3章 食品成分の分離と性質および成分変化

〔主な器具および装置〕

レオナー装置（図3-11参照）

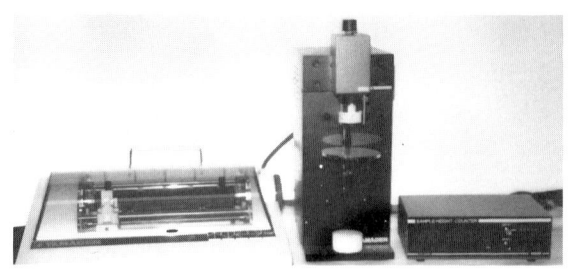

図3-11 レオナー装置

〔操 作〕

検出部RE-3305-2、荷重20kg、測定部RE-3305-1、自動解析装置CA-3305-5、サンプル厚さ計HC-3305およびOLFAの替刃つきプランジャー№21を用いる。

データ格納ピッチ：0.02（S）、降下の感度：5、平行の感度：1、平行のポイント：13、測定スピード：1.00（mm/s）、進入度：試料の高さの80%、接触面積：0.038cm²。測定法はレオナーのマニュアルを参照する。測定試料（長さ4cm×幅1cm×高さ1cm）10個の破断強度を測定し、その平均値を求める。

〔結果・考察〕

鶏肉の歯ごたえは週齢・肉中の脂肪の交雑（牛肉の場合、霜降り肉）の状態および結合組織の発達状態等に依存している。ブロイラーと地鶏のもも肉の破断強度（歯ごたえ）の差を図3-12に示した。

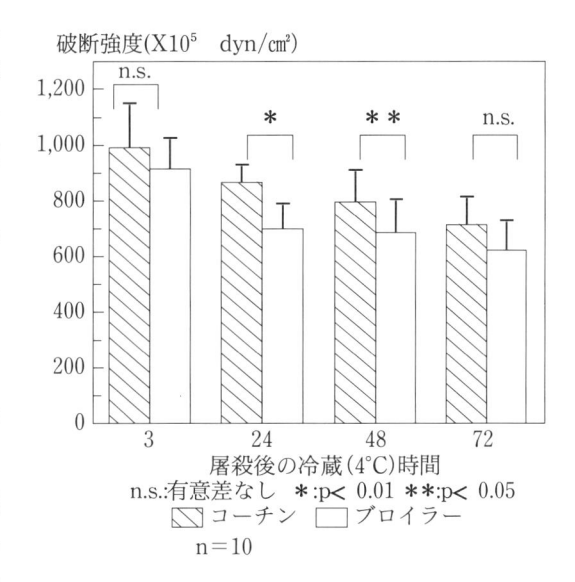

図3-12 コーチンとブロイラーのもも肉の破断強度
（資料）尾関教生他『調理科学』27巻、3号 1994年

3 食品成分の変化

1 タンパク質の消化

1──果実の酵素による分解

〔目 的〕

寒天は紅藻類テングサ属から抽出された多糖類であり消化されないが、ゼラチンはタンパク質（コラーゲンが分子構造的変化をしたもの）でリジンを多く含み消化されやすく病人食によく用いられる。調理加工では、両者は同じように水を吸収して膨潤

し、加熱後冷却すると網目構造のゲルを形成する。加熱後の液状のものをゾルといい、冷却後固化したものをゲルという。食用に供するものには砂糖や果実・果汁を加えるのでゼリーという。また、フルーツゼリーに用いられる果実のうち、パインアップル、キウイフルーツ、パパイヤなどの熱帯産果実には、ブロメライン、アクチニジン、パパインなどのタンパク質分解酵素が多く含まれており、ゼラチンゼリー形成阻害作用が認められる。ここでは、パインアップルおよびキウイフルーツを用いて、寒天およびゼラチンのゲル形成におよぼす影響について調べる。

〔試料および試薬〕
①粉寒天、②粉ゼラチン、③パインアップル、④キウイフルーツ

〔主な器具および装置〕
①300mlビーカー、②50ml（または100ml）ビーカー、③乳鉢・乳棒、④ガーゼ、⑤ガラス棒

〔方　法〕
①基質の調製：ゼラチン8gおよび寒天3gをそれぞれ300mlビーカーにとる。それらに水200mlを加え、加温溶解し、ゼラチンおよび寒天のゾルを調製する。
②試料の調製a：パインアップルおよびキウイフルーツをそれぞれ4切れ（ひと切れ10〜20g）準備し、それぞれの2切れを沸騰湯煎中で5分間加熱する。
③試料の調製b：パインアップルおよびキウイフルーツをそれぞれ乳鉢でつぶし、ガーゼで果汁をしぼりとる（各々10ml）。
④試料の調製c：パインアップルおよびキウイフルーツの生果実、加熱処理した果実および果汁（5ml）を50mlビーカーに入れ、ゼラチンゾルおよび寒天ゾルを30mlずつ注ぎ、撹拌する。
⑤ゲル化の観察：それぞれのビーカーを氷水中に入れ、ゲル化の状態を観察する。

実験のアウトライン

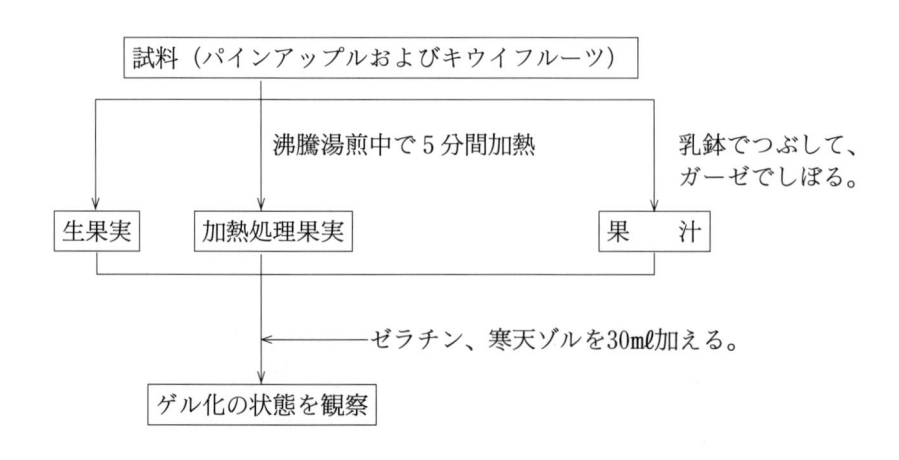

```
            試料（パインアップルおよびキウイフルーツ）
              │            │                │
              │   沸騰湯煎中で5分間加熱   乳鉢でつぶして、
              │            │             ガーゼでしぼる。
              ↓            ↓                ↓
            生果実     加熱処理果実         果　汁
              │            │                │
              └────────────┼────────────────┘
                           ↓
                      ← ゼラチン、寒天ゾルを30ml加える。
                           ↓
                     ゲル化の状態を観察
```

〔結果・考察〕

ゲル化の状態を観察

| | 生 || 加熱処理 || 果汁 ||
	パイン	キウイ	パイン	キウイ	パイン	キウイ
寒　天	⑦	⑧	⑨	⑩	⑪	⑫
ゼラチン	①	②	③	④	⑤	⑥

　①～⑫のゲル化状態の違いを述べ、なぜ異なるのかを考察する。また、缶詰のパインアップルおよびキウイフルーツを用いた場合、ゼラチンおよび寒天ゾルは固化するかどうか考察し、その理由を考える。

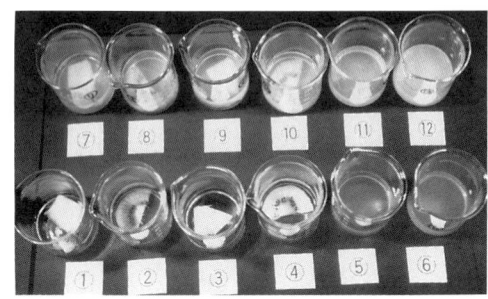

図3-13　ゼラチンと寒天ゾルの
　　　　ゲル化状態の比較

2 ── 卵白の酵素による分解

〔目　的〕

　タンパク質はタンパク質分解酵素によってアミノ酸に分解される。アミノ酸は、ニンヒドリン反応によって検出できる。この反応は極めて鋭敏な反応なので、呈色の濃淡により生成したアミノ酸の量の多少を比較することもできる。ところが、タンパク質自身もこの反応を呈するのでアミノ酸が生成したのかタンパク質のままなのかを決定することはできない。タンパク質とアミノ酸は分子の大きさが違うので、前者は半透膜を通過しないが後者は通過する。そこで、分解生成物をセロハンに包んで透析し、透析（膜）外液にニンヒドリンを使って、アミノ酸を検出することができる。

　タンパク質の分解ではアミノ酸が生じること以外に、熱変性によって凝固していたタンパク質が水溶液の状態に変化するのを観察することもできる。そこで、ここでは熱凝固した卵白に酵素を作用させ、形状の変化を観察するとともに、透析により分別したアミノ酸を検出することによりタンパク質が酵素により分解されたことを確認する。

〔試料および試薬〕

　①卵白、②1％ニンヒドリン溶液、③生パインアップル（またはキウイ、パパイン）

〔主な器具および装置〕

　①シリンジ、②ビーカー、③試験管、④加熱装置、⑤フィルムケース、⑥半透膜（セロハン）、⑦輪ゴム

〔方　法〕
①基質の調製：約90℃の湯の中に、針をつけた注射器に入れた卵白1/2個ぐらいを力強く押し出し、卵白を凝固させる。
②卵白の分取：糸状に凝固した卵白を4本の試験管に分ける。
③酵素反応：2本（A、B）はそのまま、他の2本（C、D）には生パインアップルの絞り汁約5mlを加える。AとCの試験管を55～60℃の温度に保温する。パインアップルの絞り汁のかわりにキウイの絞り汁でもよいし、酵素パパインを約1g入れてもよい。
④形状比較：約40～50分後、2本の試験管（A、C）のタンパク質の形状を比較してみる。
⑤透　析：さらに2本の試験管の内容物をそれぞれフィルムケースの透析容器（底を切りとったフィルムケースの一方に水で濡らしたセロハンを当て、輪ゴムでしっかりと止めたもの（図3－14））に入れ、それぞれを100mlビーカー内に水20ml程度を入れたものの中に浸して透析する。
⑥定性反応：2～3時間経過したらケースの外側の水を3～4ml試験管にとり、これに1％ニンヒドリン水溶液を加え加熱し、液が青紫色になるかどうかを調べてみる。

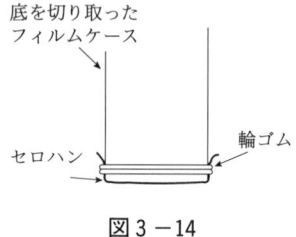

図3－14

⑦酵素反応の温度による影響：残り2本の試験管（B、D）を保温しないで約10℃に12時間ぐらい放置しておいた時の状態を観察する。

〔結果・考察〕
　パインアップルやキウイの汁、または酵素パパインを入れたものは糸状の形が崩れほぼ液体の状態となり、透析外液の中にはアミノ酸が検出できる。これによってセロハンをとおして卵白分解によって生じたアミノ酸が透析されたことがわかる。以上のようにしてタンパク質の分解生成物からアミノ酸を検出する方法は、酵素だけを透析した時にアミノ酸が検出されないということが証明された時か、酵素だけを透析した時にアミノ酸も検出されるが、分解物を透析した場合にそれよりも多くのアミノ酸が検出される場合でなければならない。精製された酵素パパインを使えば、これを透析してもアミノ酸は検出されない。しかし、粗製の酵素では透析した時に微量のアミノ酸が検出されるのでこの実験では必ずブランクテストをしてから比較しなければならない。

実験のアウトライン

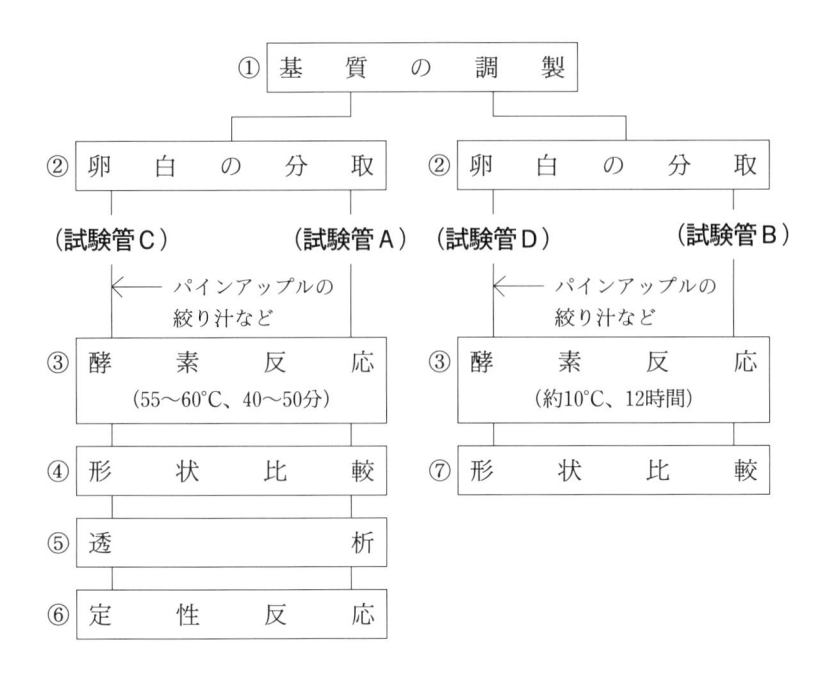

```
          ① 基 質 の 調 製
         ┌──────┴──────┐
  ② 卵 白 の 分 取      ② 卵 白 の 分 取
 (試験管C)  (試験管A)  (試験管D)  (試験管B)
    ← パインアップルの     ← パインアップルの
       絞り汁など            絞り汁など
  ③ 酵 素 反 応        ③ 酵 素 反 応
  (55～60℃、40～50分)    (約10℃、12時間)
  ④ 形 状 比 較        ⑦ 形 状 比 較
  ⑤ 透    析
  ⑥ 定 性 反 応
```

3 ── トリプシンによるタンパク質の消化

〔目 的〕

　ヒトが食べたタンパク質は、次のように種々のタンパク質分解酵素によって消化分解される。まず胃の中でペプシンによってペプトン、プロテオースなどの比較的小さい分子にまで分解され、その後小腸でトリプシン、キモトリプシンその他の酵素でアミノ酸にまで分解される。一方、食品の中にはこれらのタンパク質分解を阻害する物質を含むものがあり、なかでもトリプシンを阻害するものとしてトリプシンインヒビターを含む生の大豆がよく知られている。

　ここではタンパク質がトリプシンによって分解され、その分解がトリプシンインヒビターによって阻害される様子を、タンパク質をその分子量の大きさのみによって分離できるSDS‐ポリアクリルアミドゲル電気泳動法（p.43参照）によって確認する。

〔試料および試薬〕

①牛血清アルブミン溶液：トリプシンによって分解されるタンパク質として牛血清アルブミン（BSA）（できるだけ純度の高い市販試薬）を使用し、この5mgを1mlの20mM トリス・塩酸緩衝液（pH7.5）に溶かしたもの。

②20mM トリス・塩酸緩衝液（pH7.5）：0.242gのトリス（トリス（ヒドロキシメチル）アミノメタン）をビーカー中で約80mlの水に溶かし、そのpHをpHメーターで測定しながら1N HClを駒込ピペットで少量ずつ加えていき、pHを7.5にあわせる。その後、水を加えて100mlとする。

③トリプシン溶液：トリプシン1mgを1mlの20mM トリス・HCl緩衝液（pH7.5）

に溶かす。

④トリプシンインヒビター溶液：トリプシンインヒビター2mgを1mlの20mM トリス・HCl緩衝液（pH7.5）に溶かす。

⑤電極用緩衝液：トリス3g、グリシン14.1g、SDS（ドデシル硫酸ナトリウム）1gを水に溶かし1ℓとし、トリス粉末またはグリシン粉末でpH8.4に調節する。

⑥サンプル用緩衝液：0.5M トリス・HCl緩衝液（pH6.8）6.25ml、EDTA・2Na 0.186g、50%グリセロール20.0ml、2-メルカプトエタノール5.0ml、SDS 5.0g、0.3%BPB 1.0ml、水17.75mlを混合する。

⑦染色液：クーマシーブリリアントブルー1gをイソプロパノール250ml、酢酸100ml、水650mlに溶かす。使用後回収して、数年間利用できる。

⑧脱色液：イソプロパノール100ml、酢酸100ml、水800mlを混合する。

⑨分子量マーカー：分子量が〜10万くらいの数種のタンパク質を含むもの。例えばBio-Rad社製の低分子量用のものは表3－5の6種のタンパクを含む。Bio-Rad社製の場合、原液を2倍希釈したサンプル用緩衝液（試薬⑤）で20倍に希釈し、100℃、5分間加熱後冷却して使用する。

表3－5

マーカータンパク質	分子量
ホスホリラーゼa	97,400
牛血清アルブミン	66,200
卵白アルブミン	42,700
カルボニック　アンヒドラーゼ	31,000
大豆トリプシンインヒビター	21,500
リゾチーム	14,400

⑩電気泳動用ゲル：12%SDS-ポリアクリルアミドゲル（ゲル厚1mm）（ゲルを自分で作製する。通常は電気泳動装置に適合する調製済みのゲルが多種市販されているので、これを用いる。）

〔主な器具および装置〕

①ロックつきマイクロチューブ、②マイクロチューブ立て（湯煎中で浮くもの）、③マイクロピペット、④保温水槽、⑤マイクロピペットチップ（先端が極細のものおよび通常のもの）、⑥ポリアクリルアミドゲル電気泳動装置、⑦定電圧装置、⑧バット（ゲルが入るくらいのもの）、⑨使い捨て手袋、⑩キムタオル、⑪輪ゴム

〔方　法〕

①反応溶液の分注：表3－6のように5本のマイクロチューブ（A〜E）にBSA、トリプシン、トリプシンインヒビターの各溶液と20mM トリス・塩酸緩衝液(pH7.5)を分注する。注意すべき点は、CにおいてBSAとトリプシンインヒビター溶液を入れた後にトリプシン溶液を加えることである。トリプシン溶液を先に入れるとトリプシンインヒビター溶液を加えている間にBSAが消化されてしまう。

②トリプシンによるBSAの消化：A〜Eのマイクロチューブを37℃の保温水槽中で10分間保温する。

③SDSによるタンパク質の変性：A～Eのマイクロチューブにサンプル用緩衝液を150μℓずつ添加し沸騰湯煎中で5分保温する。

④泳動装置へのゲルの装着：二枚のガラス板の間に調整したゲルを、ガラス板ごと電気泳動装置に装着する。

⑤ゲルの溝にサンプルを添加：A～Eの5つサンプルと分子量マーカーをそれぞれ20μℓずつゲルの溝6か所に入れる。

⑥泳動の準備：電極用緩衝液を上下電極槽に入れる。この時、ゲルの下端と二枚のガラス板の間にできた気泡を、L字形に曲げた注射針の先から電極用緩衝液を吹き付けることによって追い出す。電極槽と定電流装置をコードで接続する。

⑦電気泳動の開始：最初20mAで通電し、BPBのラインが分離ゲルの上端にきた時（開始約25分後）、30mAにし、さらに通電する（約1時間）。

⑧電気泳動の終了：電源を切り泳動装置からコードを抜いた後、電極液を捨て、ゲルを挟んだガラス板を泳動装置からとりはずす。

⑨ゲルの染色：ガラス板からゲルを取り出し染色バットに入れ、水で洗浄後、染色液約200mℓを入れ染色する（約30分間）。

⑩ゲルの洗浄：染色液を別の容器に回収し、ゲルの入ったバットに少量の脱色液を入れゲルを洗浄する。洗液は捨てる。

⑪ゲルの脱色：バットに脱色液約250mℓを入れ、さらにキムタオルを巻き輪ゴムで止めたものを入れ、最初の脱色を行う（約15分間）。脱色液を新しいものにとりかえ、キムタオルを同様にし、さらに脱色する（一夜）。脱色液を捨て水で洗浄する。

⑫ゲルの観察：ゲル中の青い細いバンドは、それぞれほぼ一種類のタンパク質と見なせ、またその濃さ・太さはそのタンパク質の量を反映することを前提として観察・考察する。

フローチャート
① 反応溶液の分注
② トリプシンによるBSAの消化
③ SDSによるタンパク質の変性
④ 泳動装置へのゲルの装着
⑤ ゲルの溝にサンプルを添加
⑥ 泳動の準備
⑦ 電気泳動の開始
⑧ 電気泳動の終了
⑨ ゲルの染色
⑩ ゲルの洗浄
⑪ ゲルの脱色
⑫ ゲルの観察

表3-6　溶液の分注量

	A	B	C	D	E
BSA溶液(μℓ)	50	50	50	—	—
トリプシン溶液(μℓ)	—	50	50	50	—
トリプシンインヒビター溶液(μℓ)	—	—	50	—	50
20mMトリス緩衝液（pH7.5)(μℓ)	100	50		100	100

〔結果・考察〕
① トリプシンおよびトリプシンインヒビターともにタンパク質なので、ゲル上でひとつのバンドとして現れる。このことをレーンB、C、D、Eで確認する。
② BSAがトリプシンで消化された場合、そのバンドが消失または色が薄くなることを確認し、またトリプシンインヒビターでトリプシン作用が阻害された場合は、BSAタンパクのバンドが元の状態で残っていることを確認する。
③ この電気泳動法では小さな分子量のタンパク質ほど泳動距離が長い（ゲルのより下の方に移動する）という事実をふまえて、BSAがトリプシンで分解された様子を詳細に観察・検討する。

2　デンプンの消化

1────アミラーゼによる消化

〔目　的〕

　アミラーゼはジアスターゼともいい、デンプンを加水分解する酵素の総称である。その分解様式によりα-アミラーゼ、β-アミラーゼ、グルコアミラーゼ、イソアミラーゼなど種々のものが知られている。例えばα-アミラーゼはデンプンのα-1,4グリコシド結合をランダムに加水分解し、β-アミラーゼはデンプンのα-1,4グリコシド結合を非還元末端からマルトース単位で加水分解していく。

　フェーリング溶液は還元基と反応するので、アミロースがアミラーゼで切断されて生じるアミロース断片の還元末端とも反応し（反応速度は遅くなるが）、赤褐色沈殿を生じる。その沈殿量は還元末端数、すなわち切断回数＋1にほぼ比例する。

　一方、ヨウ素デンプン反応はアミロース断片を構成するグルコース残基の数によりその色調が表

表3-7

グルコース残基数	色調
＞30	青色
20	紫色
10	赤色
6	淡橙色
＜6	無色（黄色）

3-7のように変化する。したがってその色調を観察することによりアミラーゼで切断された後のアミロース断片の平均的な長さがわかる。

　今、仮にデンプンがアミロースのみであると仮定し、さらにそのアミロースを100分子のグルコースが結合したものと仮定し、それをα-とβ-アミラーゼでそれぞれ9回切断したとすると、α-アミラーゼで切断した方はグルコースが平均10分子結合したアミロース断片が10個生成するので、ヨウ素デンプン反応の色調は赤色となる。一方、β-アミラーゼで切断した方はマルトースが9分子と、グルコースが82分子（100－2×9）結合したアミロース断片が生成するのでヨウ素デンプン反応は青色となる。フェーリング反応は両者とも切断回数が同じなのでほぼ同じ沈殿量が得られる。切断回数がα-アミラーゼ＞β-アミラーゼやα-アミラーゼ＜β-アミラーゼの場合ではそれぞれ違った結果が予想される。ここでは、α-アミラーゼとβ-アミラーゼの上記分解様式の違いを、フェーリング反応とヨウ素デンプン反応を利用して確認する。

第3章 食品成分の分離と性質および成分変化

〔試料および試薬〕

① 1％デンプン溶液：2gの可溶性デンプンを水に溶かして200mℓにする（加熱して溶解する）。

② α-アミラーゼ用緩衝液：20mM リン酸カリウム緩衝液（pH6.5）*100mℓに塩化ナトリウム（NaCl）23mgを溶かす（NaClの最終濃度は4mMとなる）。〔*20mM リン酸カリウム緩衝液：20mM リン酸一カリウム（KH$_2$PO$_4$）溶液にpHが6.5になるまで20mM リン酸二カリウム（K$_2$HPO$_4$）溶液を加える。〕

③ β-アミラーゼ用緩衝液〔16mM 酢酸緩衝液（pH4.8）〕：16mM 酢酸ナトリウム（CH$_3$COONa）溶液にpH4.8になるまで16mM 酢酸（CH$_3$COOH）溶液を加える。

④ α-アミラーゼ溶液：市販のα-アミラーゼ試薬2mgを100mℓのα-アミラーゼ用緩衝液に溶かす。

⑤ β-アミラーゼ溶液：市販のβ-アミラーゼ試薬8mgを100mℓのβ-アミラーゼ用緩衝液に溶かす。

⑥ フェーリング溶液：フェーリングⅠ液*、Ⅱ液**の当量混合溶液。〔*フェーリングⅠ溶液：硫酸銅(CuSO$_4$・5H$_2$O)20.8gを水にとかし300mℓとする。**フェーリングⅡ溶液：酒石酸カリウムナトリウム104gと水酸化ナトリウム（NaOH）30gを水に溶かし300mℓとする。〕

⑦ ヨウ素溶液：0.05M ヨウ素溶液*1mℓに1M 塩酸(HCl) 10mℓを加え、さらに水を加えて150mℓとする。〔*0.05M ヨウ素溶液：ヨウ化カリウム（KI）2.5gを少量の水に溶かし、そこにヨウ素（I$_2$）0.635gを溶かし、さらに水を追加し50mℓとする。〕

〔主な器具および装置〕

①100mℓ三角フラスコ、②試験管、③マイクロピペットとチップまたはピペット、④試験管立て、⑤恒温水槽、⑥試験管ミキサー、⑦湯煎器

〔操　作〕

あらかじめデンプン溶液とアミラーゼ溶液を30℃で5分間保温しておき、両者を混合してアミラーゼによるデンプンの分解反応を開始する。開始直後から反応溶液の一部を一定時間（約2分）間隔で抜き取り、ヨウ素溶液とフェーリング溶液の入った試験管に所定量ずつ分注する。ヨウ素デンプン反応はそのままで観察し、フェーリング反応はデンプン分解反応終了後、まとめて100℃で5分間加熱し、室温で10分ほど放置し沈殿を試験管の底に沈殿させてから観察する（図3－15参照）。

〔結果・考察〕

ヨウ素デンプン反応およびフェーリング反応の結果を二種のアミラーゼ溶液で比較することにより、与えられたアミラーゼ溶液がα-アミラーゼであるかβ-アミラーゼであるかを判定する。

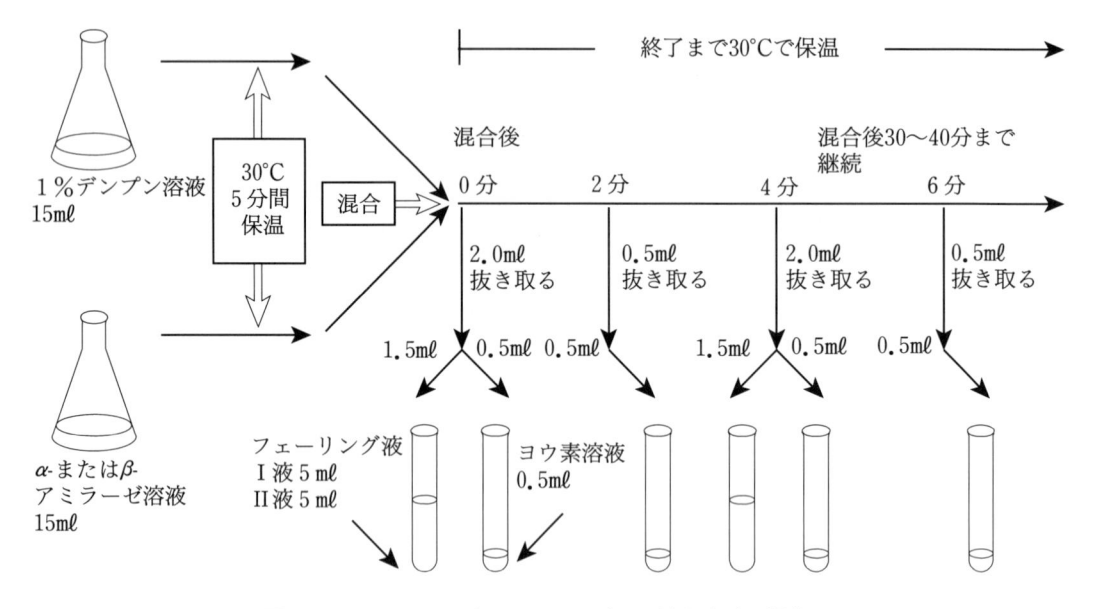

図3-15 アミラーゼによるデンプンの消化実験の操作法

2 ── 酸・唾液およびジアスターゼによるデンプン分解の比較

〔目　的〕

　デンプンを硫酸、唾液、ジアスターゼで分解し、その違いをフェーリング反応とヨウ素デンプン反応でみる。

　デンプンはグルコースが数百から数万分子脱水縮合したものなので、これを塩酸（HCl）や硫酸（H_2SO_4）などの酸によって加水分解するとグルコースを生じる。この場合、高温や高圧という過酷な条件を必要とする。一方、デンプンはその消化酵素アミラーゼによっても加水分解され、アミラーゼの種類によって生成物はグルコース、マルトース、マルトトリオースなどとなる。この場合、常温常圧下で速やかに分解される。アミラーゼには唾液、膵液などに含まれるα-アミラーゼや麦芽、大豆などに含まれるβ-アミラーゼなどがあり、デンプンの分解様式が異なる（p.152参照）。

　ここでは、無機触媒（H_2SO_4）と有機触媒（アミラーゼ）を用いたデンプン分解の違いや、同じアミラーゼでもα-アミラーゼとβ-アミラーゼでの違いをフェーリング反応とヨウ素デンプン反応でみる（p.152参照）。またアミラーゼの場合、その量を変えた時、デンプンの加水分解の速さがどのように変化するかを調べる。

〔試料および試薬〕

①唾液アミラーゼ溶液（α-アミラーゼを含む）：口を水でゆすぎ、脱脂綿をしばらく口に含んで唾液を吸収させ、ビーカーにしぼりとる。採取量が少なければ水を加えて2倍希釈してもよい。

②ジアスターゼ溶液（β-アミラーゼ、α-アミラーゼともに含む）：市販ジアスターゼ1gを100mlの水に溶かす（1%溶液）。これを水で倍々に希釈し0.5%、0.25%、0.13%、0.06%、0.03%の各溶液を調製する。

③デンプン溶液：1gの可溶性デンプンを100mℓの水に溶かす（加熱溶解）。
④10％硫酸（H_2SO_4）溶液：5.65mℓの濃硫酸を90mℓの水に静かに撹拌しながら溶かし込む。
⑤炭酸ナトリウム（Na_2CO_3）粉末
⑥ヨウ素溶液（p.153参照）
⑦フェーリング溶液（p.153参照）

〔主な器具および装置〕
①100mℓ三角フラスコ、②試験管、③三脚、④磁性プレート、⑤バーナー、⑥恒温水槽、⑦湯煎器、⑧ピペット

〔方　法〕
①**酸による加水分解**：1％デンプン溶液10mℓを100mℓ三角フラスコ2個にとり、これに10％H_2SO_4 2 mℓを加え、一方の三角フラスコはおだやかに煮沸し、もう一方は37℃で保温する。ともに10分間処理する。その後、両方にNa_2CO_3粉末を泡が出なくなるまで加え、H_2SO_4を中和する。
②**唾液による分解**：1％デンプン溶液5 mℓを試験管2本にとり、ここに唾液2 mℓずつを加え、その後すばやく一方は10分間煮沸、もう一方は37℃で10分間保温する。1％デンプン溶液と唾液は使用直前まで氷水中で保冷しておく。
③**ジアスターゼによる分解**：1％デンプン溶液5 mℓを7本の試験管にとり、このうち1本の試験管には1％の、また残りの6本の試験管には0.03～1％の6種類のジアスターゼ溶液を1 mℓずつすばやく入れる。この6本の試験管は37℃の恒温水槽に入れ10分間保温し、1％のジアスターゼ溶液の入った1本の試験管はすばやく10分間煮沸する。デンプン溶液およびジアスターゼ溶液は使用直前まで氷水中に保冷しておく。
①②③とも、上記処理後の溶液を二分し、ヨウ素デンプン反応とフェーリング反応をみる（p.153参照）。図3－16に要点を示したので参照する。

①酸による加水分解

②唾液による分解

③ジアスターゼによる分解

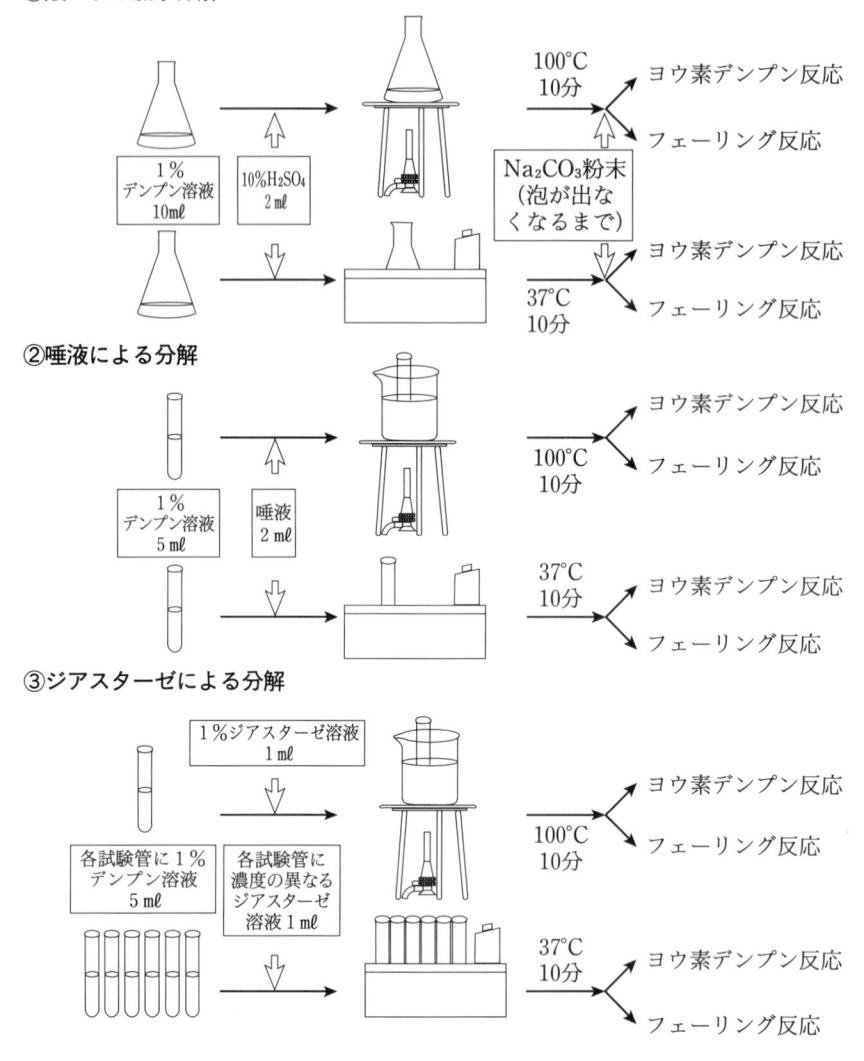

図3－16　酸・唾液・ジアスターゼによるデンプン分解の操作法

〔結果・考察〕
① 各実験において、煮沸した場合と37℃で保温した場合とでデンプン分解の様子が異なることを確認し、また、同じ温度でも触媒としてH_2SO_4を用いた場合と酵素を用いた場合でも違うことを確認し、それらの理由を考察する。
② ジアスターゼの濃度をかえた場合、デンプン分解の速度が変化することを確認し考察する。
③ α-アミラーゼしか含まない唾液とα-アミラーゼ、β-アミラーゼともに含まれるジアスターゼとでデンプンの分解の状態が違うことを次のように確認する。濃度の異なるジアスターゼ溶液で分解した溶液のフェーリング反応（6本）の中から、37℃で唾液で分解した溶液のフェーリング反応の沈殿量とほぼ同じものを選び、その分解溶液のヨウ素デンプン反応の色調と唾液による分解溶液のヨウ素デ

ンプン反応の色調とを比較し、その違いを考察する（p.156参照）。

③ 脂質の消化（リパーゼによる油脂の分解）

〔目　的〕

　リパーゼは、動植物の組織の中に広く分布し、脂肪酸とグリセロールからなるトリグリセライドのエステル結合を加水分解する酵素であり、エステラーゼのひとつである。

　植物リパーゼは、脂肪を含有するすべての種子に多く存在し、また各種の微生物にも含まれている。一方、動物リパーゼは動物体内にも広く分布しており、体液や臓器に存在している。食品では、脂肪の分解や、みそ・チーズなど発酵食品の熟成などにリパーゼが深く関与している。

　ここでは、トリグリセライドから酵素作用で生じた遊離脂肪酸（以下①反応式）を、アルカリの標準溶液を用いた中和滴定（以下②反応式）により測定する。

① $\begin{array}{l}CH_2OCOR_1\\CHOCOR_2\\CH_2OCOR_3\end{array}$ ＋ 3 H_2O → $\begin{array}{l}CH_2OH\\CHOH\\CH_2OH\end{array}$ ＋ $\begin{array}{l}R_1COOH\\R_2COOH\\R_3COOH\end{array}$

　　トリグリセライド　　　　　　　　グリセロール　　　遊離脂肪酸

② R－COOH ＋ NaOH → R－COONa ＋ H_2O

　　脂肪酸

〔試料および試薬〕

①ラウリン酸ポリオキシエチレンソルビタンエステル、②木の実（くるみ）：酵素液としてあらかじめ調製したもの、③ジエチルエーテル・石油エーテル混液、④リン酸（H_3PO_4）、⑤0.02N 水酸化ナトリウム（NaOH）溶液、⑥0.2M 酢酸緩衝液、⑦フェノールレッド溶液、⑧デシルアルコール、⑨クロロホルム

　（なお、くるみは、皮を除去し、摩砕した後、クロロホルム20mlを加えて、よく攪拌する。クロロホルム層をろ別して脂肪分を除去後、残渣の5倍容の水を加えて攪拌する。ろ別をして得られたろ液を酵素液とする。）

〔主な器具および装置〕

①三角フラスコ、②漏斗、③1ml・5ml・25mlホールピペット、④ビュレット、⑤乳鉢・乳棒、⑥保温器、⑦エバポレーター（または吸引器、圧ろビン）

〔方　法〕

①**基質の調製**：ラウリン酸ポリオキシエチレンソルビタンエステル30mlをジエチルエーテル・石油エーテル混液（1：2）50mlとともに栓付フラスコに入れ、H_3PO_4 0.25mlを加えて振とうし、遠心分離によりエーテル層を除去する。さらに数回エーテル混液で同様に操作して、遊離脂肪酸を除去する。最後に基質に溶けたエーテ

ルを蒸発除去後、0.02N NaOH溶液で中和し、生じたリン酸ナトリウムの結晶をろ過して除き、測定用基質とする。

②pH調整：三角フラスコ内に基質50mlを採取し、0.2M 酢酸緩衝液100ml、フェノールレッド溶液10ml、水90mlをとりよく混合してpH7.2にする。

③酵素反応：pH7.2混合溶液5mlを採取して基質溶液とし、これに別に調製した酵素液1mlを加え、20℃で9分間反応後、発泡防止のためにデシルアルコール1滴を加えて直ちに0.02N NaOH溶液で滴定する。酵素液添加後、正確に10分後滴定終了させ滴定値（A）を求めておく。

④盲　検：対照として、反応、滴定条件を一致させて、基質混液5mlと酵素液1mlについてそれぞれ滴定し、盲検値（BおよびC）を求めておく。

⑤計　算：次式により、分解脂肪酸の値を求める。

　　真の分解脂肪酸＝被検体溶液の滴定値（A）－盲検値（B＋C）

フローチャート

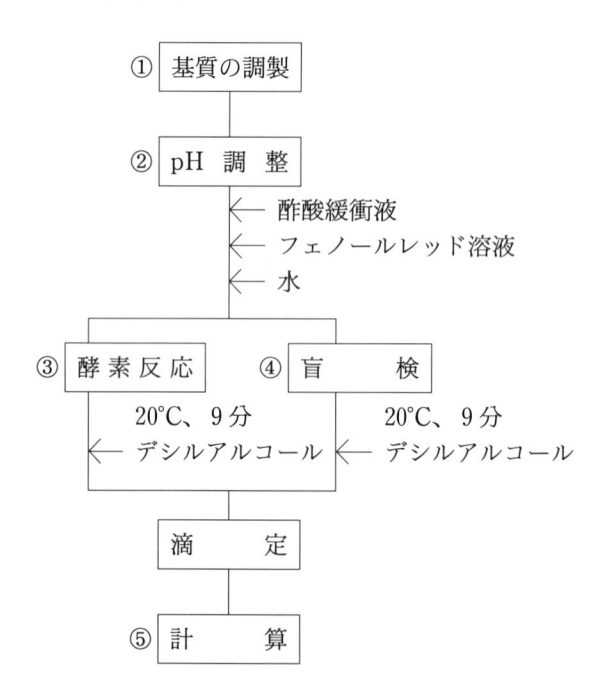

```
① 基質の調製
    ↓
② pH 調 整
    ← 酢酸緩衝液
    ← フェノールレッド溶液
    ← 水
    ↓         ↓
③ 酵素反応   ④ 盲　検
20℃、9分    20℃、9分
 ← デシルアルコール  ← デシルアルコール
    ↓
  滴　定
    ↓
⑤ 計　算
```

④　ポリフェノールオキシダーゼによる褐変化とその防止法

1────りんごの褐変の視覚観察

〔目　的〕

りんごや洋ナシなどの果実の皮をむいたり、傷つけたりすると、次第に褐色となる。これは、果実に含まれるポリフェノール類（ジフェノール化合物、クロロゲン酸、カテキン類）が傷つけられた果実の細胞から流れ出たポリフェノールオキシダーゼなど

の酵素によって、酸化褐変するためである。このような褐変現象は調理・加工では好ましくない現象であるが、紅茶発酵では積極的にポリフェノールオキシダーゼの作用を利用している。この褐変には、酸素、ポリフェノールオキシダーゼ、ポリフェノール類の三者の存在が必要で、そのひとつでも除けば褐変が防止される。ここでは、りんごの褐変を視覚観察と色差計によって測定し、その防止法についても考察する。

〔試料および試薬〕
①りんご（褐変の速い品種：ふじ、むつ、王林　褐変の遅い品種：つがる、ジョナゴールド、紅玉）、②５％塩化ナトリウム（NaCl）溶液、③５％酢酸（CH₃COOH）溶液、④５％炭酸水素ナトリウム（NaHCO₃）溶液、⑤５％アスコルビン酸溶液

〔主な器具および装置〕
①おろし金または調理用スピードカッター、②50mℓまたは100mℓビーカー、③ガスバーナー、④三脚、⑤石綿つき金網、⑥pH試験紙、⑦測色色差計およびセル

〔方　法〕
①試料の調製：りんごの皮をむき、芯を取り除き、適当な大きさに切る。それをおろし金ですりおろし（スピードカッターでおろすと処理時間が短縮できる）、9個のビーカーに取り分ける。
②処　理：1つのビーカーをコントロールとし、他の8つのビーカーに次のA～Hの処理を行う。
　A：氷中につける。
　B：ガスバーナーでおだやかに加熱する。
　C：水を加える。
　D：５％NaCl溶液を加える。
　E：５％CH₃COOH溶液を加える。
　F：５％NaHCO₃溶液を加える。
　G：５％アスコルビン酸溶液を加える。
　H：放置し褐変したものに５％アスコルビン酸溶液を加える。
　　（C～Hについては、それぞれの溶液をリンゴが浸る程度加える。）
③pH測定：C～Hの溶液のpHを試験紙で測定する。
④比較・観察：コントロールのりんごの色とそれぞれの処理をしたりんごの色の褐変状態を比較観察する（巻末図①参照）。

〔結果・考察〕

処理方法	コントロール	A	B	C	D	E	F	G	H
褐変状態									
pH									

　コントロールのものと各処理を行ったものとの褐変状態の違いについて、原因を考える。さらに、これらの結果をもとに、りんごにおけるポリフェノールオキシダーゼによる褐変化を防止する手段について考察する。

2───色差計によるりんごの褐変度測定

　上記の実験では、りんごの褐変度を視覚的に評価を行った。色の変化を客観的データで評価するためには、測色色差計を用いたL、a、b値（ハンター色差）による褐変度の評価がある。L、a、bはそれぞれ明度、赤色度、黄色度を示す。すなわち、L値が大きいほど明るく、a値が大きいほど赤の度合いが大きく、また b値が大きいほど黄の度合いが大きくなる（巻末図②参照）。
　測色色差計は短時間で多数の検体（一検体につき約10秒以内）の測定ができ、使用法も簡易な機器である。

〔操　作〕
　コントロールおよびA～Hの試料を測色色差計（ZE-2000）の丸セルに適量入れ、試料台にのせる。ゼロキャップをかぶせて、STARTキーを押す。L、a、b値が画面に表示され、プリントされる。

〔結果・考察〕
　得られたコントロールおよびA～HのL、a、b値を図3－17に示す。なお、すりおろし直後のデータを加えてある（参考文献53参照）。

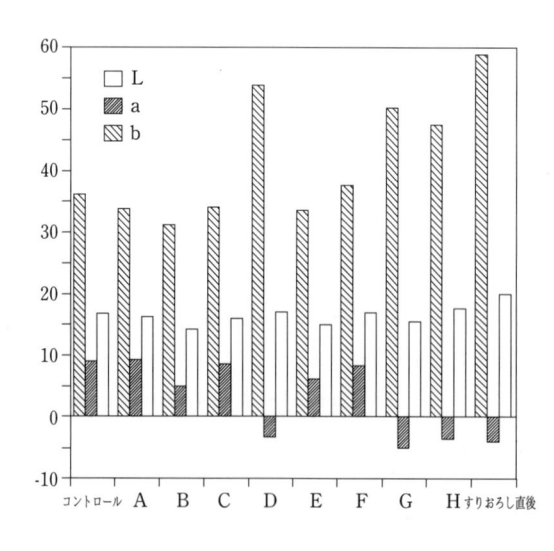

図3－17　りんごの褐変度とL、a、b

5 アミノ・カルボニル反応による褐変化

〔目　的〕

　食品成分の褐変反応は、酵素的褐変と非酵素的褐変に分けられる。酵素的褐変の一例は、りんごの皮をむいた時に起こる褐変である。非酵素的褐変は、糖の重合による褐変であるカラメル化（キャンディー・チョコレートなど）とアミノ酸（タンパク質）と糖の反応による褐変であるアミノ・カルボニル反応（みそ・しょうゆなど）に分けられる。アミノ・カルボニル反応はメイラード反応とも呼ばれている。ここではアミノ・カルボニル反応を通して食品の褐変反応を理解する。

〔試料および試薬〕

①0.4M グリシン溶液：グリシン3.0gをpH7.0の1/15M リン酸緩衝液に溶かし100mlとする。

②0.4M グルコース溶液：グルコース7.2gをpH7.0の1/15M リン酸緩衝液に溶かし100mlとする。

〔主な器具および装置〕

①湯煎器、②比色計、③冷却管、④100mlの三口フラスコ、⑤温度計

⑥測定装置：図3－18に示したアミノ・カルボニル反応用の装置を組み立て、スタンドで固定する。

〔方　法〕

　グリシン溶液とグルコース溶液のそれぞれ30mlを三口フラスコに入れ、反応液の温度が85〜90℃になってから反応時間をカウントし、0分と10分ごとに、試料取り出し口から駒込ピペットで約5mlの反応液を取り出し、水冷し、反応液の香りを確認する。その後、540nmで吸光度（比色計）で測定する。また、酸性領域からアルカリ性領域まで、それぞれのpHを示す1/15Mリン酸緩衝液で同じように反応させ、褐変現象を観察する。

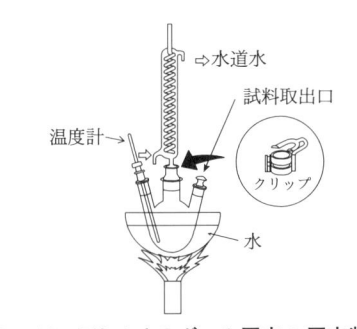

図3－18　アミノ・カルボニル反応の反応装置

〔結果・考察〕

　アミノ・カルボニル反応の速度は、反応温度、反応時間、反応液のpHに大きく依存する。また、アミノ酸と糖の組み合わせは、褐変の色調と香りに関与する（表3－8参照）。

表3-8 アミノ酸と糖を加熱した時に生成する香気

温度	糖	グリシン	グルタミン酸	リジン	メチオニン	フェニルアラニン
100℃	グルコース	カラメル(+)	古い木(++)	いためたサツマイモ	煮過ぎたサツマイモ	酸敗したカラメル(-)
	フラクトース	カラメル(-)	弱い	フライしたバター(-)	きざんだキャベツ(-)	刺激臭(--)
	マルトース	弱い	弱い	燃えた湿った木(-)	煮過ぎたキャベツ(-)	甘いカラメル(+)
	スクロース	弱いアンモニア(-)	カラメル(++)	腐った生バレイショ	燃えた木(-)	甘いカラメル(-)
180℃	グルコース	焼いたキャンデー(+)	鶏小屋(-)	燃したポテトフライ(+)	キャベツ(+)	カラメル(+)
	フラクトース	牛肉汁(++)	鶏糞(-)	ポテトフライ	豆スープ(+)	よごれた犬(--)
	マルトース	牛肉汁(+)	いためたハム(+)	腐ったバレイショ	西洋ワサビ(-)	甘いカラメル(++)
	スクロース	牛肉汁(+)	焼き肉(+)	水煮した肉(++)	煮過ぎたキャベツ(--)	チョコレート(++)

(注)（++）よい、（+）わるくない、（-）いやな、（--）ひじょうにいやな香気
(資料）木村進他『食品の変色の化学』光琳 1995年

6 油脂の過酸化物価および酸価の測定

　食品に含まれる有機質の中で、脂肪は比較的分解し難い成分であるが、金属イオンが混入したり熱調理の回数が重なったり明るい所に長期間おいたりすると酸敗（変敗）する。油脂の酸敗は空気中の酸素による酸化型酸敗がこのような熱酸化（自動酸化）と呼ばれる過程を経て起こることが多い。

　油脂の化学的性質の中で、油脂の酸敗過程に生成する物質を測定する過酸化物価、カルボニル価、酸価、チオバルビツール酸価は、このようにそれぞれ油脂の変敗過程の指標になると考えられているので変数と呼ばれている。ここでは、油脂含有食品の品質評価として重要な指標となる、過酸化物価と酸価の分析を取り上げる。

1 ──── 過酸化物価（Peroxide value：POV）

　過酸化物価は、試料油脂にヨウ化カリウム（KI）を加え、遊離するヨウ素（I_2）をチオ硫酸ナトリウム（$Na_2S_2O_3$）標準溶液で滴定し、試料1kgに対するヨウ素のmg当量数で表す。この値から油脂の初期における熱酸化の程度を知ることができる。

　実際の食中毒例からみると、過酸化物価は即席めん抽出油脂1kg中500～600meq（少なくて250meq、多くて950meq）で発症している。

　法律における過酸化物価の数値は大きく安全圏をとって、即席めん類で30meq/kgをこえてはならないと定められている。菓子類の油脂では、厚生労働省による規定で同じ価が指導指針となっている。

〔原　理〕

$$\cdots CH_2-\underset{OOH}{CH}-CH=CH\cdots + 2KI \rightarrow \cdots CH_2-\underset{OH}{CH}-CH=CH\cdots + I_2 + K_2O$$

過酸化物価はヨウ化カリウムと反応してヨウ素を遊離する。そこへデンプン指示薬を加えるとヨウ素デンプン反応により黒化する。

$$I_2 + 2Na_2S_2O_3 \rightarrow 2NaI + Na_2S_4O_6$$

チオ硫酸ナトリウム（$Na_2S_2O_3$）を滴下すると、ヨウ素（I_2）は2I⁻にイオン化し、ヨウ素デンプン反応は消える。

〔試料および試薬〕

① 酢酸・クロロホルム混液：酢酸（CH_3COOH）30mℓとクロロホルム（$CHCl_3$）20mℓを混ぜ合わせる。
② 飽和ヨウ化カリウム（KI）溶液：KI10gに精製水7mℓを加えて加熱溶解後、冷やした上澄み液またはろ液を褐色ビンで保存する。
③ 1％デンプン指示薬（p.138参照）
④ 0.01N（0.01M）チオ硫酸ナトリウム（$Na_2S_2O_3$）標準溶液：0.1N $Na_2S_2O_3$標準溶液（p.138参照）を正確に10倍希釈する。この溶液の力価を標定しておく。

〔主な器具および装置〕

① 200mℓ共栓付三角フラスコ、② 50mℓメスシリンダー、③ 1mℓ駒込ピペット、④ ビュレット

〔方　法〕

① **試料の精秤**：試料1～10gを200mℓ共栓付三角フラスコにとり、精秤する（Sg）。
② **溶　解**：酢酸・クロロホルム混液25mℓ加えて溶解する。
③ **振とう**：飽和KI溶液1mℓを加えて、密栓してよく振り混ぜ、暗所で正確に5分間放置する。
④ **滴　定**：水30mℓを加えて0.01N $Na_2S_2O_3$標準溶液で滴定し、淡黄色になったところで1％デンプン指示薬1mℓ加えて黒色にし、さらに滴定して無色になったところを終点とする（amℓ）。別に試料を加えず①～④の操作で空試験を行う（bmℓ）。
⑤ **計　算**：次式により過酸化物価を求める。

フローチャート

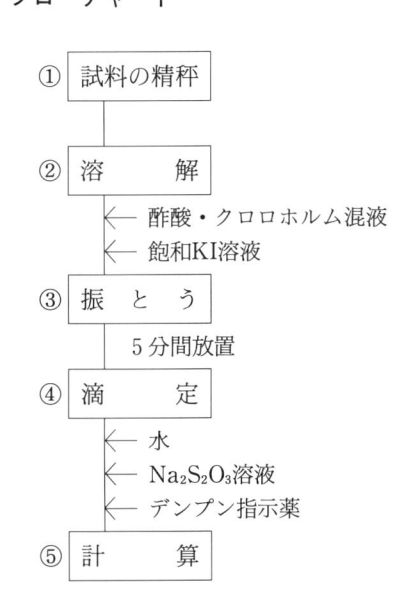

① 試料の精秤
　↓
② 溶　解
　← 酢酸・クロロホルム混液
　← 飽和KI溶液
③ 振　と　う
　5分間放置
④ 滴　　定
　← 水
　← $Na_2S_2O_3$溶液
　← デンプン指示薬
⑤ 計　　算

$$過酸化物価（meq/kg）= \frac{(a-b) \times F \times 0.01}{S} \times 1000$$

S：試料量（g）
a：本試験の0.01N Na$_2$S$_2$O$_3$標準溶液の滴定値（mℓ）
b：空試験の0.01N Na$_2$S$_2$O$_3$標準溶液の滴定値（mℓ）
F：0.01N Na$_2$S$_2$O$_3$標準溶液の力価
0.01：Na$_2$S$_2$O$_3$標準溶液1mℓに相当するmg当量
1000：gからkgへ換算

2 ──── 酸価（Acid value：AV）

酸価は、油脂1g中に含まれる遊離脂肪酸を中和するのに必要な水酸化カリウム（KOH）のmg数をいう。この値は油脂の精製が不完全な場合や油脂を長期保存した場合によって変化するので油脂の精製度や保存の程度を知ることができる。

〔試料および試薬〕

① 0.1N（0.1M）水酸化カリウム（KOH）・エチルアルコール（C$_2$H$_5$OH）溶液：KOH6.5gを5mℓの水に溶かし、95%C$_2$H$_5$OHを加えて1ℓにする。この溶液の力価を標定しておく（シュウ酸で標定する方法はp.33を参照、フタル酸カリウムまたは安息香酸で標定する方法もある）。
② 0.1%フェノールフタレイン溶液（p.141参照）
③ C$_2$H$_5$OH・エチルエーテル（C$_2$H$_5$OC$_2$H$_5$）混液：C$_2$H$_5$OH100mℓとC$_2$H$_5$OC$_2$H$_5$100mℓを混ぜ合わせる。そこへフェノールフタレイン溶液0.5mℓを加え①の溶液で中和・滴定する。

〔主な器具および装置〕

① 200mℓ共栓付三角フラスコ、② 100mℓメスシリンダー、③ 1mℓ駒込ピペット、④ ビュレット

〔方　法〕

① 試料の精秤：試料1〜20gを200mℓ共栓付三角フラスコにとり精秤する（Sg）。
② 溶　解：C$_2$H$_5$OH・C$_2$H$_5$OC$_2$H$_5$混液100mℓを加えて溶解する。
③ 滴　定：0.1%フェノールフタレイン溶液0.5mℓ加え0.1N KOH・C$_2$H$_5$OH溶液で滴定し、微紅色が30秒間消えずに残るところを終点とする（a mℓ）。
④ 計　算：次式により酸価を求める。

フローチャート

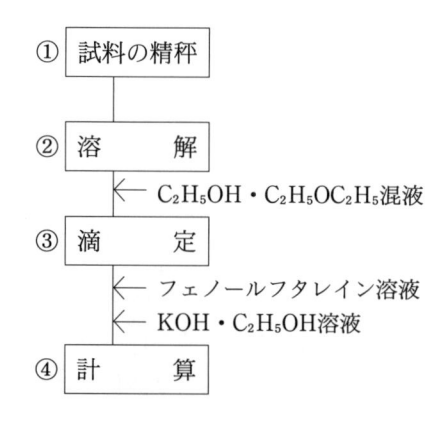

① 試料の精秤
　　↓
② 溶　解 ← C$_2$H$_5$OH・C$_2$H$_5$OC$_2$H$_5$混液
　　↓
③ 滴　定 ← フェノールフタレイン溶液
　　　　　 ← KOH・C$_2$H$_5$OH溶液
　　↓
④ 計　算

$$酸価 = \frac{a \times F}{S} \times 5.611$$

S：試料量（g）
a：0.1N KOH・C₂H₅OH溶液の滴定値（mℓ）
F：0.1N KOH・C₂H₅OH溶液の力価
5.611：0.1N KOH・C₂H₅OH溶液1mℓ中の水酸化カリウムの重さ（mg）

ワンポイント　アドバイス

過酸化物価、酸化におけるそれぞれの試料供試量の目安は次のようになる。

POV	試料量	AV	試料量
50meq以上	1g以下	100以上	1g
10〜50meq	1〜5g	30〜100	2.5g
1〜10meq	5〜10g	15〜30	5g
1meq以下	10g以上	5〜15	10g
		5以下	20g

7　もみじおろしのL‐アスコルビン酸量の変化

〔目　的〕
　きゅうり・にんじん・きゃべつ・かぼちゃなどにはL‐アスコルビン酸をデヒドロアスコルビン酸に酸化する酵素（アスコルビナーゼ）が含まれている。この酵素は、細胞が破壊（細切・磨るなど）され空気に触れると直ちに活性化する。もみじおろしおよび大根おろしのL‐アスコルビン酸量の変化を経時的にインドフェノール法で測定し、アスコルビナーゼの作用を調べる。

〔試料および試薬〕
①大根おろし、②にんじんおろし、③4％、2％メタリン酸（HPO₃）溶液（冷蔵庫に貯える）
④0.001N ヨウ素酸カリウム（KIO₃）溶液：0.1N KIO₃溶液（KIO₃ 0.3567gを水に溶解して100mℓに定容）を原液とし、使用時に正確に100倍に希釈する。
⑤6％ヨウ化カリウム（KI）溶液（褐色ビンに貯える）、⑥1％デンプン溶液
⑦アスコルビン酸標準溶液：L‐アスコルビン酸（C₆H₈O₆）約4mgを4％メタリン酸溶液に溶かし100mℓに定容し、冷蔵庫に貯える。
⑧インドフェノール標準溶液（色素溶液）：2,6‐ジクロロフェノールインドフェノールナトリウム0.3gをブチルアルコール50mℓに攪拌溶解後ろ過し、母液とする。この母液を水で100倍に希釈して用いる。

〔インドフェノール標準溶液の標定〕
①アスコルビン酸標準溶液5mℓをホールピペットで50mℓ三角フラスコにとり、ヨウ化カリウム（KI）溶液0.5mℓ、デンプン溶液数滴を加え、ミクロビュレットから

0.001N KIO₃溶液を青色になるまで滴下する。滴定における反応は次の式のようになり、KIO₃ 1分子が3分子のL-アスコルビン酸の酸化に相当する。

　　KIO₃ + 5 KI + 6 HPO₃ → 3 I₂ + 6 KPO₃ + 3 H₂O
　　C₆H₈O₆（L-アスコルビン酸）＋I₂→C₆H₆O₆（デヒドロアスコルビン酸）＋ 2 HI
　アスコルビン酸標準溶液濃度(mg/100mℓ)＝滴定値（mℓ）×0.088×100/5

②色素溶液5mℓをホールピペットで50mℓ三角フラスコにとり、これにミクロビュレットから濃度を決定したアスコルビン酸標準溶液を滴下し、紅色の消える点を終点として滴定値を読みとる。滴定は1～3分間で終えるようにする。

③インドフェノール標準溶液1mℓ当たりのL-アスコルビン酸の反応（mg）量を求める。

〔主な器具および装置〕
①ミクロビュレット、②シャーレ（蒸発皿）、③さらし布、④三角フラスコ（50～100mℓ）、⑤スターラー、⑥攪拌子、⑦乳鉢・乳棒、⑧ピペット（5mℓ・10mℓ）、⑨漏斗、⑩海砂、⑪おろし器、⑫駒込ピペット

〔方　法〕
①試料の調製：大根とにんじんを別々のおろし器ですりおろす。乳鉢4個を用意し、その3個に大根おろし7gとにんじんおろし3gを各々はかりとり、よく混ぜ合わせ、もみじおろしを調製する（速やかに行う）。残りの乳鉢に4％メタリン酸溶液10mℓ、海砂1さじおよび大根おろし7gを採取しよくすり混ぜた後、にんじんおろし3gを加え、さらに2％メタリン酸溶液10mℓをよくすり混ぜる（これをもみじおろし調製直後の試料とする）。同様に大根おろしのみのものについても4つ用意する。

②放　置：もみじおろし調製10分後、30分後、40分後に、4％メタリン酸溶液10mℓと海砂1さじを加え試料をよくすり混ぜ、さらに2％メタリン酸溶液10mℓを加え混合する。

③ろ　過：2％メタリン酸酸性の試料をさらし布でろ過し、ろ液を100mℓに定容する（試料溶液）。なお、④の滴定値が1mℓになるように希釈するとよい。

④滴　定：インドフェノール標準溶液5mℓを三角フラスコにとり、③で定容した試料溶液をミクロビュレットに入れ滴定する。インドフェノールが無色になるところを終点として、滴定値を求める（滴定時間は1～3分）。

⑤計　算：求めた滴定値の平均値から、試料のもみじおろしおよび大根おろしのL-アスコルビン酸量を計算し、調製10分後、30分後、40分後のL-アスコルビン酸残存率を求める。

第3章 食品成分の分離と性質および成分変化

	もみじおろし		大根おろし	
	L-アスコルビン酸(mg/100g)	残存率(%)	L-アスコルビン酸(mg/100g)	残存率(%)
調製　直後				
〃 10分後				
〃 30分後				
〃 40分後				

$$\text{L-アスコルビン酸 (mg/100g)} = \frac{a \times b}{d} \times c \times \frac{100}{10}$$

a：インドフェノール1mℓ当たりのL-アスコルビン酸相当量（mg）
b：インドフェノール標準溶液の量（mℓ）
c：試料の希釈倍率
d：滴定値の平均（mℓ）

ワンポイント　アドバイス

　インドフェノール法はL-アスコルビン酸の定量法であるが、デヒドロアスコルビン酸を硫化水素で還元してL-アスコルビン酸にすれば、総ビタミンC量または酸化型アスコルビン酸量を求めることができる。
　一定量の2,6-ジクロロフェノールインドフェノール色素(中性と塩基性：青色、酸性：紅色)溶液に酸性でL-アスコルビン酸を作用させると、L-アスコルビン酸の還元力で色素が還元されて紅色から無色となるため、色素溶液にL-アスコルビン酸溶液を滴下してその紅色の消える量を求めて定量する。
　なお、インドフェノール法の利点と欠点は、次のようにまとめられる。
利点：操作法が簡便で実験の所要時間が短い。
欠点：アスコルビン酸以外の還元性物質（例えばグルタチオンなどのSH基をもつもの）の影響がある。

フローチャート

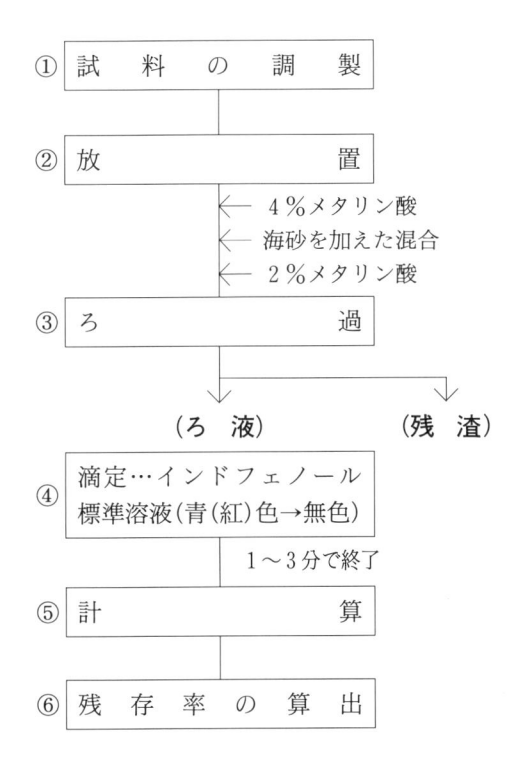

① 試料の調製
↓
② 放置
　← 4％メタリン酸
　← 海砂を加えた混合
　← 2％メタリン酸
↓
③ ろ過
↓　　　　　↓
（ろ液）　（残渣）
↓
④ 滴定…インドフェノール標準溶液(青(紅)色→無色)
　1〜3分で終了
↓
⑤ 計算
↓
⑥ 残存率の算出

〔結果・考察〕

　もみじおろしと大根おろしのL-アスコルビン酸残存率の違いからアスコルビナーゼの作用について考え、この酵素を失活させる方法や食品の取り扱い上の注意点などについて考察する。

――― コ ラ ム ―――

- 生体内では、L-アスコルビン酸⇄デヒドロアスコルビン酸→ジケトグルコン酸と変化する。
- L-アスコルビン酸の水溶液は、銅イオンや酸素の存在でとくに酸化されやすい。
- アスコルビナーゼは、至適pHが5.5～5.9であり、100℃・1分間の加熱で失活する。

8　食品中のアレルギー物質の検出

〔目　的〕

　食品中にはアレルゲン（抗原）が含まれており、摂取した場合、人によっては抗原抗体反応（アレルギー症状）を示すおそれがある。そのため、わが国においては、食品衛生法関連法令が改正（2001年4月）され、食品中のアレルギー物質による健康危害の発生防止のため特定原材料5品目（卵・牛乳・小麦・そば・落花生）の表示が義務付けられた（特定原材料に準ずる19品目の表示も推奨）。

　ここでは、酵素免疫測定法（Enzyme Liked Immunosorbent Assay；ELISA法）による食品中の特定原材料検査キットで食品中のアレルギー物質の検出を行う。

〔試料および試薬〕

①市販加工食品

②特定原材料検査キット「FASTKIT」（日水製薬、NIPPONHAM製造）：1.FASTKITエライザ卵、2.FASTKITエライザ牛乳、3.FASTKITエライザ小麦、4.FASTKITエライザそばまたは5.FASTKITエライザ落花生（キット内容：抗体固相化プレート、標準溶液、希釈用緩衝液、ビオチン結合抗体、酵素-アビジン結合物、発色剤、濃縮抽出用緩衝液、反応停止液、濃縮洗浄液）

③希釈洗浄液：室温に戻した濃縮洗浄液を精製水で10倍希釈する。

④標準品の希釈：標準溶液に希釈用緩衝液を加えて標準品濃度の調整を行う。表3-9に示すように、標準溶液50μℓと希釈用緩衝液450μℓを混合し、100ng/mℓの標準品を調製する。これを250μℓとり、希釈用緩衝液250μℓを加え、50ng/mℓの標準品を調製する。以下、希釈を繰り返し、各濃度の標準品を調製する。

⑤ビオチン結合抗体溶液：希釈用緩衝液で100倍希釈し、使用する（使用直前に希釈する。希釈用緩衝液はあらかじめ分注し、室温にしておく）。

⑥酵素・アジビン結合物溶液：⑤と同様の操作を行う。

⑦発色剤：必要量を遮光容器またはアルミホイルで包んだ容器に入れ、室温にしておく。

⑧反応停止液：⑦と同様の操作を行う。

表3-9 希釈例

標準品濃度(ng/mℓ)	100	50	25	10	5	2.5	1	0
標準溶液(μℓ)	50 →	250 →	250 →	200 →	250 →	250 →	200 →	0
希釈用緩衝液(μℓ)	450	250	250	300	250	250	300	500

〔主な器具および装置〕

①プレートリーダー（干渉フィルター450nm（卵・牛乳・小麦キット）ないし405nm（そば・落花生キット））、②マイクロピペット、③ミキサー（ボルテックスミキサー）、④冷却遠心機、⑤マイクロチューブ、⑥ホモゲナイザー（ブレンダーまたは市販ミキサー）、⑦ろ紙

〔方　法〕

①試料粉砕：ハサミ、包丁またはフードカッターで試料を細かく粉砕し均一化する。

②秤量・抽出：細かく粉砕した試料2gに蒸留水で10倍希釈した濃縮抽出用緩衝液18mℓを加え、ホモゲナイザーで攪拌、抽出を行う。

③遠心分離：遠沈管に試料抽出液を分注し、3,000Gで20分間遠心分離する。

④ろ　過：遠心分離後、上清をろ過してろ液を希釈用緩衝液で10倍希釈し、これを試料溶液とする。

⑤プレート洗浄：ウェルの中の試薬を捨て、希釈洗浄液を各ウェルに250μℓずつ加え、軽く攪拌する。その後、希釈洗浄液を捨て、吸収紙に水滴がつかなくなるまでよく水分をとる。この洗浄操作を5回繰り返す。

⑥標準溶液・試料溶液分注：調製した標準溶液と試料溶液を各ウェルに100μℓずつ加え、振とう・攪拌する。攪拌後、室温(20～25℃)で1時間静置して反応させる。

⑦プレート洗浄：⑤と同様の操作を行う。

⑧ビオチン結合抗体溶液分注：ビオチン結合抗体溶液を希釈用緩衝液で100倍希釈し（30分以内に使用）、100μℓずつ各ウェルに加え、振とう・攪拌する。攪拌後、室温（20～25℃）で1時間静置して反応させる。

⑨プレート洗浄：⑤と同様の操作を行う。

⑩酵素-アビジン結合物溶液分注：酵素-アビジン結合物を希釈用緩衝液で100倍希釈し（注；30分以内に使用）、100μℓずつ各ウェルに加え、振とう・攪拌する。攪拌後、室温（20～25℃）で30分間静置して反応させる。

⑪プレート洗浄：⑤と同様の操作を行う。

⑫発色剤分注：各ウェルに発色剤を100μℓずつ加え、振とう・攪拌する。攪拌後、室温（20～25℃）で20分間静置して発色させる。

⑬反応停止液分注：酵素反応を停止するため、各ウェルに反応停止液を100μℓずつ加え、振とう・攪拌する。

⑭吸光度測定：プレートリーダーで吸光度を測定する（反応停止後、30分以内）。

⑮標準曲線作成：標準溶液の吸光度よりグラフ作成ソフト等を用いて標準曲線を作

成し試料中のアレルゲンタンパク質量を求める。

〔結果・考察〕
　標準曲線は1～100ng/mlの測定範囲で描かれるが試料溶液は100倍希釈されているため、0.1～100μg/mlという測定範囲となる。アレルゲンタンパク質量が数μg/mlレベル未満の場合は特定原材料表示は不要とされている。

フローチャート

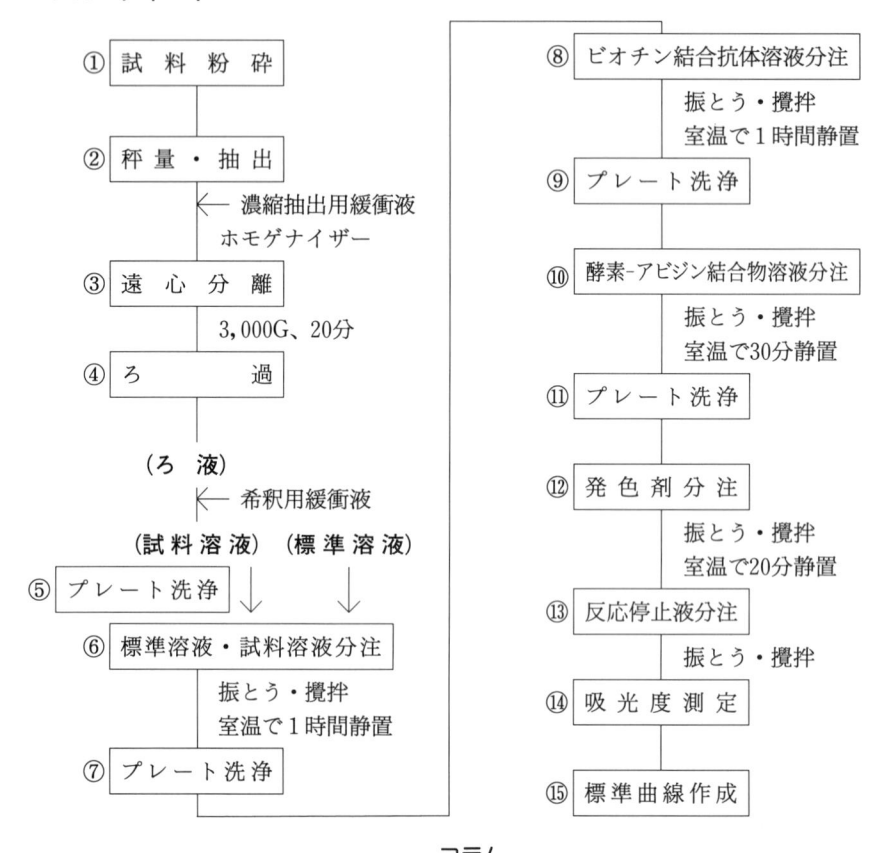

① 試料粉砕
↓
② 秤量・抽出　←濃縮抽出用緩衝液　ホモゲナイザー
↓
③ 遠心分離　3,000G、20分
↓
④ ろ過
↓
（ろ液）←希釈用緩衝液
↓
（試料溶液）（標準溶液）
↓
⑤ プレート洗浄
↓
⑥ 標準溶液・試料溶液分注
　振とう・攪拌　室温で1時間静置
↓
⑦ プレート洗浄
↓
⑧ ビオチン結合抗体溶液分注
　振とう・攪拌　室温で1時間静置
↓
⑨ プレート洗浄
↓
⑩ 酵素-アビジン結合物溶液分注
　振とう・攪拌　室温で30分静置
↓
⑪ プレート洗浄
↓
⑫ 発色剤分注
　振とう・攪拌　室温で20分静置
↓
⑬ 反応停止液分注
　振とう・攪拌
↓
⑭ 吸光度測定
↓
⑮ 標準曲線作成

———— コラム ————

遺伝子組み換え食品の分析—PCR法
　遺伝子組み換え食品の分析には、組み換えた遺伝子そのものを検出する「遺伝子分析法」と、組み換え遺伝子が生成するタンパク質を検出する「タンパク質同定法」がある。
　このうち遺伝子分析法は、タンパク質同定法と比べ、汎用性や精度が高いという利点があり、「PCR法」と呼ばれる。PCRとはPolymerase Chain Reactionのことでポリメラーゼ連鎖反応という意味である。ポリメラーゼはDNAの合成酵素のことなので、この酵素が特定の遺伝子DNAの配列をもとに複製を合成していく反応ということになる。
　PCR反応では、ごく微量のDNAがあれば数時間のうちに何百万倍にも増幅させることができる。分析においては、まず食品からDNAを抽出する。DNAは二重らせん構造をもっており、これに①94～95℃の熱を加えるとDNAは1本の鎖の状態になる、②そこに、プライマーと呼ばれるDNAの断片が目的の遺伝子配列部位に結合し、③それをきっかけにポリメラーゼがDNAを複製していく。これで、2本の同一二重らせんDNAが生成される。この①～③を繰り返すことによりDNAは指数的に増加する。

第 3 章　食品成分の分離と性質および成分変化

9　鶏卵の鮮度の測定

〔目　的〕
卵の鮮度を測定する方法を学ぶ。

〔試料および試薬〕
①卵、②6％塩化ナトリウム（NaCl）溶液（比重1.043）

〔主な器具および装置〕
①pHメーター、②200mℓビーカー、③天秤（mgまで測定できる天秤）、④市販穴あきお玉、⑤ノギス

〔方　法〕
①NaCl溶液に浸ける：ビーカー中の6％NaCl溶液（比重1.043）に卵を浸け、卵の浮き沈みを観察する（図3－20参照）。
②卵白のpHの測定：卵白pH測定はpHメーターを用いて行う。
③濃厚卵白の水様化：卵黄と卵白を分けて、卵白を重量のわかっている200mℓビーカーに移し卵白の重量を求める。次に、ビーカーに入っている卵白を市販の穴あきお玉を2つ使い、水様卵白と濃厚卵白を分離し、穴をとおって落ちていく水様卵白を重量測定済みの200mℓビーカーに集めて、水様卵白の重量を求める（図3－21参照）。

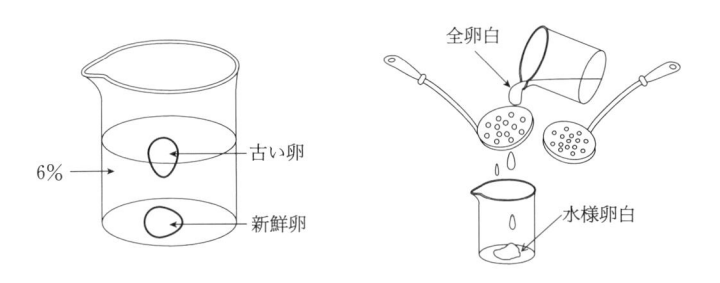

図3－20　食塩水中の卵の浮き沈み　　図3－21　濃厚卵白の分離

$$濃厚卵白の割合（％）＝\frac{（全卵白重量－水様卵白の重量）}{全卵白重量}×100$$

④卵黄係数の測定：平板上に卵を割っておき、ノギスで計った卵黄の高さを卵黄の直径で割って、卵黄係数を計算する。

〔結果および考察〕

以下の①～④を参考に、試料の鮮度を評価・考察する。

① 6％NaCl溶液（比重1.043）中では、新鮮卵（比重1.08～1.09）は沈むが、古い卵は比重が減少するため浮く。

② 卵白のpH：新鮮卵の卵白のpHは約7.5くらいであるが、卵が古くなるにしたがい、卵から炭酸ガスが放出され、卵白のpHは急激に9～10に移行する。

③ 濃厚卵白の水様化：卵の卵白は水様卵白と濃厚卵白に大きく分けることができる。新鮮卵の全卵白重量に対する濃厚卵白の割合は、約60％である。卵が古くなるにしたがい、濃厚卵白は水様化し濃厚卵白の割合が減少する。

④ 卵黄係数の変化：卵の卵黄膜は古くなるにしたがい弱くなる。新鮮卵の卵黄係数は、0.36～0.44で、卵黄係数は卵が古くなると減少する。

10 魚介類の鮮度の測定

〔目 的〕

魚介類の品質は主としてその鮮度によるところが大きい。魚の多くは捕獲後、内臓やエラなどの摘出が行われないと急速に鮮度が低下する。

このため、魚介類の鮮度を判定する種々の方法がある。魚介類に存在する生菌数から腐敗の進行程度を推定する細菌学的検査法や魚の肉質、エラの色と臭い、眼球の混濁度、表皮の光沢度などを調べる官能検査法がある。

理化学検査法では魚の硬度、pHなどの測定によって鮮度を判定する方法や腐敗につれて増加するアンモニア態窒素等の揮発性塩基含量から求める方法とヒスタミン、トリメチルアミンなど鮮度の指標となる特定の物質含量を求める方法などがあるが、ヌクレオチドであるアデノシン三リン酸（ATP）の分解程度割合から鮮度恒数（K値）を利用する方法もある。

ここではトリメチルアミン（TMA）を定量する方法（コンウェイ微量拡散分析法）について述べる。

〔原 理〕

試料溶液中に含まれるアンモニアの揮散をホルマリンで抑え、濃厚炭酸カリウムを添加してTMAをピクリン酸トルエン溶液に吸収させた後、生成したピクラートを吸光度測定にて定量する。

〔試料および試薬〕

①魚介類（さばなど）、②20％過塩素酸($HClO_4$)溶液、③飽和炭酸カリウム(K_2CO_3)溶液、④無水硫酸ナトリウム(Na_2SO_4)、⑤トルエン、⑥0.02％ピクリン酸トルエン溶液、⑦10％ホルマリン溶液、⑧トリメチルアミン（TMA）標準溶液：市販のトリメチルアミン（TMA）標準溶液（1 mg/mℓ）から水で希釈して、100μg/mℓ、50μg/mℓ、40μg/mℓ、20μg/mℓ、10μg/mℓのそれぞれの溶液を準備する。

〔主な器具および装置〕
①コンウェイ微量拡散装置（コンウェイユニット）、②恒温器、③分光光度計、④ガラス皿

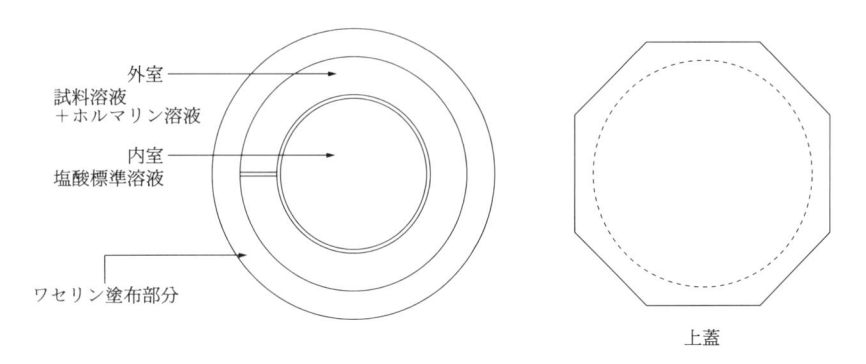

図3-22 コンウェイ微量拡散装置（コンウェイユニット）

〔方　法〕
① **試料の調製**：試料30〜50g（背肉部分をとり内臓の混入はさける）を乳鉢にとり均一にすりつぶす。これより約5g程度をビーカーにとり精秤する。20%HClO$_4$溶液を10mℓ加えてよく混合する。ビーカーより50mℓのメスフラスコに入れ、水で50mℓとする。よく混合した後約30分間放置後、ろ過した液を用いる。

② **反　応**：TMAのピクリン酸トルエン溶液への吸収とピクラートの生成については、まず、コンウェイ微量拡散装置の外室に試料溶液1mℓを注入する。次に10%ホルマリン溶液1mℓを加え3分間放置する。ガラス皿（直径30mmの小型シャーレの上ぶたを使用する）にピクリン酸トルエン溶液（15〜25%ピクリン酸溶液をあらかじめ無水Na$_2$SO$_4$で脱水させておいたトルエンで0.02%になるように希釈する）1mℓを入れ、内室におき、外室には飽和K$_2$CO$_3$溶液1mℓを加えて直ちにふたをする。ユニットの内液と外液が混ざらないように静かに動かして外液を混合した後、37℃の恒温器内で90分間放置する。

③ **測　定**：内室のガラス皿を取り出し、溶液をあらかじめ5mℓのところに線を引いておいた試験管に移し、トルエンで定容する。ブランクとしては試料溶液のかわりに水1mℓを注入したものを用いて、この溶液の410nmの吸光度（E$_1$）を測定する。また各濃度のTMA標準溶液も同様の操作で行い、吸光度を求めて検量線を作成する。

④ **計　算**：検量線から試料の吸光度（E$_1$）に相当するTMA量（Aμg/mℓ）を求める。試料1g中のTMA量は次式により求められる。

TMA（μg/g）＝TMA量（Aμg/mℓ）×50mℓ/試料重量g

―――――――――――― ワンポイント　アドバイス ――――――――――――
> トリメチルアミンオキシド（TMAO）は魚介類エキス中に分布し、死後微生物や体内酵素により分解を受け、トリメチルアミン（TMA）あるいはジメチルアミン（DMA）となるが、魚種によりTMAO含量に差がみられるためTMAの量をもって鮮度を判定することは若干問題がある。

フローチャート

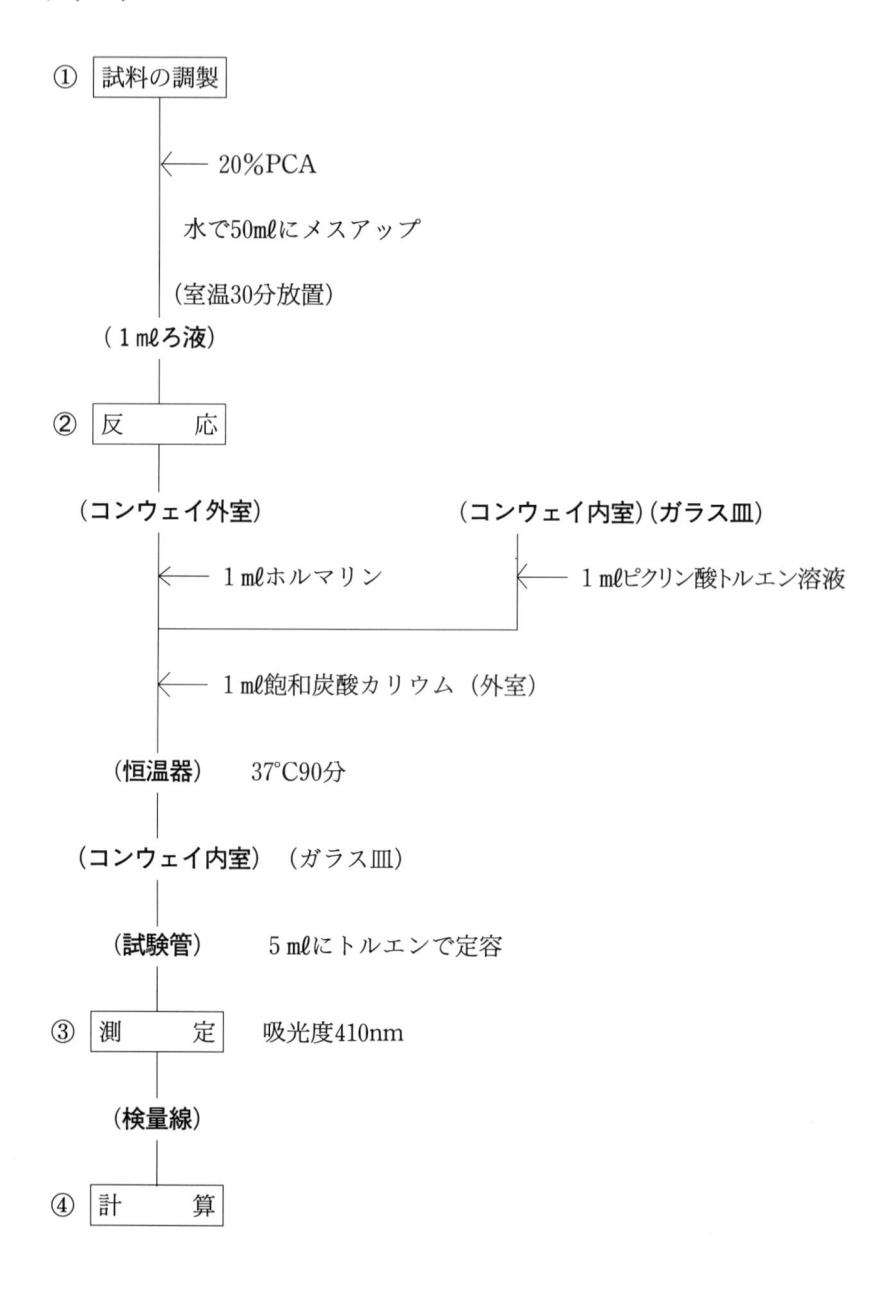

① 試料の調製
　　　↑ 20%PCA
　　　　水で50mlにメスアップ
　　　　（室温30分放置）
（1mlろ液）

② 反　　応

（コンウェイ外室）　　　　　　（コンウェイ内室）（ガラス皿）
　　　↑ 1mlホルマリン　　　　　　↑ 1mlピクリン酸トルエン溶液

　　　↑ 1ml飽和炭酸カリウム（外室）

（恒温器）　37℃90分

（コンウェイ内室）　（ガラス皿）

（試験管）　　5mlにトルエンで定容

③ 測　　定　　吸光度410nm

（検量線）

④ 計　　算

11 牛乳の鮮度の測定

牛乳は豊富な栄養成分を含み、消化しやすい食品である。したがって、細菌やカビ類などによる腐敗も早い。一般に牛乳は鮮度が落ちると酸度が高くなり、熱やアルコールによってカゼインの凝固が起こる。

1──酸　度

牛乳にはカゼインや酸性リン酸塩などが含まれるため、新鮮乳でもpHは6.6〜6.8であり、フェノールフタレインに対して酸性反応を呈する（自然酸度）。牛乳が古くなり、細菌類が繁殖した場合、主として乳酸菌が産生する乳酸により酸度が上昇する（発生酸度）。一般に牛乳の酸度は、自然酸度と発生酸度の和である全酸度で示し、試料100gに対する乳酸量（重量％）で表す。

〔目　的〕
酸度を測定することによって鮮度を判定する。

〔試料および試薬〕
　①品質保持期限が同じ牛乳を冷蔵および室温に保存したもの
　②0.1N 水酸化ナトリウム（NaOH）標準溶液
　③1％フェノールフタレイン・アルコール溶液

〔主な器具および装置〕
　①ビュレット、②100mlビーカーまたは三角フラスコ、③10mlホールピペット

〔操　作〕
(1) 酸度の測定
　①牛乳10mlを三角フラスコにとり、煮沸して炭酸ガスを含まない水を同量加えて希釈する。
　②フェノールフタレイン溶液0.5mlを加え、0.1N NaOH溶液で滴定し、微紅色が30秒間消失しない点を終点とする。

$$酸度（乳酸量\%） = 0.1 \times F \times \frac{v}{1,000} \times 90 \times \frac{1}{a \times W} \times 100$$

$$= \frac{v \times F \times 0.009}{a \times W} \times 100$$

v：0.1N NaOH溶液の滴定値（ml）　　　　　a：試料の秤取量（ml）
F：0.1N NaOH溶液の力価　　　　　　　　W：試料の比重
0.009：0.1N NaOH標準溶液（F＝1.000）1mlに相当する乳酸量（g）
90：乳酸の分子量

(2) 牛乳の比重の測定

　牛乳を200mlのメスシリンダーに入れ、牛乳比重計（ラクトメーター）をその中央に浮かせ、メニスカスの上端の目盛りを読む。同時に牛乳の温度を測定する。15℃以外の温度で測定した場合は、乳比重補正表を用いて15℃の比重に換算する。簡単には15℃の上下1℃ごとに読み取り数の0.2すなわち比重の0.0002増減すればよい。

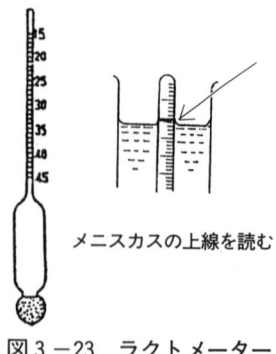

図3-23　ラクトメーター

2 アルコール試験

　生乳の鮮度判別試験法として行われているもので、結果は必ずしも万能ではないが、操作が簡単であるのが特徴である。古い牛乳ではカゼインがアルコールによって脱水されて凝固する。一般にアルコール試験では酸度0.21％以上の牛乳は凝固するが、初乳、分泌末期乳、塩類平衡の悪い異常乳、病乳などでも凝固物を認める。

〔操　作〕
①牛乳10mlを試験管にとり、同量の70％アルコールを加える。
②試験管壁をよく観察して、凝固物の有無を調べる。

3 煮沸試験

　カゼインカルシウムの熱に対する安定性をみるもので、酸度の高くなった牛乳は、加熱するとカゼインが凝固する。水を加えて薄め凝固物の有無をみる。この試験で凝固物の認められる牛乳は酸度0.25％以上の古い牛乳か、初乳その他の異常乳である。

〔操　作〕
①牛乳10mlを試験管にとり、加熱して穏やかに煮沸する。
②水10mlを加えて静かに混和して、試験管壁の凝固物の有無を調べる。

〔結果・考察〕
　牛乳の酸度は、新鮮乳0.14～0.16％、腐敗乳0.25％以上である。
　冷蔵保存（5℃）と室温に保存（1～5日）したものについて、酸度およびアルコール試験と煮沸試験における凝固の状態を観察して比較考察する。

―― ワンポイント　アドバイス ――
牛乳の成分規格と製造基準

〈成分規格〉　　　　　　　　　　〈製造基準〉
比重（15℃）　1.028～1.034　　低温保持殺菌　62～65℃、30分
酸度　　　　　0.18％以下　　　（公定法）
（乳酸として）（ジャージー種以外）高温保持殺菌　75℃以上、15分以上
　　　　　　　0.20％以下　　　高温短時間殺菌　72℃以上、15秒以上
　　　　　　　（ジャージー種）　超高温瞬間殺菌　120～150℃、1～3秒
無脂乳固形分　8.0％以上
乳脂肪分　　　3.0％以上
細菌数　　　　5万個以下
　　　　　　　（1mℓ当たり）
大腸菌群　　　陰性

12　みかん類の有機酸の測定

〔目　的〕

　酸は塩基（アルカリ）と反応して塩と水を生ずる。一般に、等しいグラム当量の酸と塩基とでちょうど中和する。この反応では、中和点近くで溶液の水素イオン濃度にかなり急激な変化が起きるので指示薬によって反応の終点を知り、酸または塩基の量を求めることができる。この原理を食品に応用して食品の有機酸含量を求める。

〔試料および試薬〕

　①夏みかんの果肉20g、②0.1N 水酸化ナトリウム（NaOH）標準溶液、③1％フェノールフタレイン溶液、④精製海砂

〔主な器具および装置〕

　①天秤、②乳鉢、③100mℓメスフラスコ、④漏斗、⑤ガーゼ、⑥10mℓホールピペット、⑦三角フラスコ、⑧ビュレット

〔方　法〕

①**試料の精秤**：夏みかん20gを精秤し乳鉢に入れる。
②**磨　砕**：適量の温水と海砂を加え、十分磨砕して有機酸を浸出させる。
③**ろ　過**：浸出液をガーゼで傾斜ろ過し、メスフラスコに受ける。残渣を乳鉢に戻し、温水を加えて再び浸出させ、傾斜ろ過する。
④**定　容**：乳鉢とガーゼ上の残渣を洗浄し、100mℓに定容する。よく混和して試料溶液とする。
⑤**滴　定**：滴定は図3－24にしたがって行う。

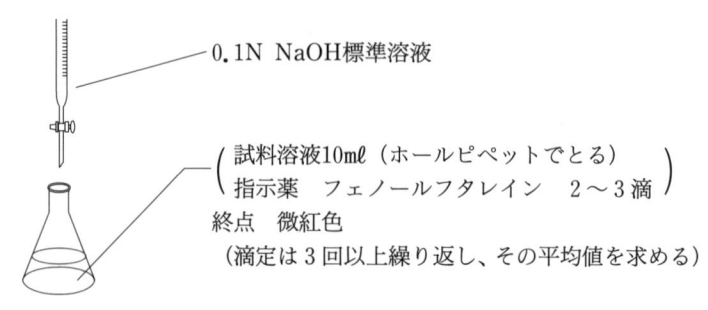

図3-24 滴定法

⑥計　算：以下のⓐ〜ⓓを計算する。

ⓐ試料溶液の規定度を次式により求める。

$$N = \frac{0.1 \times V'}{10}$$

（N：みかん汁の酸の規定濃度　10：みかん汁の量（mℓ）
0.1：NaOH標準溶液の規定濃度　V'：NaOH標準溶液の滴定値（mℓ））

ⓑ試料溶液1ℓ中の酸の量（クエン酸相当量）：Cは、酸を全部クエン酸CH₂COOH・C(OH)COOH・CH₂COOH・H₂O（分子量210.14、3価の酸）として計算すれば、その1グラム当量は70.05gに相当するので

C＝70.05×N

＝70.05×V'/100（C：g/ℓ）

ⓒ試料溶液100mℓ中の酸の量：C'は

C'＝C×0.1（C'：g/100mℓ）となる。

ⓓ試料中の酸含有量（g/100g）は

C'×100/Sまたは7.005V'/S　（S：**試料採取量**）：20gより求められる。

― ワンポイント　アドバイス ―

上記と同様の方法により、食酢は5倍希釈して酢酸の含有量を、また、梅干しまたは生梅の果肉5〜10gを用いて酒石酸の含有量を求めることができる。
0.1N NaOH標準溶液1mℓは何グラムのクエン酸に相当するかを計算し、これを用いても求めることができる。

〔考　察〕

夏みかんの有機酸（クエン酸相当）量は、品種・個体・部位などにより若干異なる。ほかの結果・データと比較・検討をする。また、他のかんきつ類と比較する。

13　みその塩化ナトリウムおよびアミノ態窒素の定量

〔目　的〕

みそ中の塩化ナトリウム（NaCl）をモール法または食塩（イオン）濃度計により定量し、あわせてみそ中の旨味成分であるアミノ態窒素をホルモール法により定量する。

1 —— NaClの定量

(1)　モール法

〔試料および試薬〕

① 2％クロム酸カリウム（K_2CrO_4）溶液

② 0.02N 硝酸銀（$AgNO_3$）溶液（p.35参照）

③ 0.02N 塩化ナトリウム（NaCl）標準溶液（p.35参照）

④ みそ5gを200mlのビーカーにはかりとり、約100mlの水を加えてガラス棒でかき混ぜ、1分間煮沸して溶かした後、冷却する。これを250mlのメスフラスコに正確にそそぎ入れた後に、水を加えて定容する。この溶液をろ過し、ろ液を試料溶液とする（以下の実験共通）。

0.02N $AgNO_3$溶液のファクター(F)の標定

0.02N $AgNO_3$溶液を褐色ビュレットに入れる。0.02N NaCl標準溶液20mlをホールピペットで100mlの三角フラスコに入れ、2％K_2CrO_4溶液1mlを加える。ビュレットから0.02N $AgNO_3$溶液を滴下し、赤褐色の沈殿を生じた点を終点とし、滴定値を読みとる。

$$0.02N\ AgNO_3溶液のファクター(F) = \frac{20 \times 0.02N塩化ナトリウム溶液のファクター}{0.02N硝酸銀溶液の滴定値}$$

〔主な器具および装置〕

① 5mlホールピペット、② 100ml三角フラスコ、③ ビュレット、④ 1mlメスピペット

〔操　作〕

① 試料溶液5mlをホールピペットで100mlの三角フラスコに入れる。

② ①に2％クロム酸カリウム溶液1mlを加える。

③ ビュレットから0.02N $AgNO_3$溶液を滴下し、赤褐色の沈殿を生じた点を終点とし、その時の滴定値を読みとる（a ml）。

─── ワンポイント　アドバイス ───

試料溶液の色が濃くて滴定の終点が見にくい場合は、別の三角フラスコに試験溶液5mlと2％クロム酸カリウム1mlを入れたものを用意し、その色と比較しながら滴定するとよい。または、2〜3倍量の水を加え、試料溶液の色を薄めて滴定するのもよい。

〔計　算〕

試料100g中の塩化ナトリウム（g）を次式により求める。

$$\text{塩化ナトリウム（g/100g）} = 0.02 \times F \times \frac{d}{1,000} \times 58.44 \times \frac{D}{5} \times \frac{100}{S}$$

$$= a \times F \times 0.00117 \times \frac{D}{5} \times \frac{100}{S}$$

　　a：0.02N 硝酸銀標準溶液の滴定値
　　D：試料溶液の全量（250mℓ）
　　S：試料の採取量（g）
　　F：0.02N 硝酸銀溶液の力価
　　58.44：NaClの式量

(2) ナトリウムイオン量測定法（食塩濃度計）

〔主な器具および装置〕

食塩濃度計（イオン電極によりナトリウムイオン量を測定し、NaCl濃度を求める。）

〔操　作〕

試料溶液に電極を挿入して、食塩濃度を直読し、希釈倍数をかけて求める。なお、実際のみそ汁、すまし汁などは、希釈する必要はない。

2 ─── アミノ態窒素の定量（ホルモール法）

アミノ酸は両性電解質のため水溶液中では、中和滴定することはできない。しかし、アミノ酸の中性溶液中でホルムアルデヒドを作用させるとアミノ基とホルムアルデヒドと反応して、オキシメチル誘導体となり、アミノ基の塩基性を失い、アミノ酸は酸性物質となる。これをアルカリで滴定する。

$$\underset{\text{（アミノ酸）}}{\text{H}_2\text{N}-\underset{\underset{R}{|}}{\overset{\overset{COOH}{|}}{C}}-\text{H}} + \text{H}-\overset{O}{\underset{H}{C}} \rightarrow \underset{\text{（メチレン化合物）}}{\text{H}_2\text{C}=\text{N}-\underset{\underset{R}{|}}{\overset{\overset{COOH}{|}}{C}}-\text{H}} + \text{H}_2\text{O}$$

$$\text{H}_2\text{C}=\text{N}-\underset{\underset{R}{|}}{\overset{\overset{COOH}{|}}{C}}-\text{H} + \underset{\text{（標準溶液）}}{\text{NaOH}} \rightarrow \text{H}_2\text{C}=\text{N}-\underset{\underset{R}{|}}{\overset{\overset{COONa}{|}}{C}}-\text{H} + \text{H}_2\text{O}$$

〔試料および試薬〕

①0.05N 水酸化ナトリウム（NaOH）標準溶液
②中性ホルマリン溶液：市販ホルマリン溶液（ホルムアルデヒドを30〜40％含む水溶液）を0.2N NaOH溶液で中和しておく（フェノールフタレイン溶液利用）。用時調製
③0.1％フェノールフタレイン溶液（指示薬）

〔主な器具および装置〕

①25mℓホールピペット、②100mℓ三角フラスコ、③ビュレット、④漏斗、⑤25mℓまたは50mℓメスシリンダー

〔操　作〕

①試料溶液25mℓをホールピペットで100mℓの三角フラスコに入れる。
②フェノールフタレイン溶液を数滴加え、ビュレットから0.05N NaOH溶液を滴下し、微紅色を生じさせる。
③これに中性ホルマリン溶液20mℓをメスシリンダーで加える。
④再びビュレットから0.05N NaOH溶液を滴下して、微紅色を生じた点を終点とし、0.05N NaOH溶液の滴定値を読みとる（a mℓ）。
⑤試料100g中のアミノ態窒素（g）を次式により求める。

$$\text{アミノ態窒素（g/100g）} = 0.05 \times F \times \frac{a}{1,000} \times 14 \times \frac{D}{25} \times \frac{100}{S}$$

$$= a \times F \times 0.0007 \times \frac{D}{25} \times \frac{100}{S}$$

a：中性ホルマリン溶液添加後の0.05N NaOH溶液の滴定値
F：0.05N NaOH溶液の力価
D：試料溶液の全量（250mℓ）
S：試料の採取量（g）
14：窒素（N）の原子量

14　ホウレン草のシュウ酸の定量

〔目　的〕

野菜は代謝産物としてシュウ酸を含んでいる。特にホウレン草には多量のシュウ酸塩が存在する。シュウ酸はホウレン草のアクの主成分であり、カルシウム（Ca）と結合してその吸収を妨げる性質がある。そのためシュウ酸含量の少ない品種が育成され、生食することができるホウレン草が出回りはじめた。

シュウ酸の定量法には基質特異性があり、微量定量の可能な酵素法もあるが、ここでは酸化還元滴定法で行う方法について述べる。この方法は、ホウレン草からシュウ酸を浸出し、シュウ酸カルシウム（CaC_2O_4）として沈殿させ、その沈殿を硫酸（H_2SO_4）溶液で溶解する。遊離したシュウ酸を過マンガン酸カリウム（$KMnO_4$）溶液で滴定してシュウ酸量を求めるものである。

ホウレン草のシュウ酸を酸化還元滴定で定量して、品種や部位別に比較する。

〔試料および試薬〕

①品種の異なるホウレン草、②0.25％塩酸（HCl）溶液、③0.5N アンモニア（NH_3）溶液、④5％塩化カルシウム（$CaCl_2$）溶液、⑤0.25N 硫酸（H_2SO_4）、希硫酸（1：

4）、⑥0.1N 過マンガン酸カリウム（KMnO₄）溶液、⑦0.1％ブロムクレゾールグリーン（BCG）溶液

〔主な器具および装置〕
①100mℓ・300mℓの三角フラスコ、②ガラス管（1.5m）つきコルク栓、③100mℓメスフラスコ、④200mℓビーカー、⑤ビュレット

〔方　法〕
①試料の調製：試料10gをはかりとって100mℓの三角フラスコに入れ、0.25％HCl溶液40mℓを加え、ガラス管（1.5m）つきコルク栓をして70℃湯煎で1時間保つ。途中でときどき三角フラスコを振り混ぜる。
②ろ　過：三角フラスコを水中で冷却した後、100mℓメスフラスコを受器として乾燥ろ紙でろ過する。
③洗　浄：残渣を0.25％HCl溶液で洗いながらろ過を行う。
④定　容：0.25％HCl溶液を加え、ろ液の全量を100mℓとし試験溶液とする。
⑤弱アルカリ化：試験溶液20mℓを200mℓビーカーにとり、0.1％ブロムクレゾールグリーン溶液2～3滴加え、液を撹拌しながら青色を呈するまで0.5N NH₃溶液を加える。
⑥シュウ酸カルシウムの結晶化：水50mℓ、5％CaCl₂溶液10mℓを加えて混和した後、20時間放置する。
⑦遠心分離：5,000rpmで10分間遠心分離して上澄み液を捨てる。沈殿物に水50mℓを加えよく撹拌した後、再び遠心分離して上澄み液を捨てる。
⑧沈殿の溶解：CaC₂O₄の沈殿に0.25N H₂SO₄溶液20mℓを加え、沈殿を溶解して、300mℓ三角フラスコに移す。
⑨滴　定：希硫酸（1：4）20mℓ、水100mℓを加え、70～80℃の湯煎で加熱し、熱いうちに0.1N KMnO₄溶液で15～30秒間微紅色を呈するまで滴定する。
⑩計　算：試料中のシュウ酸含有量を次の計算式で求める。

$$シュウ酸含有量（g/100g） = a \times F \times \frac{0.1 \times \frac{90}{2}}{1000} \times \frac{100}{20} \times \frac{100}{S}$$

$$= a \times F \times 0.0045 \times \frac{100}{20} \times \frac{100}{S}$$

a：0.1N KMnO₄溶液（F＝1.000）の滴定値（mℓ）
F：0.1N KMnO₄溶液（F＝1.000）の力価
S：試料重量（g）
90：シュウ酸の分子量
0.0045：0.1N KMnO₄溶液（F＝1.000）1mℓに相当するシュウ酸量（g）

第3章 食品成分の分離と性質および成分変化

フローチャート

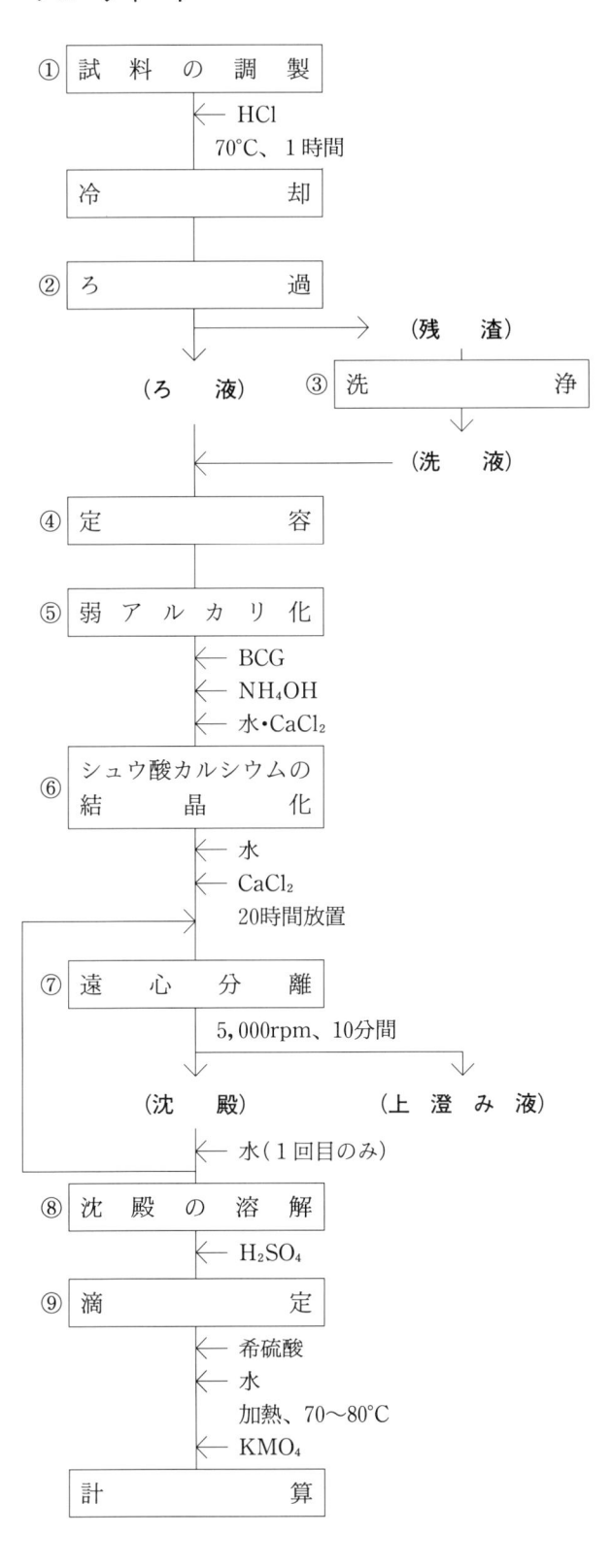

① 試料の調製
　　← HCl
　　70℃、1時間

冷　却

② ろ　過 →（残渣）　③ 洗　浄

（ろ液）←（洗液）

④ 定　容

⑤ 弱アルカリ化
　　← BCG
　　← NH₄OH
　　← 水・CaCl₂

⑥ シュウ酸カルシウムの結晶化
　　← 水
　　← CaCl₂
　　20時間放置

⑦ 遠心分離
　　5,000rpm、10分間

（沈殿）　　　（上澄み液）
← 水（1回目のみ）

⑧ 沈殿の溶解
　　← H₂SO₄

⑨ 滴　定
　　← 希硫酸
　　← 水
　　加熱、70〜80℃
　　← KMO₄

計　算

〔考　察〕

　ホウレン草のシュウ酸は100g当たり0.3〜0.9g含まれているが、季節、品種、部位によって含量は異なる。またシュウ酸量は生育に伴って増加し、内葉よりも外葉に多く含まれる。一般に緑色の濃い葉身では葉柄の数倍のシュウ酸を含んでおり、3〜4分ゆでると、生鮮物の40〜50％に減少する。

　実験結果について品種、部位別に比較考察する。

野菜類のシュウ酸量(％)

ホウレン草	0.93
フダンソウ	0.79
ツルナ	1.65
タケノコ	0.75

―――― ワンポイント　アドバイス ――――
①シュウ酸の定量操作の反応式は、p.69を参照。
②ろ過する時に固形物ができるだけろ紙に移らないようにしてろ過する。
　滴定する溶液の温度が60℃以下にならないように保ち、ビュレットの目盛りはメニスカスの上辺で読む。

15　食品のアルコールの定量

〔目　的〕

　エチルアルコールは清酒、ビールなどの酒類の主成分であるが、みそ、しょうゆなどの醗酵食品にも少量含まれ、保存や風味の向上に役立っている。またその保存効果を期待して各種の食品にも添加されている。

　アルコールの定量は、蒸留してアルコールを留出し、得られた留液について、含量の少ない一般食品では酸化法が、また含量の多い食品では比重法が一般に用いられている。その他ガスクロマトグラフィー法や酵素法が行われているが、ここでは二クロム酸カリウム（$K_2Cr_2O_7$）による酸化法について述べる。この方法は、アルコールの酸化に必要な量よりも過剰に一定量の$K_2Cr_2O_7$を加え、残った$K_2Cr_2O_7$にヨウ化カリウム（KI）を反応させる。遊離したヨウ素をチオ硫酸ナトリウム（$Na_2S_2O_3$）標準溶液で滴定することによってアルコールの量を求めるものである。

〔試料および試薬〕

　①粕漬（奈良漬、ワサビ漬）、みそ、醤油などについて、メーカーの異なるもの、②10％KI溶液、③1％デンプン溶液、④0.2N $K_2Cr_2O_7$溶液：$K_2Cr_2O_7$は分子量294.22、酸性溶液における酸化反応では$K_2Cr_2O_7=K_2O+Cr_2O_3+3O$となり、1グラム当量は1/6分子量である。したがって、0.2×294.22g/6＝9.8073gを水に溶かして1ℓにする。本液1mℓはアルコール0.0023gと反応する。⑤0.1N $Na_2S_2O_3$標準溶液、⑥沸石（沈降性炭酸カルシウム）

〔主な器具および装置〕

　①蒸留装置、②共栓三角フラスコ、③ビュレット

第3章　食品成分の分離と性質および成分変化

〔方　法〕

①試料の調製：試料（アルコール0.1～0.2gを含む）を手早く細切りもしくは摩砕し、500mℓ丸底フラスコに150mℓの水で洗い込み、沸石を加える。

②蒸　留：100mℓのメスフラスコを受器として留液が80～90mℓになるまで蒸留する。

③定　容：水を加えて100mℓに定容とする。

④酸　化：蒸留液10mℓを300mℓ共栓三角フラスコにとり、0.2N $K_2Cr_2O_7$ 溶液10mℓと濃硫酸（H_2SO_4）10mℓを加え、静かに混和して1時間放置する。

⑤滴　定：10%KI溶液5mℓを加え混和した後、水150～200mℓを加えて希釈する。残存する $K_2Cr_2O_7$ により遊離してくるヨウ素を速やかに0.1N $Na_2S_2O_3$ 標準溶液で滴定する。液の色が黄緑色になったらデンプン溶液1mℓを加えヨウ素デンプンの反応による淡青色が消失するところを滴定の終点とする。

⑥計　算：次の式でアルコール量を算出する。

フローチャート

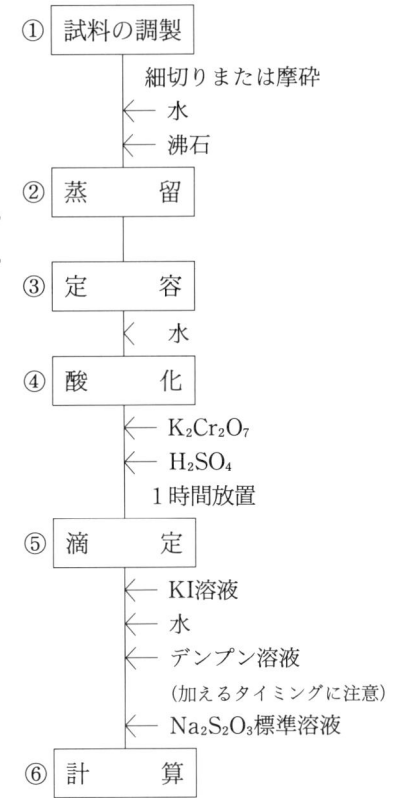

①試料の調製
　　↓　細切りまたは摩砕
　　←　水
　　←　沸石
②蒸　留
　　↓
③定　容
　　←　水
④酸　化
　　←　$K_2Cr_2O_7$
　　←　H_2SO_4
　　1時間放置
⑤滴　定
　　←　KI溶液
　　←　水
　　←　デンプン溶液
　　　（加えるタイミングに注意）
　　←　$Na_2S_2O_3$ 標準溶液
⑥計　算

$$\text{アルコール}(\%) = \left(\frac{0.2 \times A \times F_1}{1,000} - \frac{0.1 \times T \times F_2}{1,000} \right) \times 12.5 \times \frac{100}{10} \times \frac{100}{S}$$

$$= \left(A \times F_1 - \frac{T}{2} \times F_2 \right) \times 0.0023 \times \frac{100}{10} \times \frac{100}{S}$$

A：0.2N $K_2Cr_2O_7$ 溶液の秤取量
　　　　（ここでは10mℓ）
F_1：0.2N $K_2Cr_2O_7$ 溶液の力価
S：試料秤取量（g）
T：0.1N $Na_2S_2O_3$ 溶液の滴定値（mℓ）
F_2：0.1N $Na_2S_2O_3$ 溶液の力価
12.5：エチルアルコールの1グラム当量（g）
0.0023：0.2N $K_2Cr_2O_7$ 溶液1mℓに相当するアルコール量（g）

食品中のアルコール量（v/w）

醬油	0.03～3.78%
みそ	0.07～5.14%
自家製みそ	1.31%
粕漬	3.30～6.19%

〔考　察〕

　各食品のアルコール量は次のようである。
　粕漬は粕と漬物に分けて調べ、アルコール量を比較する。実験結果を食品別、メーカー別にまとめて考察する。

ワンポイント　アドバイス

　試料は手早く摩砕して、直ちに蒸留を行い、蒸留装置も効率のよいものを用いアルコールの揮発を抑える。
　蒸留の時激しく泡立つ場合、水溶性シリコン消泡剤を2～3滴加える。
　硫酸を加えた後の混和は、発熱するので、注意しながら静かに混和する。
　デンプン液は、できるだけ滴定の終点の少し前（三角フラスコ内の液の色が黄緑色となった時）に加える。

コラム

　アルコールの酸化反応式は次のようである。
$3 C_2H_5OH + 2 K_2Cr_2O_7 + 8 H_2SO_4 \rightarrow 2 K_2SO_4 + 2 Cr_2(SO_4)_3 + 3 CH_3COOH + 11 H_2O$
$K_2Cr_2O_7 + 6 KI + 7 H_2SO_4 \rightarrow Cr_2(SO_4)_3 + 4 K_2SO_4 + 7 H_2O + 3 I_2$
$2 Na_2S_2O_3 + I_2 \rightarrow Na_2S_4O_6 + 2 NaI$

16　油脂の乳化に関する観察

〔目　的〕
　水と油のように本来混じりあわない2種類の液体のうち、一方が微粒子となってもう一方の液体の中に分散しているコロイドをエマルジョンといい、このようにエマルジョンのできる現象を乳化という。エマルジョンの型には、油が水の中に分散した水中油滴型（O/W）と水が油の中に分散した油中水滴型（W/O）があるが、これらは主に乳化剤の種類によって決まる。ここでは、代表的な乳化剤である卵黄を用いた乳化現象の観察と、エマルジョン型の判定を行う。

〔試料および試薬〕
　①卵黄、②サラダ油、③牛乳、④マヨネーズ、⑤マーガリン

〔主な器具および装置〕
　①小試験管、②タッチミキサー、③恒温槽、④スライドグラス（試料分の枚数を準備する）

〔方　法〕
乳化現象の観察
①乳化液aの調製：小試験管に水5.0mlとサラダ油2.5mlをとり、タッチミキサーで1分間攪拌する。
②乳化液bの調製：小試験管によく混合した卵黄0.5mlと水5.0mlをとり、タッチミキサーで数秒間攪拌した後、サラダ油2.5mlを加えタッチミキサーで1分間攪拌する。
③乳化液cの調製：小試験管に水5.0mlとサラダ油2.5mlをとり、40℃の恒温槽に5分間浸漬した後、卵黄0.5mlを加えタッチミキサーで1分間攪拌する。攪拌後再び40℃の恒温槽に浸漬しておく。

④**乳化液 a・b・c の観察**：①～③を放置して、2層に分離するまでの時間（分）と、乳化における卵黄の効果、エマルジョンの安定性におよぼす温度の影響を観察する。

エマルジョン型の判定

①**試料の採取**：図3-25のようにスライドグラスの一方の端に水、一方の端にサラダ油を少量のせる。

②**観 察**：牛乳・マヨネーズ・マーガリン（加温融解しておき、実験直前にタッチミキサーで攪拌する）の各試料を、駒込ピペットで水滴と油滴の上に1滴ずつ落とし、ガラス棒で攪拌して各試料がどちらと混じりあうかを観察してエマルジョン型を判定する。

③**判定**：水滴と混じり油滴とは混じらない
　　　　　（O/W型）
　　　　　油滴と混じり水滴とは混じらない
　　　　　（W/O型）

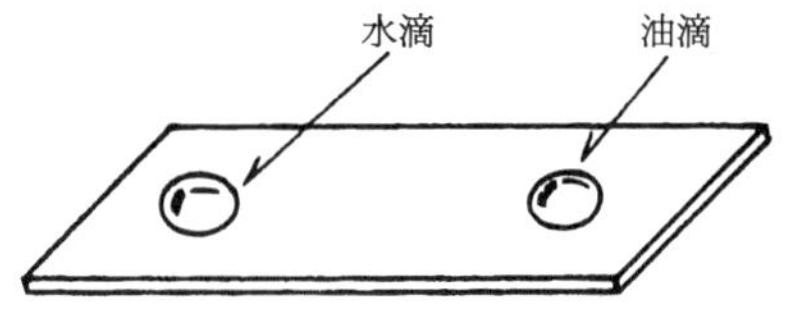

図3-25　エマルジョン型の判定

17　食品の味覚判定（官能検査）に関する実験

〔目　的〕

「官能検査（評価）」とは視覚、聴覚、味覚、嗅覚、触覚といった感覚を使って検査したり、評価したりすることをいう。官能検査には味覚検査、嗜好検査、識別検査などがよく行われる。これらはヒトの味覚の鋭敏度を調べたり、食品のおいしさや風味に関する総合的な評価をしたり、製品の品質管理を行う手法として重要である。感覚を提供する特定の人の集団をパネルといい、一人ひとりをパネラーという。官能検査はヒトの感覚を用いてデータをとるので機器による測定とは異なる問題点がある。例えば、①個人差（人によって評価に差がある）、②個人の精度にばらつき（個人でも常に一定した判定をしない）、③感覚を定量的に表現しにくいなど、官能検査にはあいまいさが伴うものである。そこで信頼できるデータを得るために、①目的に適したパネルを決めること。②パネルに与える心理的・生理的影響が少ない環境を整えること。③的確な官能検査手法・統計的解析手法を適用すること。などを十分考慮した実験計画が必要である。

パネル選定においては、嗜好型のパネルであれば味覚感度が特に優れている必要はないが、分析型のパネルは味覚感度が優れていることが第一である。しかし、いずれにしても健康で、意欲や興味があり、食品の好みに偏りのないことなどにも気をつけ、総合的な判断によって選ぶことが大切である。

ここでは、パネル選定のためのテストとしても実施されている味覚感度テストを行う。

〔試料および試薬〕
　①ショ糖、②塩化ナトリウム、③酒石酸、④硫酸キニーネ、⑤グルタミン酸ナトリウム

〔主な器具および装置〕
　①使い捨ての紙またはプラスチックコップ、②筆記用具、③テスト用紙、④盆

〔操　作〕
　5味の識別テスト
　食品の味の基本となっている甘味、塩味、酸味、苦味、旨味をパネルははっきり識別しなければならない。この識別テストの5味を代表する呈味標準物質として、ショ糖、塩化ナトリウム、酒石酸、硫酸キニーネ、グルタミン酸ナトリウムを用いる。下表に示す5種類の溶液を入れたコップに水の入ったコップを3個加え、計8個のコップを与えてそれぞれの味を決定させる。これはまぐれで識別できてしまう確立を小さくするためである。コップには1～8までの番号をランダムにつけてテスト用紙（図3－26 p.189参照）とともにパネラーに与える。

味の種類	甘味	塩味	酸味	苦味	旨味
溶　質	ショ糖	塩化ナトリウム	酒石酸	硫酸キニーネ	グルタミン酸ナトリウム
濃度(g/100ml)	0.4	0.13	0.005	0.0004	0.05

〔結果・考察〕
　パネラーのデータを集計し、各味ごとの正解率すなわち各味別判定率を計算する。また、5味すべてを判定できたパネリスト、4味を判定できたパネリスト、3味を…の紹介をして、各自が全体の中でどの程度の感度レベルかを確かめる。また、各味別判定率にばらつきがある場合、その原因を考察する。

```
┌─────────────────────────────────────────────────────────┐
│              味 の 識 別 テ ス ト                          │
│                                                         │
│  ────────────    氏名：────────────      性別：男　女   │
│                                                         │
│  与えられた8個の試料を少しずつよく味わい、その中より     │
│   ・甘味を感じるもの                                     │
│   ・塩味を感じるもの                                     │
│   ・酸味を感じるもの                                     │
│   ・苦味を感じるもの                                     │
│   ・旨味を感じるもの                                     │
│  を各1個ずつ選び、該当するコップのNo.を記入して下さい。  │
│    どれから先に味わっても結構です。5種の味に該当するものは必ずあります。もしも │
│  同種の味が2個以上あればより強く感じる方のコップのNo.を記入して下さい。従って │
│  該当しないものが3個ありますがそれらは記入する必要はありません。               │
│                                                         │
│    | 味の種類 | 甘 味 | 塩 味 | 酸 味 | 苦 味 | 旨 味 |  │
│    | コップのNo. |     |       |       |       |       |  │
└─────────────────────────────────────────────────────────┘
```

図3-26　テスト用紙

(資料) 古川秀子『おいしさを測る』幸書房　1997年

5味の識別テストにおける味の種類別判定率 (%)

(n＝2,117)

判定＼正解	甘 味	塩 味	酸 味	苦 味	旨 味
甘　味	67.5	7.0	2.1	2.1	8.1
塩　味	3.8	66.7	6.8	2.9	8.1
酸　味	2.6	8.2	66.5	6.0	7.0
苦　味	2.4	1.8	8.9	54.9	3.4
旨　味	7.8	9.4	2.4	3.4	62.0
無　味	15.7	6.8	13.3	30.7	14.9

(資料) 古川秀子『おいしさを測る』幸書房　1997年

18　キレート滴定法によるカルシウムの定量

〔目　的〕

　エチレンジアミン四酢酸などのキレート試薬は、アルカリ族以外の多くの金属イオンと安定なキレート化合物を生ずるので、この性質を利用して金属イオンを定量する容量分析法をキレート滴定法という（キレート滴定 p.37を参照）。「キレート」とは、ギリシャ語でハサミを意味し、キレート化合物の構造式がハサミで獲物を捕まえているカニの形を連想させるので、このような名称がつけられている。

〔試料および試薬〕

①水道水または市販のミネラルウォーター、②エチレンジアミン四酢酸二ナトリウム（EDTA-2Na）、③エヌエヌ（N,N）希釈粉末、④水酸化カリウム（KOH）

〔主な器具および装置〕

①ビュレット、②50mℓ容ホールピペット、③200mℓ容三角フラスコ、④10mℓメスピペット

〔方　法〕

試薬の調製

①0.01M EDTA標準溶液の調製：エチレンジアミン四酢酸二ナトリウム（EDTA-2Na、分子量372.24）を約1.9g精秤し、水で500mℓとし、ポリエチレンビンに保存する。

　　ファクター（F）＝秤量値/1.8612g

②6N KOH溶液の調製：水酸化カリウム約34gを水に溶かして100mℓとし、ポリエチレンビンに保存する。

〔方　法〕

①試料の採取：試料水50mℓをホールピペットで200mℓ容三角フラスコにとる。
②攪　拌：6N KOH溶液を5mℓ加えて攪拌し、5分間静置する。なお、共存するMgはMg(OH)$_2$となって沈殿し、溶液のpHは約12～13となる。
③溶　解：N,N希釈粉末0.1gを加えて溶解する。
④滴　定：0.01M EDTA標準液で滴定し、赤色から青色へ変色した点をもって滴定の終点とする。
⑤計　算：以下の式にしたがって計算する。

0.01M EDTA 1mℓ＝0.01M Ca^{2+} 1mℓ

Caの1グラム当量＝40.08g

試料水100mℓに含まれるCaの重量（mg）
＝40.08×0.01×F×b×100/a

　　a：滴定に用いた試料水のmℓ数
　　b：滴定に要した0.01M EDTAのmℓ数
　　F：0.01M EDTAのファクター

フローチャート

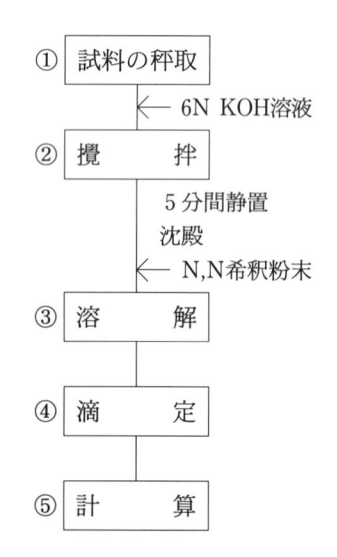

① 試料の秤取
　　← 6N KOH溶液
② 攪　拌
　　5分間静置
　　沈殿
　　← N,N希釈粉末
③ 溶　解
④ 滴　定
⑤ 計　算

第3章 食品成分の分離と性質および成分変化

19 水の硬度の測定（EDTA法）

〔目　的〕

　水の硬度とは、水に含まれるカルシウムおよびマグネシウムの量をこれに対応する炭酸カルシウム（CaCO₃）の百万分率（ppm）に換算して表したものである。ここでは、水道水および市販のミネラルウォーターの硬度をキレート滴定法（EDTA法）により求める（キレート滴定 p.37を参照）。

〔試料および試薬〕

① 水道水および市販のミネラルウォーター
② 0.01M EDTA標準溶液：エチレンジアミン四酢酸二ナトリウム（EDTA‐2Na、分子量372.24）を約1.9g精秤し、水で500mℓとし、ポリエチレンビンに保存する。ファクター（F）＝秤量値/1.8612g。
③ 緩衝溶液（pH10）：NH₄Cl 6.75gに濃アンモニア（NH₃）水57mℓを加え、水で100mℓとする。
④ 塩酸ヒドロキシルアミン溶液：塩酸ヒドロキシルアミン10gを水100mℓに溶かす。
⑤ EBT指示薬：エリオクロムブラックT（EBT）0.1gに塩酸ヒドロキシルアミン0.9gを加え（EBTは不安定なので還元剤として加える）、メチルアルコール（CH₃OH）20mℓに溶かして褐色滴ビンに保存する。

〔主な器具および装置〕

① ビュレット、② 50mℓホールピペット、③ 200mℓ三角フラスコ、④ 5mℓメスピペット

〔方　法〕

① **試料の採取**：試料水（検水）50mℓをホールピペットで200mℓ容三角フラスコにとる。
② **EBTキレート生成**：塩酸ヒドロキシルアミン溶液1mℓ、緩衝液（pH10）2mℓ、EBT指示薬数滴を加える。Ca^{2+}およびMg^{2+}が存在すれば、EBTとキレート化合物を生成し、溶液は赤色となる。
③ **滴　定**：0.01M EDTA標準溶液で滴定すると、金属イオン（Ca^{2+}・Mg^{2+}）はEBTから離れ、EDTAとキレートする。この時、指示薬であるEBTは本来の色にも戻る（青色）。この時点が滴定の終点となる。なお、試料水に重金属イオンが存在する場合は、マスキング剤として10%KCN 0.5mℓを加える。
④ **計　算**：以下に示すように、0.01M EDTA 1mℓは、1.001mgのCaCO₃に担当する。
　　0.01M EDTA 1mℓ＝0.01M Ca^{2+} 1mℓ ＝0.01M Mg^{2+} 1mℓ
　　　　　　　　　＝0.01M CaCO₃ 1mℓ＝1.001mg CaCO₃

　よって、硬度を次式により算出する。

$$硬度（CaCO_3\ ppm）= \underbrace{b \times (1000/a)}_{\text{試料水1ℓあたりに必要なEDTA量}} \times \underbrace{1.001 \times F}_{CaCO_3 のmg数への換算}$$

a：滴定に用いた試料水のmℓ数
b：滴定に要した0.01M EDTA標準溶液のmℓ数
F：0.01M EDTA標準溶液のファクター

フローチャート

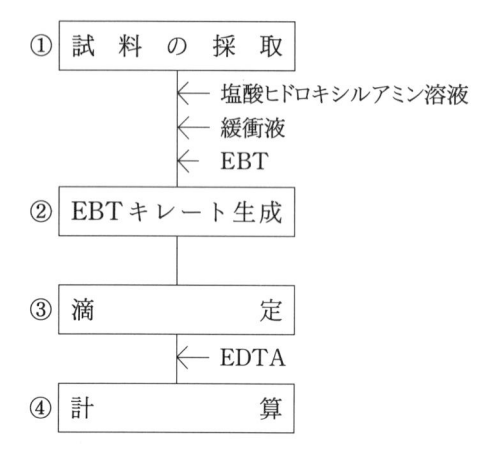

① 試料の採取
　　↓← 塩酸ヒドロキシルアミン溶液
　　　← 緩衝液
　　　← EBT
② EBTキレート生成
　　↓
③ 滴　　　　定
　　↓← EDTA
④ 計　　　　算

〔考　察〕

水道水や種々の市販ミネラルウォーターの硬度を調べて比較検討する。
水の味わいと硬度との関係を調べる。

表3-9　種々の市販ミネラルウォーターの硬度

	原産国	硬度
①	フランス	297.5
②	カナダ	183
③	ベルギー	176.5
④	アメリカ	92.5
⑤	フランス	50
⑥	日本(山梨)	30

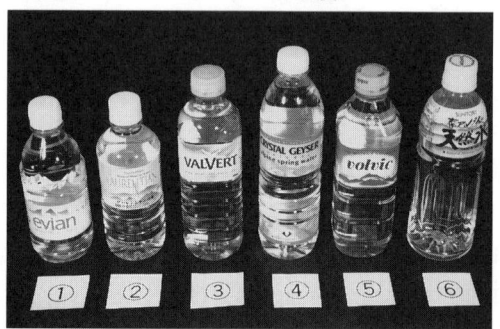

参考文献

1）泉美治他『贈補　化学のレポートと論文の書き方』化学同人　1995年
2）木下是雄『理科系の作文技術』中央公論社　1981年
3）日本コンピュータサイエンス学会『研究室でのパソコン活用術』医歯薬出版　1996年
4）化学同人編集部『新版　実験を安全に行うために』化学同人　1994年
5）化学同人編集部『新版　続　実験を安全に行うために』化学同人　1994年
6）京都大学農学部食品工学教室編『食品工学実験書上巻』養賢堂　1970年
7）化学実験研究会『化学実験操作書』広川書店　1990年
8）鈴木正己・竹内次夫・田村正平・不破敬一郎・武者宗一郎編『原子吸光分析の実際』化学の領域増刊100号　南光堂　1973年
9）日本薬学会編『衛生試験法註解』金原出版　1995年
10）波多野博行・堀正剛・六鹿宗治・村上文子『液体クロマトグラフィーとその応用』講談社　1974年
11）化学大辞典編集委員会編『化学大辞典』共立出版　1987年
12）神立誠『最新食品分析法』同文書院　1991年
13）菅原龍幸編『新版食品学実験』建帛社　1991年
14）菅原龍幸編『食品学実験書』建帛社　1996年
15）一之瀬幸男・松井永一・黒田圭一『食品学実験法』三共出版　1992年
16）科学技術庁資源調査会編『四訂日本食品標準成分表』1996年
17）科学技術庁資源調査会編『日本食品脂溶性成分表』1996年
18）科学技術庁資源調査会編『五訂日本食品脂溶性成分表分析マニュアル』1997年
19）日本油化学会『基準油脂分析試験法』1996年
20）日本化学会編『化学実験の安全指針』丸善　1975年
21）W.C.Schneider, J.Biol.Chem. 164, 747, 1946
　　G.Schmidt and S.J.Thannhauser, J.Biol.Chem. 161, 83, 1945
22）仮屋園他『食品学実験ノート』建帛社　1993年
23）加藤保子他『食品化学基礎実験』東京教学社　1985年
24）渡辺正『化学と教育』1993年　41頁、85頁
25）尾藤忠旦他『新編食品学』東京教学社
26）河野友美『新食品学』化学同人　1990年
27）尾関教生・吉田行夫・加藤貞臣・河村孝彦・坪内凉子・柴田幸雄・伊藤秀夫・申七郎「名古屋コーチン（名古屋種）鶏肉の食品組織学的特性（第2報）」『調理科学』27巻3号　1994年　183～190頁
28）科学技術庁資源調査会編『日本食品食物繊維成分表』大蔵省印刷局　1992年
29）小原哲二郎・鈴木隆雄・岩尾裕之『食品分析ハンドブック』建帛社　1982年
30）日本生化学会編『生化学実験講座9』東京化学同人　1975年
31）長谷川忠夫『食品科学実験』地人書館　1979年
32）大鶴勝・伊東裕子他『食物と栄養の科学3　食品学実験』朝倉書店　1995年
33）和田敬三編『新食品学実験法』朝倉書店　1995年
34）水谷令子・藤田修三編『食品学実験書』医歯薬出版株式会社　1994年
35）佐藤泰編『食卵の科学と利用』地球社　1980年

36) 佐藤泰他『卵の調理と健康の科学』弘学出版　1989年
37) 東京大学農芸化学教室『実験農芸化学上巻』朝倉書店　1972年
38) 東京大学農芸化学教室『実験農芸化学下巻』朝倉書店　1972年
39) 前田安彦編『初学者のための食品分析法』弘学出版　1993年
40) 金谷昭子『総合食品学実験書』建帛社　1989年
41) 堺敬一・伊達洋司・星祐二『フローシート食品学実験』弘学出版　1989年
42) 小原哲二郎『三訂食品・栄養化学実験書』建帛社　1981年
43) 木村進・中村敏郎・加藤博通『食品の変色の化学』光琳　1995年
44) 東京大学教養学部化学教室『化学実験（第3版）』東京大学出版会　1989年
45) 日本化学会編『実験化学講座23』丸善　1963年
46) 日本分析化学会北海道支部『水の分析（第4版）』化学同人　1996年
47) 上野景平『キレート滴定』南江堂　1989年
48) 荒井綜一『食品学実験』樹村房　1989年
49) 林洋三他『改訂食品分析ハンドブック』建帛社　1982年
50) 日本食品科学工学会『新・食品分析法』光琳　1996年
51) 横山正實『食品栄養化学実験法』三共出版　1969年
52) 日本食品分析センター編『分析実務者が書いた五訂日本食品標準成分表分析マニュアルの解説』中央法規出版　2001年
53) 宇野和明他「リンゴ果肉の酵素的褐変における速度論的研究」『日本調理科学会誌』33巻1号　2000年　7～12頁
54) 津田孝雄・笠井幸郎・木下尊義編『楽しい科学実験－基礎から応用へ－』丸善　1997年
55) 菅原龍幸・前川昭男監修『新食品分析ハンドブック』建帛社　2000年

付　表

付表1　ろ紙性能一覧表（JIS規格）

種　類		重量 gr／cm³	厚さ mm	ろ過速度平均値	吸水高度平均値	湿潤強度最低値	摘　要
定性ろ紙	No. 1	0.010	0.18	60	8.0	15	一般定性用。ろ過速度がごく速い。
	No. 2	0.011	0.26	80	8.0	15	標準定性用。No.1よりも沈殿保持性がよく、定性分析、工業用の標準品。
	No.101	0.010	0.20	60	8.0	15	紙面に凹凸があり、粘稠、膠状液ろ過用。
	No.131	0.012	0.26	240	6.5	20	半硬質定性用。No.2より更に細かい沈殿のろ過に用いる。
	No. 4	0.009	0.18	1200	4.0	60	硬質ろ紙、加圧に耐えまた最も微細な沈殿のろ過に用いる。
定量ろ紙	No. 3	0.010	0.22	120	7.5	20	簡易定量分析用。クロマトグラフ、斑点分析にも使われる。
	No. 5A	0.009	0.20	50	9.0	15	迅速定量用。ろ過速く、疎大沈殿用に適す。
	No. 5B	0.009	0.20	180	7.0	20	ろ過速度は定量ろ紙の中位である。
	No. 5C	0.010	0.20	540	5.5	25	硫酸バリウム用。微細な沈殿もよく留める。
	No. 6	0.008	0.18	330	6.0	13	精密定量用。No.5より灰分少なく、沈殿保持性はNo.5Bよりも良い。
	No. 7	0.007	0.17	200	7.0	12	最高級定量用。灰分が最も少ない。
油ろ紙	No. 26	0.031	0.70	80	8.5	55	油脂類の精製に圧ろ器用として用いられる。
	No. 27	0.031	0.70	540	5.5	90<	No.26より紙質硬く高圧ろ過によって完全に清澄となり、破壊電圧の高い油を得る。
クロマトグラフ用	No. 50	0.012	0.26	300	5.5	20	精製繊維、均一な組織、クロマトグラフ標準用である。
	No. 51	0.008	0.18	120	6.5	12	物理的諸性状はワットマンNo.1に相当する。
	No. 52	0.011	0.26	90	7.5	15	紙面が平滑でクロマトグラフ用に適する。
フェルトろ紙	No. 60	0.034	1.00	25	16.5	30	高粘度の液体ろ過に用いる。
円筒ろ紙	No. 84	0.042	1.00	130	8.5	35	ソックスレー脂肪抽出器用ろ紙である。
ろ過板	滅菌用	0.180	3.60	2.5×10^4	4.0	30	コロイドを分別し得る程の高度細密性あり、バクテリアをろ別する。
No. 85	清澄用	0.140	3.50	7×10^3	4.5	60	

（注）クロマトグラフ用ろ紙の寸法は、2×40、6×40、40×40、56×485、60×60cmがある。

付表2　化学当量表

物　質	原子量	当　量	物　質	分子量	当　量	物　質	分子量	当　量
H	1.00797	1.00797	HCl	36.4610	36.4610	$KMnO_4$	158.0134	31.6027 (酸性)
Na	22.9898	22.9898	HNO_3	63.0129	63.0129			
K	39.102	39.102	H_2SO_4	98.0775	49.0383			52.6711 (中性、アルカリ性)
Mg	24.312	12.156	H_3PO_4	97.9953	32.6651			
Ca	40.08	20.04	CH_3COOH	60.0530	60.0530	$K_2Cr_2O_7$	294.1918	49.0319
Ba	137.34	68.67	$(COOH)_2 \cdot 2H_2O$	126.0665	63.0333	KIO_3	214.0046	35.6674
Cu	63.54	63.54(一価)	C_6H_5COOH	122.1247	122.1247	$Na_2S_2O_3$	158.1058	158.1058
		31.77(二価)	NH_4OH	34.0380	34.0380			
Fe	55.47	27.735(二価)	NaOH	39.9972	39.9972			
		18.49(三価)	KOH	56.1094	56.1094			
N	14.0067	4.6689	$Ba(OH)_2 8H_2O$	315.4775	157.7387			
Cl	35.453	35.453	Na_2CO_3	105.9890	52.9945			
I	126.9044	126.9044	NaCl	58.4428	58.4428			
			$AgNO_3$	168.8749	168.8749			
			$CuSO_4 \cdot 5H_2O$	249.6783	124.8392			
			NH_4CNS	76.1204	76.1204			

付表3　緩衝液(a)　(Clark-Lubs氏緩衝液 (20℃))

(分子のmℓに分母の50mℓを加え水を追加して、総量を200mℓとする)

a		b		c		d		e	
1/5M HCl		1/5M HCl		1/5M NaOH		1/5M NaOH		1/5M NaOH	
1/5M KCl[1]		1/5M フタール酸水素カリウム[2]		1/5M フタール酸水素カリウム		1/5M KH_2PO_4 [3]		1/5M ホウ酸 1/5M KCl[4]	
分子mℓ	pH	分子mℓ	pH	分子mℓ	pH	分子mℓ	pH	分子mℓ	pH
97.0	1.0	46.60	2.2	0.40	4.0	3.66	5.8	2.65	7.8
64.5	1.2	39.60	2.4	3.65	4.2	5.64	6.0	4.00	8.0
41.5	1.4	33.00	2.6	7.30	4.4	8.55	6.2	5.90	8.2
26.3	1.6	26.50	2.8	12.00	4.6	12.60	6.4	8.55	8.4
16.6	1.8	20.40	3.0	17.50	4.8	17.74	6.6	12.00	8.6
10.6	2.0	14.80	3.1	23.65	5.0	23.60	6.8	16.40	8.8
6.7	2.2	9.95	3.4	29.70	5.2	29.54	7.0	21.40	9.0
		6.00	3.6	35.25	5.4	34.90	7.2	26.70	9.2
		2.65	3.8	39.75	5.6	39.34	7.4	32.00	9.4
				43.10	5.8	42.74	7.6	36.35	9.6
				45.40	6.0	45.17	7.8	40.80	9.8
				47.00	6.2	46.85	8.0	43.90	10.0

(注) 1) 1/5M KCl：KClの純品の14.912g／ℓ溶液である。
　　 2) 1/5Mフタール酸カリウム：フタール酸カリウムの純品の40.836g／ℓ溶液である。
　　 3) 1/5M KH_2PO_4：KH_2PO_4の純品の27.232g／ℓ溶液である。
　　 4) 1/5Mホウ酸、1/5M KCl：H_3BO_3の純品の12.4048g＋KCl純品14.912g／ℓ溶液である。

付表4　緩衝液(b)　(Sörensen氏緩衝液 (18°C))

(分母のmℓ＝10.0mℓ－分子のmℓであっていずれも総量10.0mℓになる。)

a		b		c		d		e		f		g	
1/10M グリココール[1]		1/10M クエン酸塩[2]		1/10M NaOH		1/15M Na$_2$HPO$_4$[3]		1/5M ホウ酸塩		1/10M NaOH		1/10M NaOH	
1/10M HCl		1/10M HCl		1/10M クエン酸塩[2]		1/15M KH$_2$PO$_4$		1/10M HCl		1/5M ホウ酸		1/10M グリココール[1]	
分子mℓ	pH	分子mℓ	pH	分子mℓ	pH	分子mℓ	pH	分子mℓ	pH	分子mℓ	pH	分子mℓ	pH
0.0	1.04	0.0	1.04	0.0	4.95	0.25	5.29	5.25	7.62	0.0	9.24	0.5	8.58
1.0	1.15	1.0	1.17	0.5	5.02	0.5	5.59	5.5	7.94	1.0	9.36	1.0	8.93
2.0	1.25	2.0	1.42	1.0	5.11	1.0	5.91	5.75	8.14	2.0	9.50	2.0	9.36
3.0	1.42	3.0	1.93	2.0	5.31	2.0	6.24	6.0	8.29	3.0	9.68	4.0	9.71
4.6	1.65	3.33	2.27	3.0	5.57	3.0	6.47	6.5	8.51	4.0	9.98	4.5	10.14
5.0	1.93	4.0	2.97	4.0	5.97	4.0	6.64	7.0	8.68			4.9	10.48
6.0	2.28	4.5	3.37	4.5	6.33	5.0	6.81	7.5	8.80			5.0	11.07
7.0	2.61	4.75	3.53	4.75	6.68	6.0	6.98	8.0	8.91			5.1	11.31
5.0	2.92	5.0	3.69			7.0	7.17	8.5	9.01			5.5	11.57
9.0	3.34	5.5	3.95			8.0	7.38	9.0	9.09			6.0	12.10
9.5	3.68	6.0	4.16			9.0	7.73	9.5	9.17			7.0	12.40
		7.0	4.45			9.5	8.04	10.0	9.24			8.0	12.67
		8.0	4.65									9.0	12.86
		9.0	4.83									10.0	12.97
		9.5	4.89										13.07
		10.0	4.96										

(注) 1) 1/10M グリココール：glykokoll〔kahlbaum〕の純品を1/10M NaCl液中に1/10Mになるように溶解して調製する。

2) 1/10M クエン酸塩：クエン酸C$_6$H$_8$O$_7$・H$_2$O〔Kahlbaum〕の純品21.098gを秤量し、これに1N NaOH液200.0mℓを添加し水を追加して総量を1ℓとする。

3) 1/15M Na$_2$HPO$_4$：Na$_2$HPO$_4$・2H$_2$O〔Kahlbaum〕の純品の11.875g/ℓ溶液である。または純Na$_2$HPO$_4$の9.47g/ℓ溶液、あるいは純Na$_2$HPO$_4$・12H$_2$Oの23.88g/ℓ溶液。

付表5　金属指示薬

金属指示薬	pH範囲	利用可能な金属	結合色→解離色
Eriochrome Black T	10	アルカリ土類	赤紫 → 青
Calcein	12	Ca^{2+}	淡赤 → 黄緑
Xylenol Orange	1～3	Bi^{2+}, In^{2+}, Th^{4+}	赤紫 → 黄
	5～6	Zn^{2+}, Hg^{2+}, 希I類	赤紫 → 黄
1-(2-Pyridylazo)-2-naphthol	3～10	Cu^{2+}, Ni^{2+}, Al^{3+}	赤紫 → 黄
Variamine Blue B,Hydrochloride	2.5～3	Fe^{3+}	赤紫 → 黄
Murexide (ammonium purpurate)	10	Ni^{2+}, Co^{2+}, Ca^{2+}	黄 → 紫

付表6　市販の酸・アルカリの濃度

試薬名	分子式	分子量	比重	重量(%)	規定(N)
濃塩酸	HCl	36.5	1.19	37.2	12
濃硫酸	H$_2$SO$_4$	98	1.84	96	34～36
発煙硫酸				(10～60%SO$_3$)	
濃硝酸	HNO$_3$	63	1.42	69.8	16
発煙硝酸			1.48～1.54		
氷酢酸	CH$_3$COOH	60	1.05	99	17
濃アンモニア水	NH$_3$	17	0.90	27～29	15～16
水酸化ナトリウム	NaOH	40			

付表7　ベルトラン糖類定量表

糖類 mg	転化糖	ブドウ糖	ガラクトース	麦芽糖	乳糖	糖類 mg	転化糖	ブドウ糖	ガラクトース	麦芽糖	乳糖
10	20.6	20.4	19.3	11.2	14.4	56	105.7	105.8	101.5	61.4	76.2
11	22.6	22.4	21.2	12.3	15.8	57	107.4	107.6	103.2	62.5	77.5
12	24.6	24.3	23.0	13.4	17.2	58	109.2	109.3	104.9	63.5	78.8
13	26.5	26.3	24.9	14.5	18.6	59	110.9	111.1	106.6	64.6	80.1
14	28.5	28.3	26.7	15.6	20.0	60	112.6	112.8	108.3	65.7	81.4
15	30.5	30.2	28.6	16.7	21.4	61	114.3	114.5	110.0	66.8	82.7
16	32.5	32.2	30.5	17.8	22.8	62	115.9	116.2	111.6	67.9	83.9
17	34.5	34.2	32.3	18.9	24.2	63	117.6	117.9	113.3	68.9	85.2
18	36.4	36.2	34.2	20.0	25.6	64	119.2	119.6	115.0	70.0	86.5
19	38.4	38.1	36.0	21.1	27.0	65	120.9	121.3	116.6	71.1	87.7
20	40.4	40.1	37.9	22.2	28.4	66	122.6	123.0	118.3	72.2	89.9
21	42.3	42.0	39.7	23.3	29.8	67	124.2	124.7	120.0	73.3	90.3
22	44.2	43.9	41.6	24.4	31.1	68	125.9	126.4	121.7	74.3	91.6
23	46.1	45.8	43.4	25.5	32.5	69	127.5	128.1	123.3	75.4	92.8
24	48.1	47.7	45.2	26.6	33.9	70	129.2	129.8	125.0	76.5	94.1
25	49.8	49.6	47.0	27.7	35.2	71	130.8	131.4	126.6	77.6	95.4
26	51.7	51.5	48.9	28.9	36.6	72	132.4	133.1	128.3	78.6	96.7
27	53.6	53.4	50.7	30.0	38.0	73	134.0	134.7	130.0	79.7	98.0
28	55.5	55.3	52.5	31.1	39.4	74	135.6	136.3	131.5	80.8	99.1
29	57.4	57.2	54.4	32.2	40.7	75	137.2	137.9	133.1	81.8	100.4
30	59.3	59.1	56.2	33.3	42.1	76	138.9	139.6	134.8	82.9	101.7
31	61.1	60.9	58.0	34.4	43.4	77	140.5	141.2	136.4	84.0	102.9
32	63.0	62.8	59.7	35.5	44.8	78	142.1	142.8	138.0	85.1	104.2
33	64.8	64.6	61.5	36.5	46.1	79	143.7	144.5	139.7	86.2	105.4
34	66.7	66.5	63.3	37.6	47.1	80	145.3	146.1	141.3	87.2	106.7
35	68.5	68.3	65.0	38.7	48.7	81	146.9	147.7	142.9	88.3	107.9
36	70.3	70.1	66.8	39.8	50.1	82	148.5	149.3	144.6	89.4	109.2
37	72.2	72.0	68.6	30.9	51.4	83	150.0	150.9	146.2	90.4	110.4
38	74.0	73.8	70.4	31.9	52.7	84	151.6	152.5	147.8	91.5	111.7
39	75.9	75.7	72.1	33.0	54.1	85	153.2	154.0	149.4	92.6	112.9
40	77.7	77.5	73.9	44.1	55.4	86	154.8	155.6	151.1	93.7	114.1
41	79.5	79.3	75.6	45.2	56.7	87	156.4	157.2	152.7	94.8	115.4
42	81.2	81.1	77.4	46.3	58.0	88	157.9	158.8	154.3	95.8	116.6
43	83.0	82.9	79.1	47.4	59.3	89	159.5	160.4	156.0	96.9	117.9
44	84.8	84.7	80.8	48.5	60.6	90	161.1	162.0	157.6	98.0	119.1
45	86.5	86.4	82.5	49.5	61.9	91	162.6	163.6	159.2	99.0	120.3
46	88.3	88.2	84.3	50.6	63.3	92	164.2	165.2	160.8	100.1	121.6
47	90.1	90.0	86.0	51.7	64.6	93	165.7	166.7	162.4	101.1	122.8
48	91.9	91.8	87.7	52.8	65.9	94	167.3	168.3	164.0	102.2	124.0
49	93.6	93.6	89.5	53.9	67.2	95	168.8	169.9	165.6	103.2	125.2
50	95.4	95.4	91.2	55.0	68.5	96	170.3	171.5	167.2	104.2	126.5
51	97.1	97.1	92.9	56.1	69.8	97	171.9	173.1	198.8	105.3	127.7
52	98.8	98.9	94.6	57.1	71.1	98	173.4	174.6	170.4	106.3	128.9
53	100.6	100.6	96.3	58.2	72.4	99	175.0	176.2	172.0	107.4	130.2
54	102.2	102.3	98.0	59.3	73.7	100	176.5	177.8	173.6	108.4	131.4
55	104.0	104.1	99.7	60.3	74.9						

(注)　転化糖（Invert Sugar、ブドウ糖と果糖との混合物、食品分析値はほとんど転化糖表現である）

(例)　Cu量21.8mgの場合：転化糖量10mg$+\dfrac{21.8-20.6}{22.6-20.6}$ mg＝10.6mg

付表8　指示薬

指示薬	変色区域と色調			指示薬濃度	溶媒	溶液100 mL当り添加量
		pH		%		滴
Thymol Blue	赤	1.2〜2.8	黄	0.1	20%アルコール	2〜5
Methyl Orange	赤	3.1〜4.4	橙黄	0.1	水	3〜5
Bromophenol Blue	黄	3.0〜4.6	青	0.1	20%アルコール	2〜5
Methyl Red	赤	4.2〜6.3	黄	0.2	60%アルコール	2〜4
p-Nitrophenol	無	5.0〜7.0	黄	0.4	水	3〜20
Bromocresol Purple	黄	5.2〜6.8	紫	0.1	20%アルコール	1〜4
Bromothymol Blue	黄	6.0〜7.6	青	0.1	20%アルコール	1〜4
Neutral Red	赤	6.8〜8.0	黄	0.1	70%アルコール	2〜4
Litmus	赤	5.0〜8.0	青	0.2	水	10〜20
Phenol Red	黄	6.8〜8.0	赤	0.1	20%アルコール	1〜4
Cresol Red	黄	7.2〜8.8	赤	0.1	20%アルコール	1〜4
Thymol Blue	黄	8.0〜9.6	青	0.1	20%アルコール	1〜4
Phenolphthalein	無	8.2〜10.0	赤	0.1	60〜90%アルコール	3〜10
Thymolphthalein	無	9.3〜10.5	青	0.1	80%アルコール	3〜10

付表9　混合指示薬

混合指示薬溶液の組成	酸性色	変色点	塩基性色	備考
1部　Methyl Red (0.2% アルコール) 1部　Methylene Blue (0.2% アルコール)	赤紫	5.4	緑	pH5.2にて赤紫色 pH5.4にて汚青色 pH5.6にて汚緑色
1部　Neutral Red (0.1% アルコール) 1部　Methylene Blue (0.1% アルコール)	紫青	7.0	緑	
1部　Thymol Blue (0.1% アルコール) 3部　Phenolphthalein (0.1% アルコール)	黄	9.0	紫	50%アルコールにとかす

付表10　原子量表（1961）　　　　　　　　　　　　　　　　　　　　　　　　　$^{12}C=12$

元素	英語名	記号	原子番号	原子量	元素	英語名	記号	原子番号	原子量
アインスタイニウム	Einsteinium	Es	99		ツリウム	Thulium	Tm	69	168.934
亜鉛	Zinc	Zn	30	65.39	テクネチウム	Technctium	Tc	43	
アクチニウム	Actinium	Ac	89		鉄	Iron	Fe	26	55.847b
アスタチン	Astatine	At	85		テルビウム	Terbium	Tb	65	158.924
アメリシウム	Americium	Am	95		テルル	Tellurium	Te	52	127.60
アルゴン	Argon	Ar	18	39.948	銅	Copper	Cu	29	63.54
アルミニウム	Almin(i)um	Al	13	26.9815	トリウム	Thorium	Th	90	232.038
アンチモン	Antimony	Sb	51	121.75	ナトリウム	Sodium	Na	11	22.9898
イオウ	Sulfur	S	16	32.064a	鉛	Lead	Pb	82	207.19
イッテルビウム	Ytterbium	Yb	70	173.04	ニオブ	Niobium	Nb	41	92.906
イットリウム	Yttrium	Y	39	88.905	ニッケル	Nickel	Ni	28	58.71
イリジウム	Iridium	Ir	77	192.2	ネオジム	Neodymium	Nd	60	144.24
インジウム	Indium	In	49	114.82	ネオン	Neon	Ne	10	20.183
ウラン	Uranium	U	92	238.03	ネプツニウム	Neptunium	Np	93	
エルビウム	Erbium	Er	68	167.26	ノーベリウム	Nobelium	No	102	
塩素	Chlorine	Cl	17	35.453b	白金	Platinum	Pt	78	195.09
オスミウム	Osmium	Os	76	190.2	バーケリウム	Berkelium	Bk	97	
カドミウム	Cadmium	Cd	48	112.40	バナジウム	Vanadium	V	23	50.942
ガドリニウム	Gadolinium	Gd	64	157.25	ハフニウム	Hafnium	Hf	72	178.49
カリウム	Potassium	K	19	39.102	パラジウム	Palladium	Pd	46	106.4
ガリウム	Gallium	Ga	31	69.72	バリウム	Barium	Ba	56	137.34
カリホルニウム	Californium	Cf	93		ビスマス	Bismuth	Bi	83	208.980
カルシウム	Calcium	Ca	20	40.08	ヒ素	Arsenic	As	33	74.9216
キセノン	Xenon	Xe	54	131.30	フェルミウム	Fermium	Fm	100	
キュリウム	Curium	Cm	96		フッ素	Florine	F	9	18.9934
金	Gold	Au	79	196.967	プラセオジウム	Prasecodymium	Pr	59	140.907
銀	Silver	Ag	47	107.870b	フランシウム	Francium	Fr	87	
クリプトン	Krypton	Kr	36	83.80	プルトニウム	Plutonium	Pu	94	
クロム	Chromium	Cr	24	51.996b	プロタクチニウム	Protactinium	Pa	91	
ケイ素	Silicon	Si	14	28.086a	プロメチウム	Promethium	Pm	61	
ゲルマニウム	Germanium	Ge	32	72.59	ヘリウム	Helium	He	2	4.0026
コバルト	Cobalt	Co	27	58.9332	ベリリウム	Beryllium	Be	4	9.0122
サマリウム	Samarium	Sm	62	150.35	ホウ素	Boron	B	5	10.811a
酸素	Oxygen	O	8	15.9994a	ホルミウム	Holmium	Ho	67	164.930
ジスプロシウム	Dysprosium	Dy	66	162.50	ポロニウム	Polonium	Po	84	
臭素	Bromine	Br	35	79.909b	マグネシウム	Magnesium	Mg	12	24.312
ジルコニウム	Zirconium	Zr	40	91.22	マンガン	Manganese	Mn	25	54.9381
水銀	Mercury	Hg	80	200.59	メンデレビウム	Mendelevium	Md	101	138.91
水素	Hydrogen	H	1	1.00797a	モリブデン	Molybdenum	Mo	42	95.4
スカンジウム	Scandium	Sc	21	44.956	ユーロピウム	Europium	Eu	63	151.96
スズ	Tin	Sn	50	118.69	ヨウ素	Iodine	I	53	126.9044
ストロンチウム	Strontium	Sr	38	87.62	ラジウム	Radium	Ra	88	
セシウム	Cesium	Cs	55	132.905	ラドン	Radon	Rn	86	
セリウム	Cerium	Ce	58	140.12	ランタン	Lanthanum	La	57	138.91
セレン	Selenium	Se	34	78.96	リチウム	Lithium	Li	3	6.939
タリウム	Thallium	Tl	81	204.37	リン	Phosphorus	P	15	30.9738
タングステン	Tungsten	W	74	183.85	ルテチウム	Lutetium	Lu	71	174.97
炭素	Carbon	C	6	12.01115a	ルテニウム	Ruthenium	Ru	44	101.07
タンタル	Tantalum	Ta	73	180.948	ルビジウム	Rubidium	Rb	37	85.47
チタン	Titanium	Ti	22	47.90	レニウム	Rhenium	Re	75	186.2
窒素	Nitrogen	N	7	14.0067	ロジウム	Phodium	Rh	45	102.905

a：これらの元素の原子量は同位体組成の自然界における変動のため次の程度に変る。
　S：±0.003，Si：±0.001，O：±0.0001，H：±0.00001，C：±0.00005，B：±0.003
b：これらの元素の原子量には次のような実験上の誤差がともなうものと考えられる。
　Cl：±0.001，Ag：±0.003，Cr：±0.001，Br：±0.002，Fe：±0.0003
　その他の元素では最後の数字は±0.5の誤差で信頼できると考えられる。

付表11　SI基準単位

量	名　称	記　号
長さ	メートル	m
質量	キログラム	kg
時間	秒	s
電流	アンペア	A
熱力学温度	ケルビン	K
物質量	モル	mol
光度	カンデラ	cd

付表12　SI接頭語

大きさ	接頭語（英）	記号	大きさ	接頭語（英）	記号
10	デカ deca	da	10^{-1}	デシ deci	d
10^{2}	ヘクト hecto	h	10^{-2}	センチ centi	c
10^{3}	キロ kilo	k	10^{-3}	ミリ milli	m
10^{6}	メガ mega	M	10^{-6}	マイクロ micro	μ
10^{9}	ギガ giga	G	10^{-9}	ナノ nano	n
10^{12}	テラ tera	T	10^{-12}	ピコ pico	p
10^{15}	ペタ peta	P	10^{-15}	フェムト femto	f
10^{18}	エクサ exa	E	10^{-18}	アト atto	a

付表13　割合に関する接尾語

記号	大きさ	読み	意味
%	10^{-2}	per cent（パーセント）	百分率
‰	10^{-3}	per mill（パーミル）	千分率
ppm	10^{-6}	parts per million	百万分率
ppb	10^{-9}	parts per billion	十億分率
ppt	10^{-12}	parts per trillion	一兆分率

付表14　数に関する接頭語

数	接頭語	数	接頭語
1	mono,uni	11	undeca,hendeca
2	di,bi,bis	12	dodeca
3	tri,ter,tris	13	trideca
4	tetra,quadra,tetrakis	14	tetradeca
5	penta,quinque,pentakis	15	pentadeca
6	hexa,sexi	16	hexadeca
7	hepta,septi	17	heptadeca
8	octa,octi	18	octadeca
9	nona,ennea,novi	19	nonadeca
10	deca,deci	20	eicosa

付表15　水質汚濁防止法および下水道法による排水基準

項　　　　目	水質汚濁防止法	下水道法
カドミウム及びその化合物		0.1mg／ℓ以下(Cdとして)
シアン化合物		1mg／ℓ以下(CNとして)
有機燐化合物		1mg／ℓ以下
鉛及びその化合物		0.1mg／ℓ以下(Pbとして)
六価クロム化合物		0.5mg／ℓ以下(Crとして)
ひ素及びその化合物		0.1mg／ℓ以下(Asとして)
水銀及びアルキル水銀その他の水銀化合物		0.005mg／ℓ以下(Hgとして)
アルキル水銀化合物		検出されないこと
PCB		0.003／ℓ以下
トリクロロエチレン		0.3mg／ℓ以下
テトラクロロエチレン		0.1mg／ℓ以下
ジクロロメタン		0.2mg／ℓ以下
四塩化炭素		0.02mg／ℓ以下
1,2-ジクロロエタン		0.04mg／ℓ以下
1,1-ジクロロエチレン		0.2mg／ℓ以下
シス-1,2-ジクロロエチレン		0.4mg／ℓ以下
1,1,1-トリクロロエタン		3mg／ℓ以下
1,1,2-トリクロロエタン		0.06mg／ℓ以下
1,3-ジクロロプロペン		0.02mg／ℓ以下
チウラム		0.06mg／ℓ以下
シマジン		0.03mg／ℓ以下
チオベンカルブ		0.2mg／ℓ以下
ベンゼン		0.1mg／ℓ以下
セレン及びその化合物		0.1mg／ℓ以下
フェノール類		5mg／ℓ以下
銅及びその化合物		3mg／ℓ以下
亜鉛及びその化合物		5mg／ℓ以下
鉄及びその化合物（溶解性）		10mg／ℓ以下
マンガン及びその化合物（溶解性）		10mg／ℓ以下
クロム及びその化合物		2mg／ℓ以下
弗素化合物		15mg／ℓ以下
水素イオン濃度（pH）	5.8〜8.6	5〜9
生物化学的酸素要求量（BOD）	（ア）	5日間に600mg／ℓ未満
浮遊物質量（SS）	（イ）	600mg／ℓ未満
ノルマルヘキサン抽出物含有量（鉱油類含有量）	5mg／ℓ以下	
ノルマルヘキサン抽出物含有量（動植物油脂類含有量）	30mg／ℓ以下	
窒素含有量	（ウ）	240mg／ℓ未満
燐含有量	（エ）	32mg／ℓ未満
化学的酸素要求量（COD）	160mg／ℓ以下 (日間平均120mg／ℓ以下)	
大腸菌群数	300個／cm³	

（ア）160mg／ℓ（日間平均120mg／ℓ）以下
（イ）200mg／ℓ（　〃　150mg／ℓ）以下
（ウ）120mg／ℓ（　〃　60mg／ℓ）以下
（エ）16mg／ℓ（　〃　8mg／ℓ）以下

索　引

あ行

RNA —— 108
IDF→不溶性食物繊維
アクチニジン —— 146
アスコルビナーゼ —— 165
アスピレーター —— 26
アドルース —— 126・128
アミノ・カルボニル反応 —— 161
アミノ酸 —— 124・149
アミノ態窒素 —— 180
アミロース —— 152
アルカリ性 —— 30
アルカリ度 —— 134
アルコール —— 176・184
アルコール試験 —— 176
α-アミラーゼ —— 152・154
α-1,4 グリコシド結合 —— 152
α-ナフトール —— 127
アレルギー症状→抗原抗体反応
アレルギー物質 —— 168
アレルゲン —— 168
安全ピペッター —— 17
アントシアン —— 120
アントシアン系色素 —— 120
EDTA滴定法 —— 69・191
イソアミラーゼ —— 152
1,10-フェナントロリン吸光光度法 —— 77
イノシン酸 —— 111
インドフェノール法 —— 165
ウイス(Wijs)法 —— 138
上皿天秤 —— 13
HPLC→高速液体クロマトグラフィー
HPLC法 —— 81・88・92・93・97
液体の乾燥 —— 25
SDS-ポリアクリルアミドゲル電気泳動法
　　—— 43・149
SDF→水溶性食物繊維
エステル価 —— 140
エチレンジアミン四酢酸 —— 189

エネルギー —— 45
エネルギー換算係数 —— 45
FAD —— 88
FMN —— 88
L-アスコルビン酸 —— 93・165
エマルジョン —— 105・186
塩化ナトリウム —— 179
塩析 —— 103
オキシメチル —— 127
オキシメチルフルフラール —— 128
オサゾン —— 94・97
オボアルブミン —— 103
おもな食用油脂の化学的特数 —— 142
オルトリン酸 —— 76
温度測定 —— 27

か行

海藻多糖類 —— 64
灰分 —— 48
化学的特数 —— 138
化学天秤 —— 13
核酸 —— 108
攪拌 —— 29
過酸化物価 —— 162
加水分解 —— 152・154
ガスクロマトグラフィー —— 43・85
カゼイン —— 101
カテキン類 —— 129
加熱 —— 24
カフェイン —— 131
過マンガン酸カリウム容量法 —— 69
ガム —— 64
可溶性デンプン —— 153
ガラス器具 —— 16
カラムクロマトグラフィー —— 41・117
カリウム —— 80
カルシウム —— 69・115
カロテノイド系色素 —— 119
カロテン —— 117
簡易糖度測定法 —— 135

還元型 —— 93
還元性二糖 —— 126・128
還元糖 —— 58・126
還元ビタミンC量 —— 94
還元末端 —— 152
乾式灰化法 —— 67・68
緩衝液 —— 32
緩衝作用 —— 33
干渉抑制剤添加原子吸光法 —— 72
間接加熱 —— 24
乾燥 —— 24
官能検査(法) —— 172・187
希酸抽出法 —— 67
キサントフィル —— 117
気体の乾燥 —— 25
キチン —— 64
規定濃度 —— 20
キモトリプシン —— 149
キャリブレーション機構 —— 13
吸引ビン —— 26
吸引ろ過 —— 26
牛血清アルブミン —— 149
吸光光度分析 —— 37
牛乳 —— 101・105・115・175
牛乳比重計 —— 176
魚介類の鮮度 —— 172
キレート化合物 —— 190
キレート滴定 —— 37・190・191
屈折糖度計 —— 136
グリアジン —— 100・101
クリプトキサンチン —— 121
グルコアミラーゼ —— 152
グルコース —— 127・154
グルコース残基 —— 152
グルテニン —— 100・101
グルテン —— 100・101
クロマトグラフィー —— 39
クロロフィル —— 117
ケトース —— 126・128
ゲル —— 146
ゲル化作用 —— 114
ケルダール法 —— 54
ゲルベル法 —— 107

減圧蒸留 —— 28
ケン化 —— 122・140
ケン化価 —— 140
原子吸光分析 —— 44・73
抗原抗体反応 —— 168
高速液体クロマトグラフィー —— 41・81
酵素的褐変 —— 161
酵素免疫測定法 —— 168
恒量 —— 47・48
固体の乾燥 —— 24
5'-ヌクレオチド —— 111
駒込ピペット —— 17
5味 —— 188

さ行

サイアミン(チアミン) —— 84
細菌学的検査法 —— 172
再結晶 —— 29
酢酸 —— 32
酢酸緩衝液 —— 32・153
酢酸ナトリウム —— 32
酸化 —— 162
酸価 —— 162・164
酸化型 —— 93
酸化型ビタミンC —— 94
酸化還元滴定 —— 36
酸性 —— 30
酸度 —— 175
酸敗 —— 162
酸分解法 —— 50・52
ジアスターゼ —— 152・154
GC→ガスクロマトグラフィー
色差計 —— 160
脂質 —— 50
自然ろ過 —— 25
自動酸化→熱酸化 —— 162
脂肪 —— 105・140
脂肪酸 —— 137
試薬ビン —— 16
煮沸試験 —— 176
シュークロース —— 127
シュウ酸 —— 181
終点 —— 31

索　引

酒石酸鉄吸光度法 —— 129
常圧蒸留 —— 27
蒸留 —— 27
食塩濃度計 —— 179・180
食肉の硬さ —— 144
食物繊維 —— 64
食用油 —— 138
真空 —— 29
真空ポンプ —— 29
膵液 —— 154
水蒸気蒸留 —— 28
水素イオン濃度 —— 30
水溶性食物繊維 —— 64
水様卵白 —— 171
水流ポンプ —— 29
スカトール試薬 —— 129
スカトール反応 —— 126・129
スクリューコック —— 19
ゼラチン —— 145
ゼラチンゼリー形成阻害作用 —— 146
ゼリー —— 146
セリワーノフ試薬 —— 128
セリワーノフ反応 —— 126・128
セルロース —— 64
洗気ビン —— 25
総ビタミンC量 —— 93・94
粗脂肪 —— 50
ソックスレー抽出法 —— 50
ソモギーの変法 —— 61
ゾル —— 146

た行

唾液 —— 154
脱水縮合 —— 154
卵の鮮度 —— 171
炭水化物 —— 58
単糖 —— 126・128
タンニン —— 129
タンパク質 —— 54・100・124・149
タンパク質分解酵素 —— 146・149
チオール基 —— 94
チオクローム蛍光法 —— 84
窒素係数 —— 54

抽出 —— 28
中性 —— 30
中和 —— 31
中和滴定 —— 31・34
直接加熱 —— 24
DNA —— 108
DNP —— 94
TMA → トリメチルアミン
TMAO → トリメチルアミンオキシド
定電流装置 —— 151
デオキシリボ核酸 → DNA
滴定曲線 —— 31
テクスチャー —— 142
デシケーター —— 25
デジタル糖度計 —— 136
鉄 —— 77
デヒドロアスコルビン酸 —— 93
電気泳動装置 —— 150
電気泳動用ゲル —— 150
電気式温度計 —— 27
電極槽 —— 151
電極用緩衝液 —— 150
電子上皿天秤 —— 13
デンプン —— 100・104・152・154
デンプン粒子 —— 105
電離 —— 33
電離定数 —— 33
等電点 —— 101
糖度 —— 135
当量点 —— 32
特定原材料検査キット —— 168
トリグリセリド —— 137
トリス(トリス(ヒドロキシメチル)アミノメタン) —— 149
トリス・塩酸緩衝液 —— 149
トリプシン —— 149
トリプシンインヒビター —— 149
トリメチルアミン —— 172
トリメチルアミンオキシド —— 174

な行

内部標準法 —— 112・113
ナトリウム —— 73

乳化——186
乳脂肪球——105
乳糖——115
乳鉢——19
乳棒——19
ヌッチェ——26
熱酸化——162
粘質多糖類——64
粘度——142
濃厚卵白——171
濃縮——27・28

は行

バーナー——24
バーフォード試薬——128
バーフォード反応——126・127
破断強度——144
バナドモリブデン酸吸光光度法——76
ハンター色差——160
BSA→牛血清アルブミン
ビーカー——16
pKa——33
ビウレット反応——101・102
非還元糖——127
非還元末端——152
非酵素的褐変——161
比重計——136
ヒダ折りろ紙——26
ビタミンA——81
ビタミンC——93
ビタミンB_2——88
ビタミンB_1——84
ヒドラジン法——93
ビュレット——17
ビュレット台——19
標準緩衝液——30
標準変色表——31
標準溶液——33
標準溶液系列——31
ピロリン酸——76
ピンチコック——19
フェーリング(溶)液——62・153
フェーリング反応——126・127・154

フェノールフタレイン——32
不溶性食物繊維——64
フラクトース——127
フラスコ——16
フラボノイド——119
フラボノイド系色素——119
フルフラール——127
プロテオース——149
プロトペクチン——64・114
プロビタミンA——121
ブロメライン——146
分液漏斗——28
分子量マーカー——150
分析用電子天秤——13
β-アミラーゼ——152・154
β-カロテン——121
pH(ペーハー)——30
ペーパークロマトグラフィー——40
pH指示薬——31
pH測定——31
ヘキソース——126・129
ペクチン——64・114
ペプシン——149
ペプトン——149
ヘミセルロース——64
ベルトラン法——58
ペントース——126・129
変敗→酸敗
ホエー(乳清)——102
ホールピペット——16
ポリフェノールオキシダーゼ——158
ポリリン酸——76
ホルモール法——179・180

ま行

マイクロピペット——16
マグネティックスターラー——29
マルトース——127・152・154
マルトトリオース——154
マンニット——115
味覚判定——187
水の硬度——191
ミネラル——67

索　引

無機質→ミネラル
ムレキシド試験——133
メイラード反応——161
メスシリンダー——16
メスピペット——16
メスフラスコ——16
メチルレッド——32
モーリッシュ試薬——127
モーリッシュ反応——126・127
モール法——179
モリブデン酸塩——74
モリブデンブルー吸光光度法——74
モル濃度——19

や行

有機酸——177
有効数字——11
U字管——25
誘導体——127
油脂——137・162
ヨウ素価——138
ヨウ素デンプン反応——152・154

ら行

ラクトアルブミン——102
ラクトグロブリン——102
ラクトメーター→牛乳比重計
卵黄係数——171
卵白——103・147
理化学検査法——172
力価——33
リグニン——64
リパーゼ——157
リボース——127
リボ核酸→RNA
リボフラビン——88
両性電解質——180
利用不能炭水化物——64
リン——74・115
りんごの褐変——158
リン酸カリウム緩衝液——153
ルツボ——19
ルミフラビン蛍光法——88
冷却——27
レゾルシン——128
レチノール——81
ロータリーエバポレーター——28・82
ろ過——25
ろ紙——25

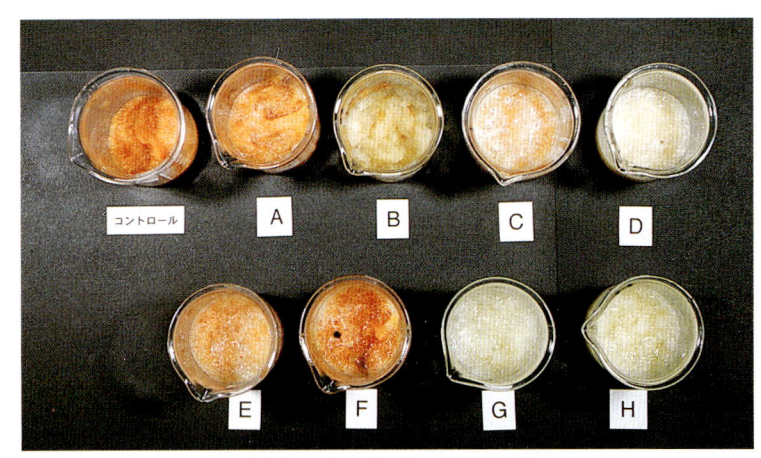

図① りんごの色の褐変状態

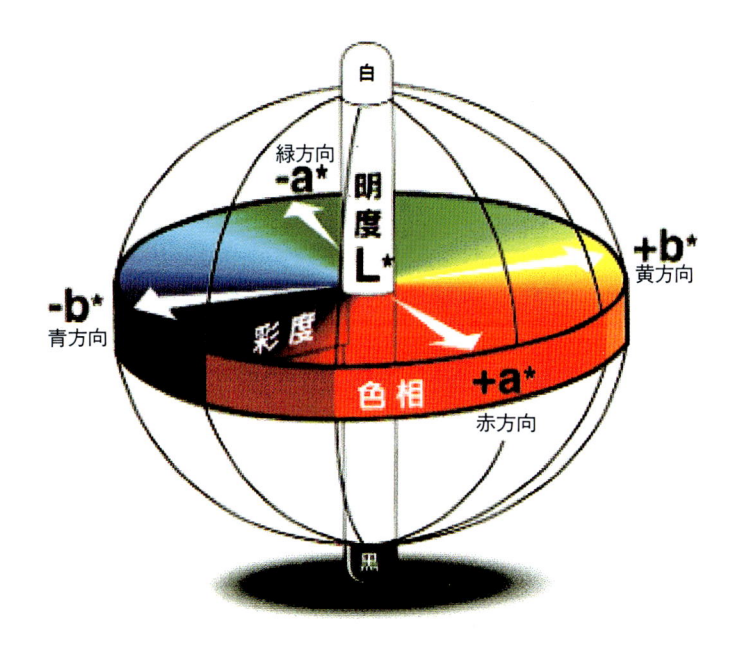

図② L*、a*、b*表色系立体

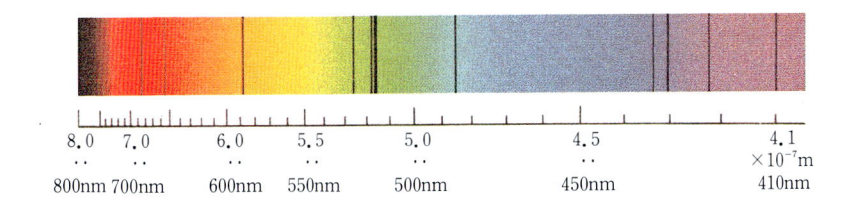

図③ スペクトル

編者略歴

新美康隆（にいみ　やすたか）
1940年　愛知県生まれ
1963年　岐阜大学農学部農芸化学科卒業
元名古屋市立大学人文社会学部人間科学科教授
著　書　『食品学』(朝倉書店) 共著、『原色食品加工工程図鑑』(建帛社) 編著、『食品学総論』(中央法規出版) 編著、『新編食品学』(東京教学社) 共著、『調理用語辞典』(全国調理師養成施設協会) 共著など

山澤和子（やまざわ　かずこ）
1948年　愛知県生まれ
1971年　岐阜大学教育学部物理化学科化学課程卒業
現在名古屋女子大学家政学部食物栄養学科教授
著　書　『健康・栄養・食生活シリーズ　食品学総論』(中央法規出版) 共著、『スポーツ健康学』(みらい) 共著、『食品　そのサイエンス』(創元社) 共著、『21世紀の健康学』(みらい) 共著など

中村一郎（なかむら　いちろう）
1947年　大阪府生まれ
1975年　京都大学大学院工学研究科工業化学専攻博士課程修了
元京都聖母女学院短期大学児童教育学科教授
著　書　「Immobilized Biocatalysts,Saccharomyces Yeasts,Wastewater Treatment」(Springer-Verlag) 共著

岸本　満（きしもと　みちる）
1959年　愛知県生まれ
2004年　岐阜大学大学院連合農学研究科生物資源科学専攻修了
現在名古屋学芸大学管理栄養学部管理栄養学科教授
著　書　『食品加工学』(中央法規出版) 共著

新・図解食品学実験

2003年4月25日　初版第1刷発行〈検印省略〉
2021年9月5日　初版第13刷発行

編集代表　新　美　康　隆
発　行　者　竹　鼻　均　之
発　行　所　株式会社みらい
〒500-8137　岐阜市東興町40　第5澤田ビル
TEL　058-247-1227(代)　FAX　247-1218
http://www.mirai-inc.jp/

印刷・製本　サンメッセ株式会社

ISBN978-4-86015-024-2　C3043
Printed in Japan　　　　乱丁本・落丁本はお取替え致します。